潜在意識への気づきが
人生を変える

カタカムナ
クスリ絵

丸山修寛
nobuhiro maruyama

クスリ絵とは

クスリ絵は、薬以上に効果のあるデザイン（色や形）のことである。ときによっては、その人の運気まで変えてしまうほどの働きをすることもある。

クスリ絵を洋服の上や内側に貼り付けて使うことで、目には見えない人間の生命場に働きかける。薬のように身体に直接作用するのではない。人の回りを取り囲む生命エネルギー、意識、情報系に働きかけて人を元気で健康な状態にする。薬とまったく異なる作用のため、薬では決して解決することのない問題さえ解決する場合がある。

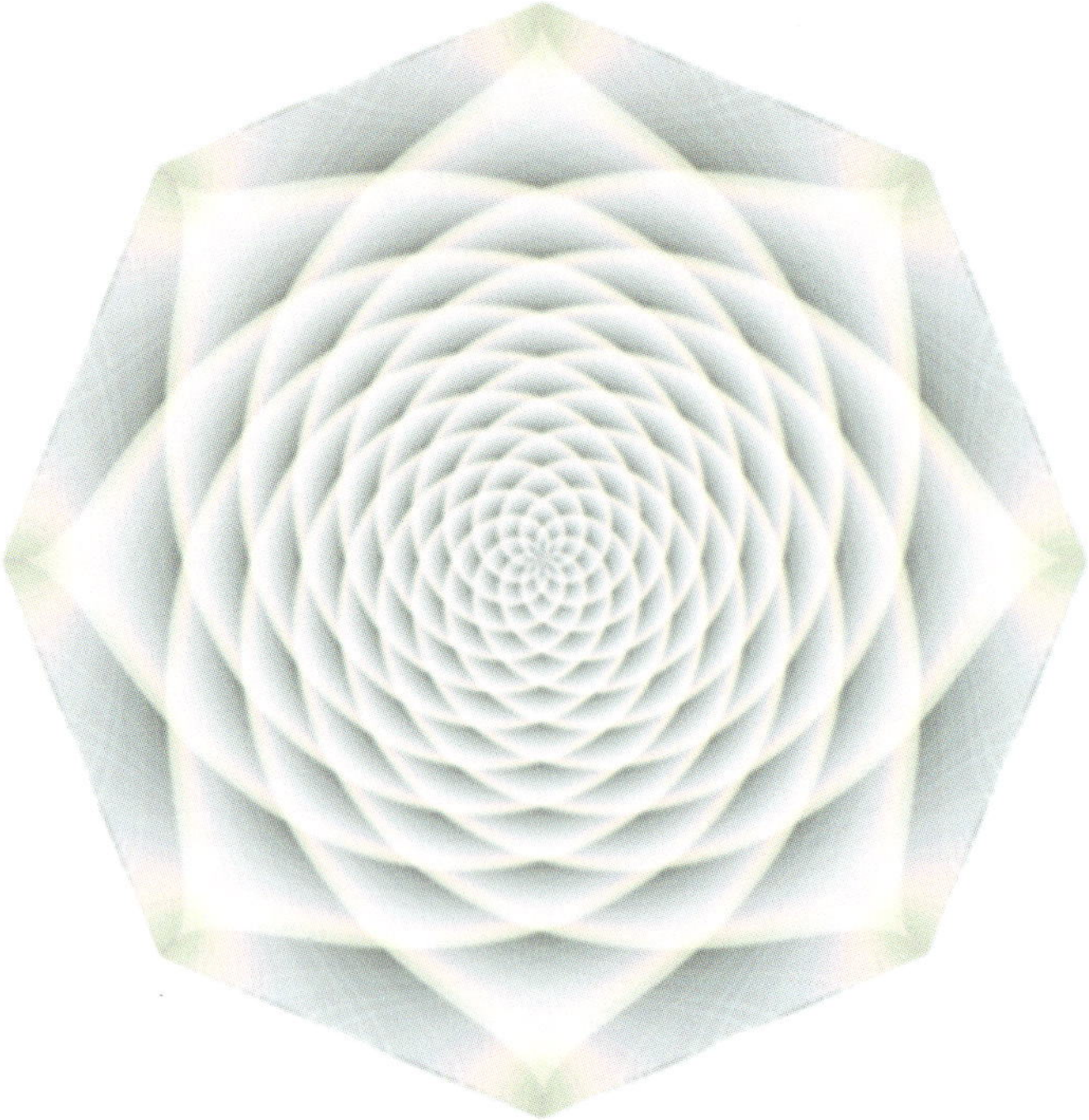

フラワーシャーベット

霊障対策。免疫力をアップさせ、不調や病気を改善する効果が期待できる。

P.92
参照

ダイヤ

脳から全身に指令を出す神経や内分泌の働きを整える役割がある。

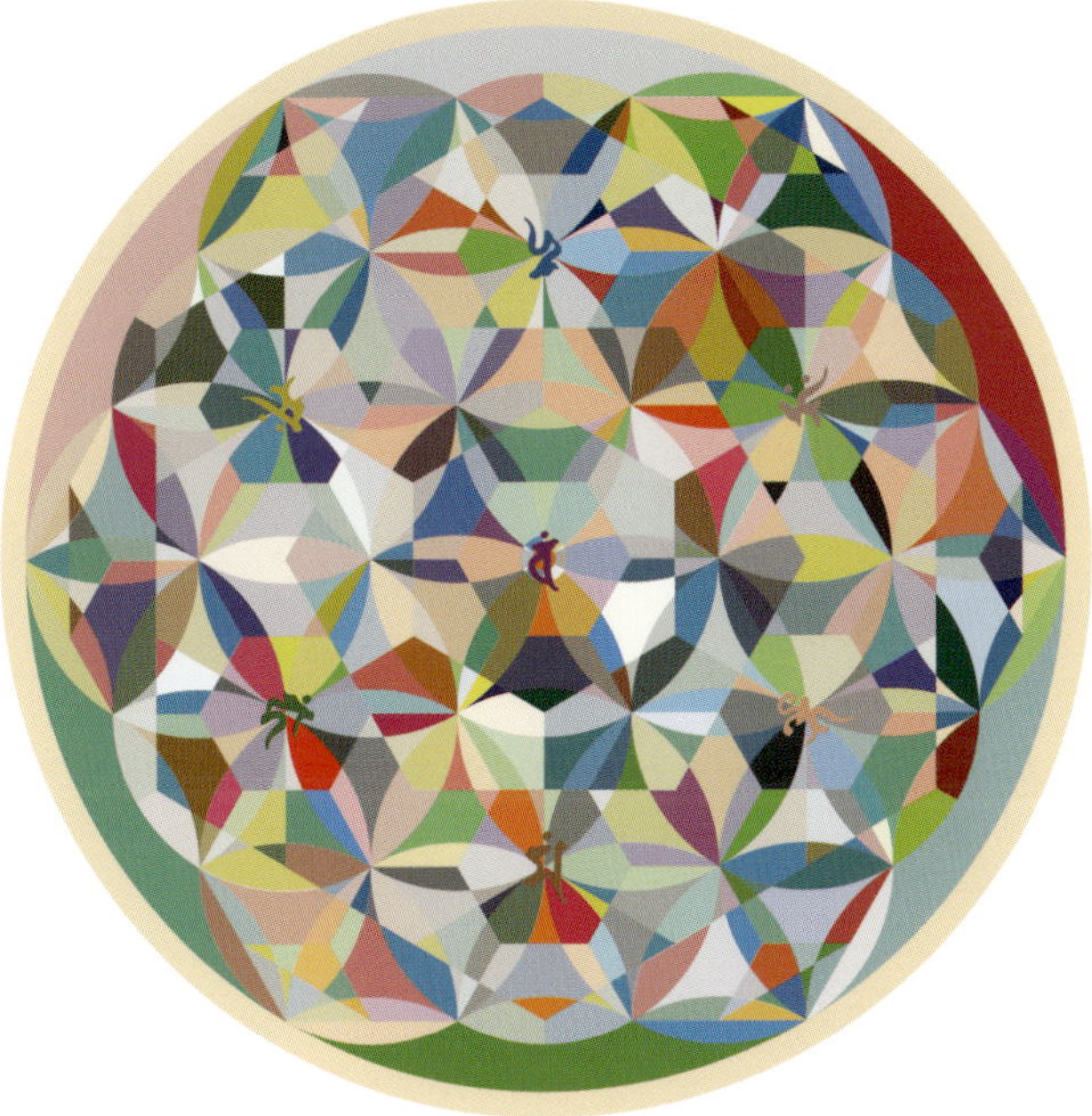

パーフェクトユニバース

細胞を活性化するエネルギーがあり、痛みをやわらげるのに効果的な働きがある。

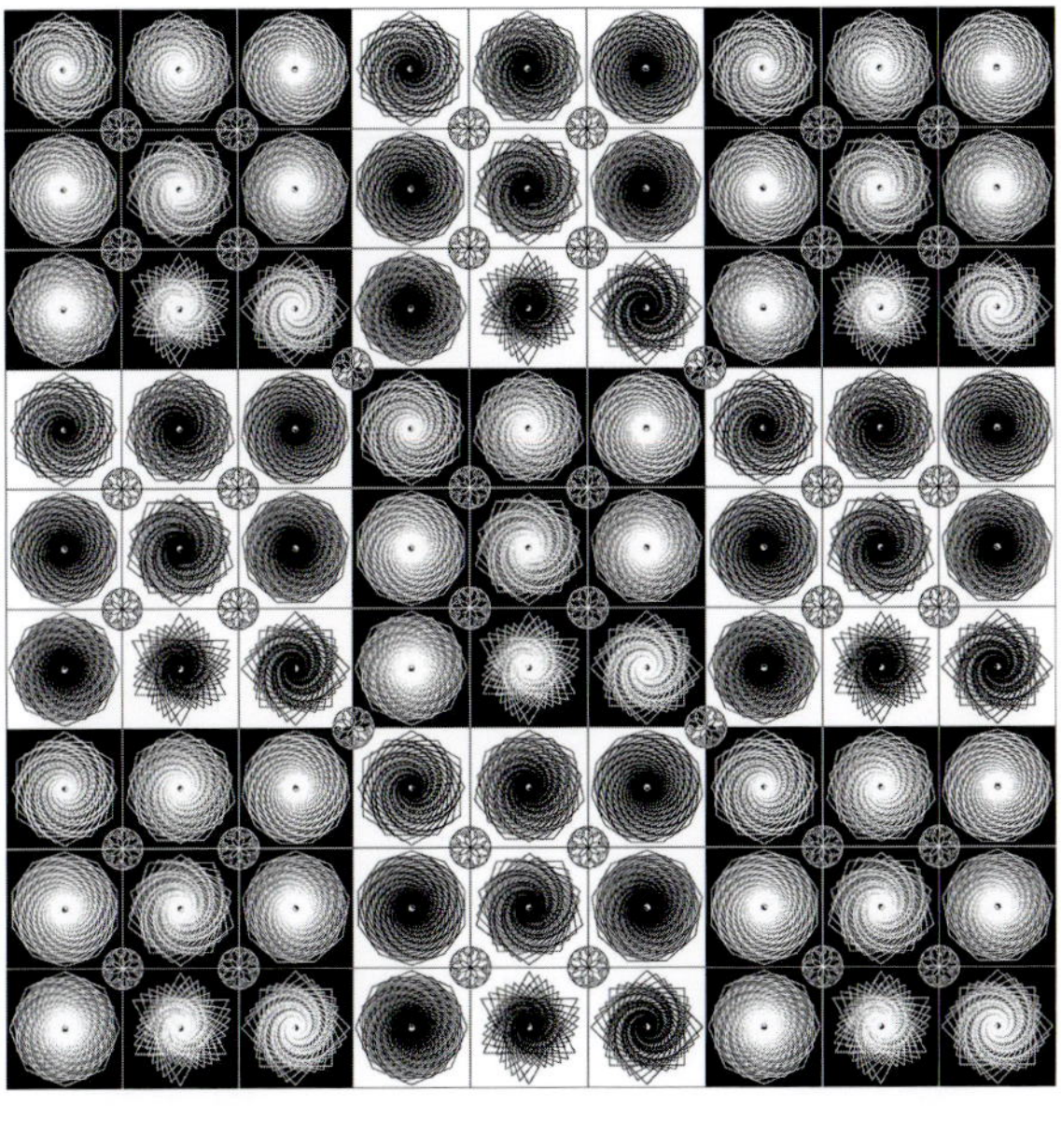

作用

クスリ絵を用いた実験

クスリ絵がどのような働きを持つものなのか、使用した患者さんの症状の変化である程度はわかってはいるが、クスリ絵が及ぼす影響を客観的にみるために、意識を持っていないイチゴやバナナ、メダカで実験を行った。

その結果、単なるデザインであるクスリ絵に、カビに対する抗菌作用、抗酸化力があることがわかった。

身体に貼る意味は確かにある。いろいろな種類のクスリ絵を使いわけることで、さまざまな身体の問題にアプローチできるかもしれない。

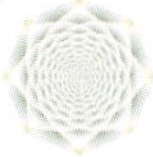

P.95参照

抗菌力実験

実験日：2007/6/5〜10
室　温：23度

カビの生えやすい6月、室内で実験をした。開始から5日後、カビの発生にははっきりとした差が確認できた。これは、図形がイチゴのカビに対する抗菌力をアップさせたと考えられる。

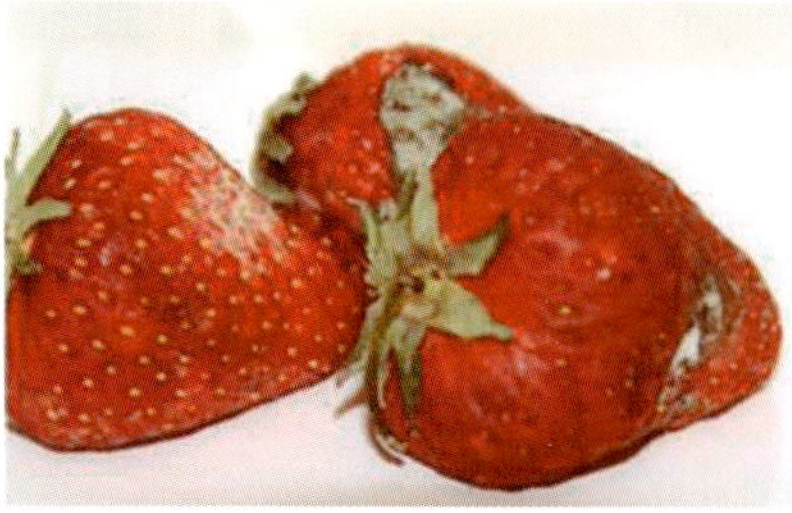

白紙の上

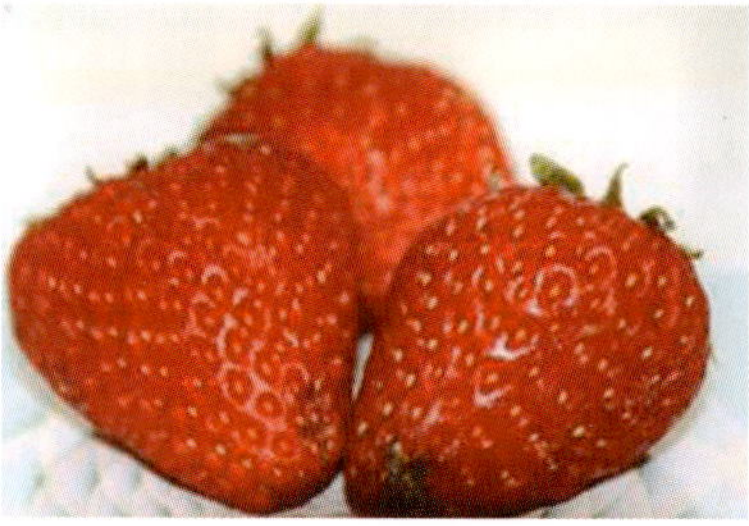

フラワーシャーベットの上

フラワーシャーベットの上に置いたイチゴは
カビも生えにくく腐りにくかった。

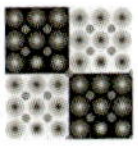

P.99参照

生命力実験

実験日：2007/6/12～25
室　温：23度

二つの水槽にメダカ6匹ずつ入れ、12日から飼育を開始。白紙を貼った水槽のメダカは19日と25日に1匹ずつ死んで、残り4匹となった。図形を貼った水槽のメダカは実験期間中6匹すべて生存した。

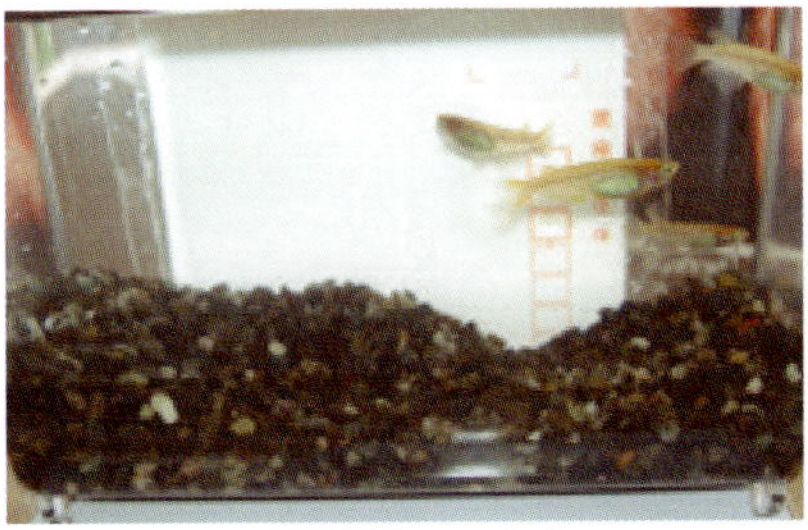

白紙を貼った水槽
19日：1匹死亡／25日：1匹死

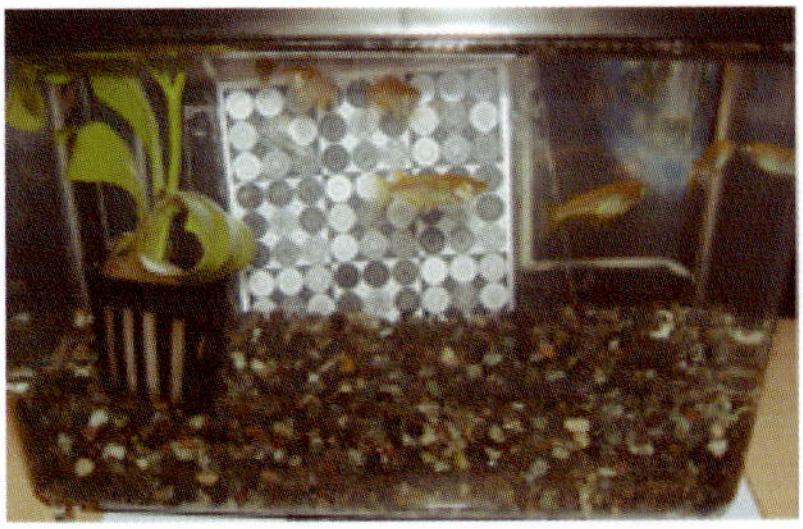

パーフェクトユニバースを貼った水槽
25日：全6匹生存

パーフェクトユニバースを貼った水槽のメダカは
6匹すべて実験後も生存中！！

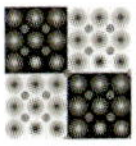

P.99参照

抗酸化実験

実験日：2007/6/5～10
室　温：23度

バナナは熟してくると、皮に斑点が出てくる。白紙の上と、図形の上に置いたバナナを比較すると、明らかな違いが見られる。図形の上に置いたバナナは果肉もしっかり新鮮さが保たれ、酸化を遅らせているように見える。

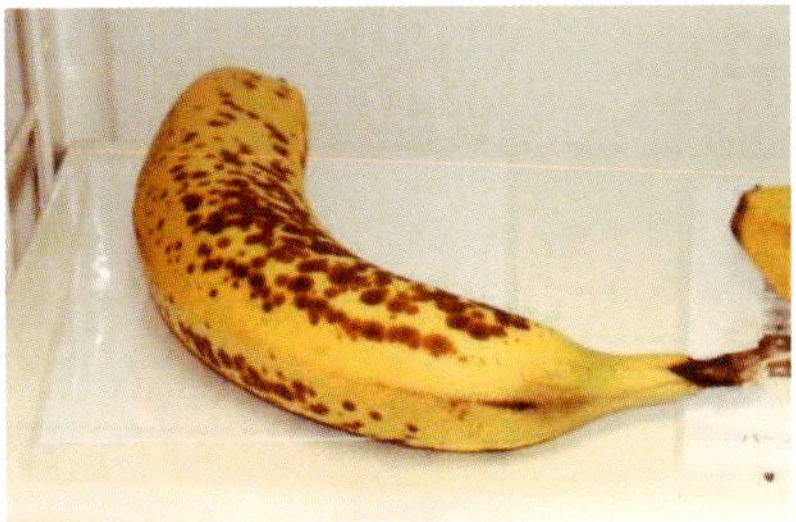

白紙の上

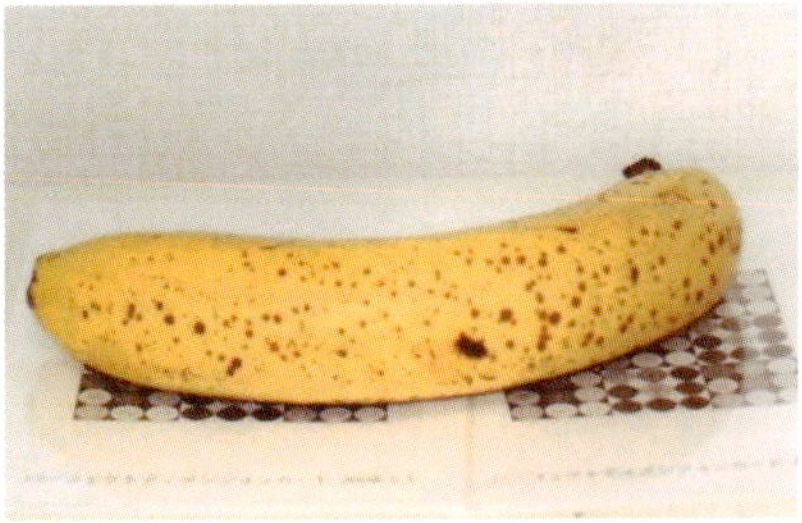

パーフェクトユニバースの上

パーフェクトユニバースの上に置いたバナナは
酸化を遅らせることができると考えられる。

変化

クスリ絵の働きを観察

クスリ絵の色や形、一体どの部分が働いて変化をもたらすのだろうか。

クスリ絵の働きを追求しようと白ゴマの種を使って発芽実験を行った。グラスの内側半分にさまざまな条件のクスリ絵を貼り付けて、発芽までの成長を比較した。

不思議なことにどの種も、クスリ絵を貼り付けたところとは反対側の面で成長する。何らかのエネルギーを感じての反応だろう。色だけ、形だけ、色と形の三つの効果を比べてみると、色と形を組み合わせたものが、最も反応が強かった。色と形が一つになって初めてマックスパワーを示すようだ。

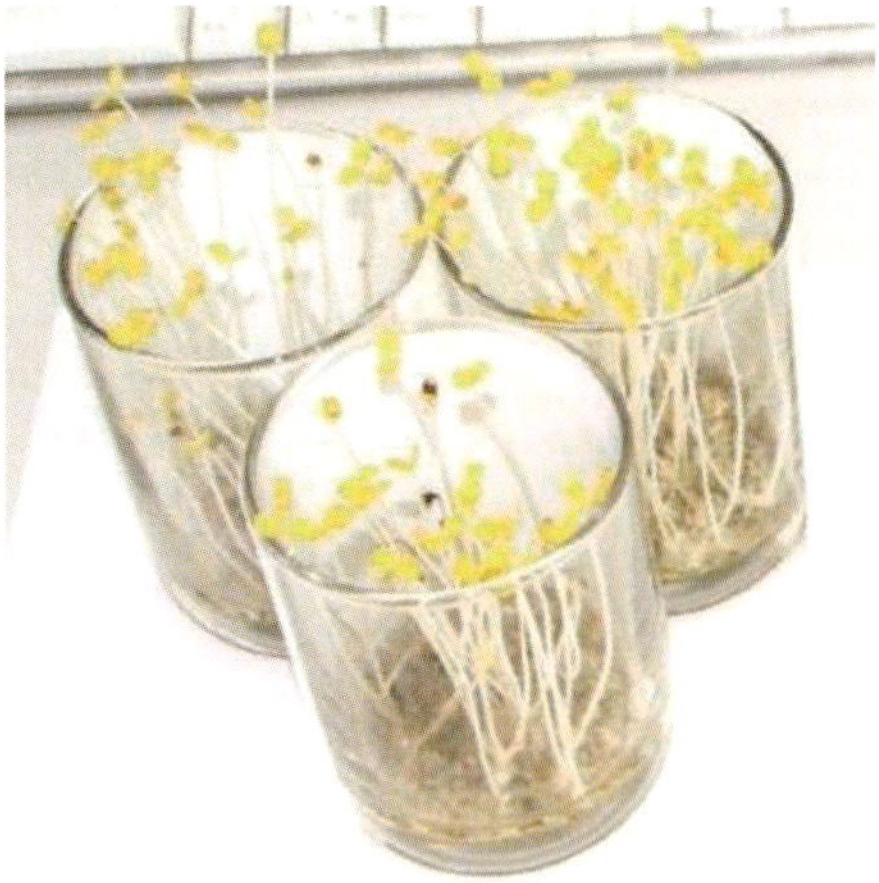

白紙を貼る

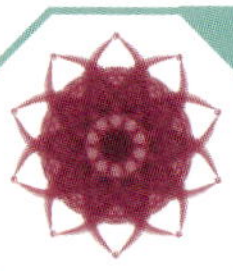

292

白ゴマ 発芽実験

実験日：2007/7/29～8/7
室　温：23度

温室に光が入らないように黒い暗幕で覆い実験を開始した。人には誕生日ごとに自分を最高の状態にするクスリ絵がある。

白ゴマの発芽実験には白い紙でグラスの半分を覆ったもの、バースデーナンバーシンボル No292（P18参照）を貼ったもの、バースシンボルの形だけのもの、色だけのもの、何も貼らないもので比較した。

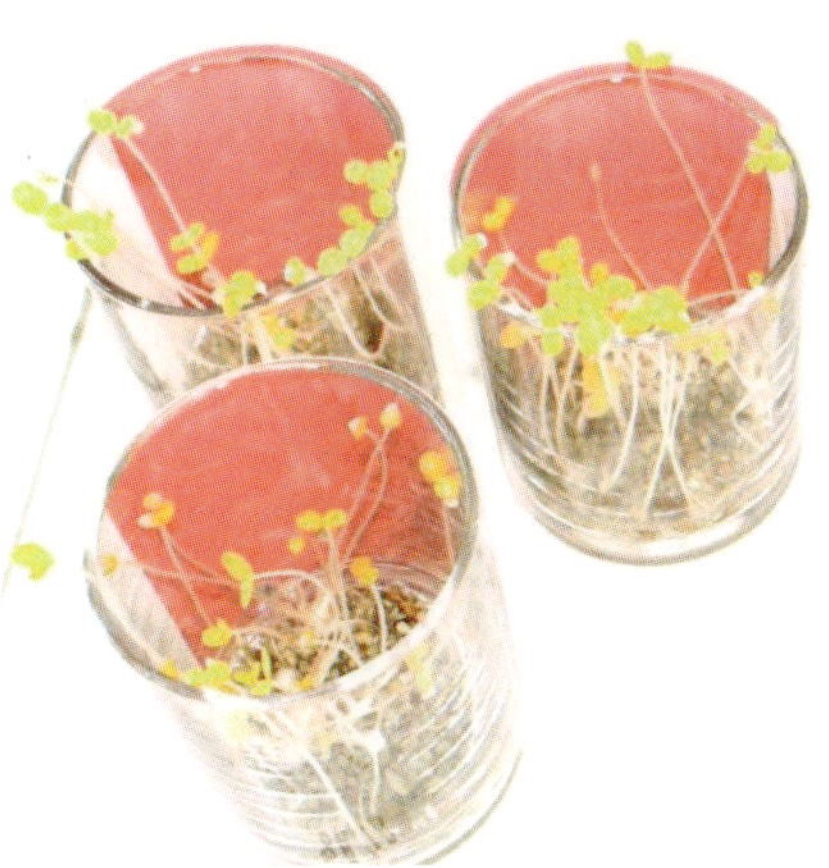

色だけ正しいものを貼る

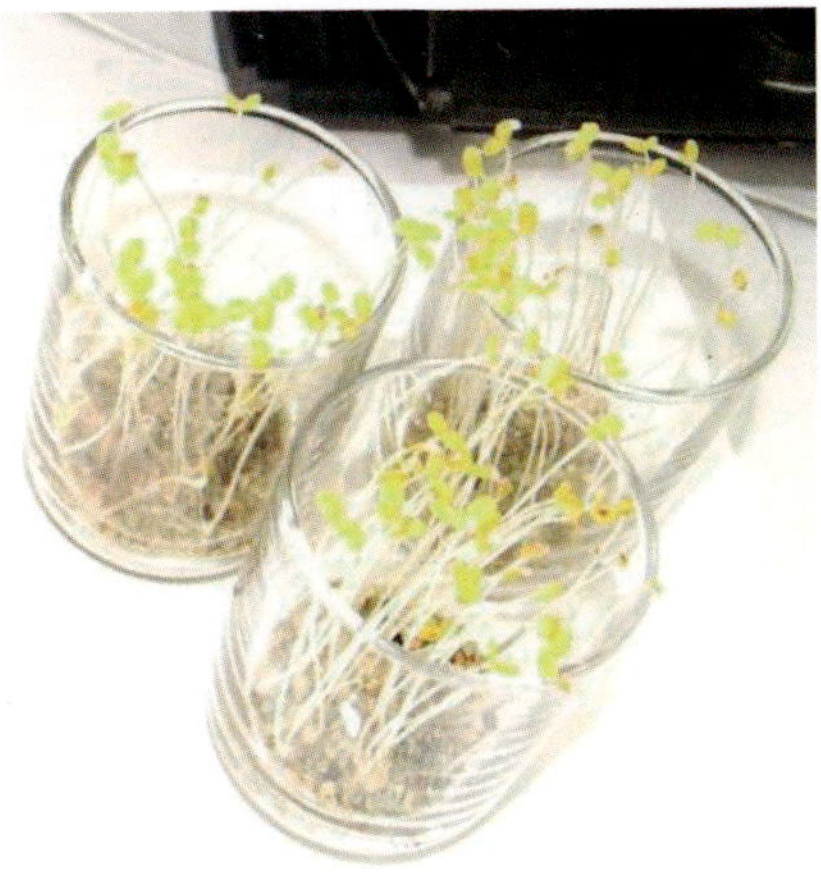

何も貼らない

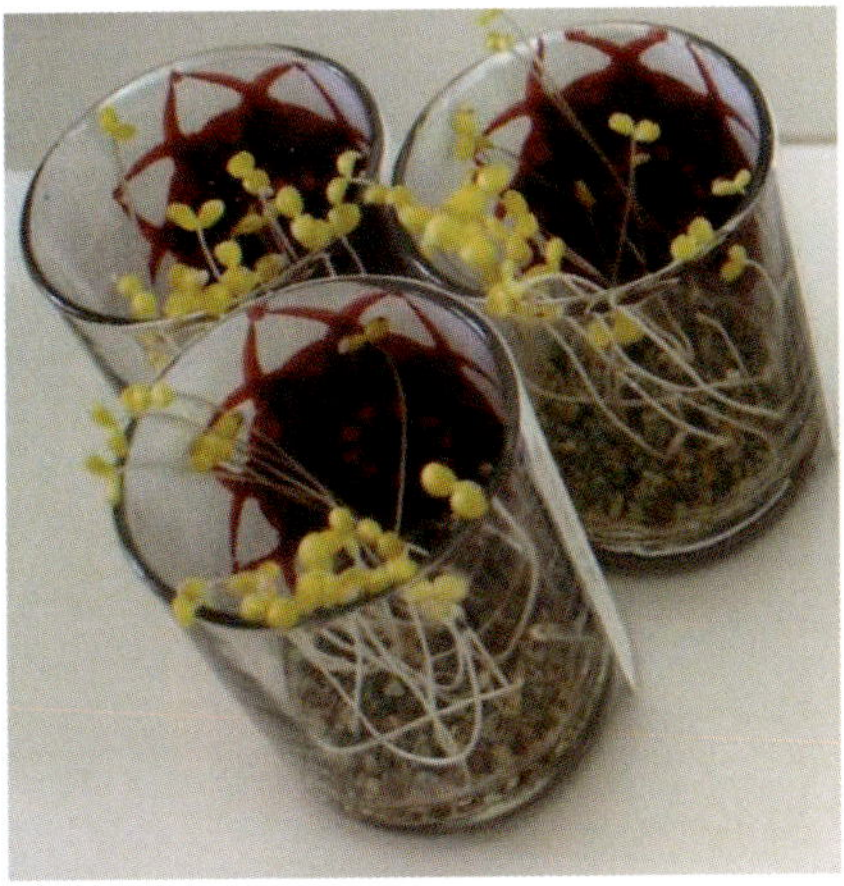

色と形が正しいものを貼る

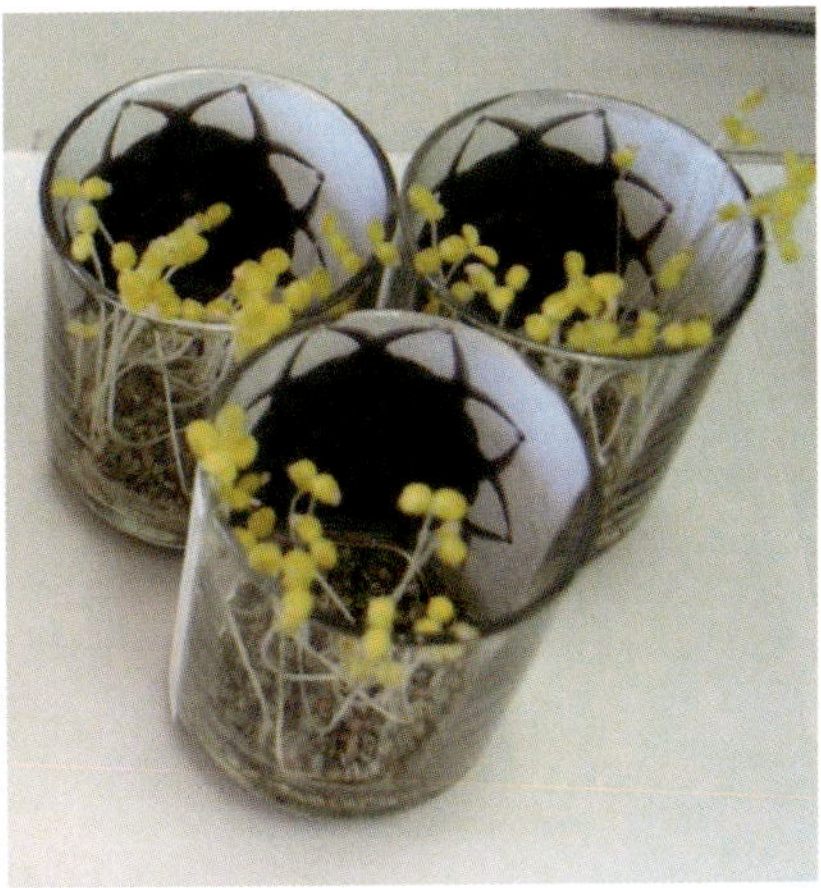

色はグレー、形だけ正しいものを貼る

色だけだと効果は色 + 形よりも弱い。
色と形が一つになって初めてマックスパワーになる。

実証

クスリ絵によるオーラの変化

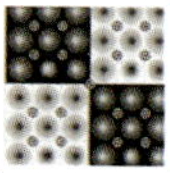

パーフェクトユニバースのクスリ絵を背中に貼る前と、貼って15分後のオーラを撮影して比較した。オーラは生命エネルギーの空間（生命場）の状態、チャクラは生命エネルギーの出入り口をあらわしている。

Aさん

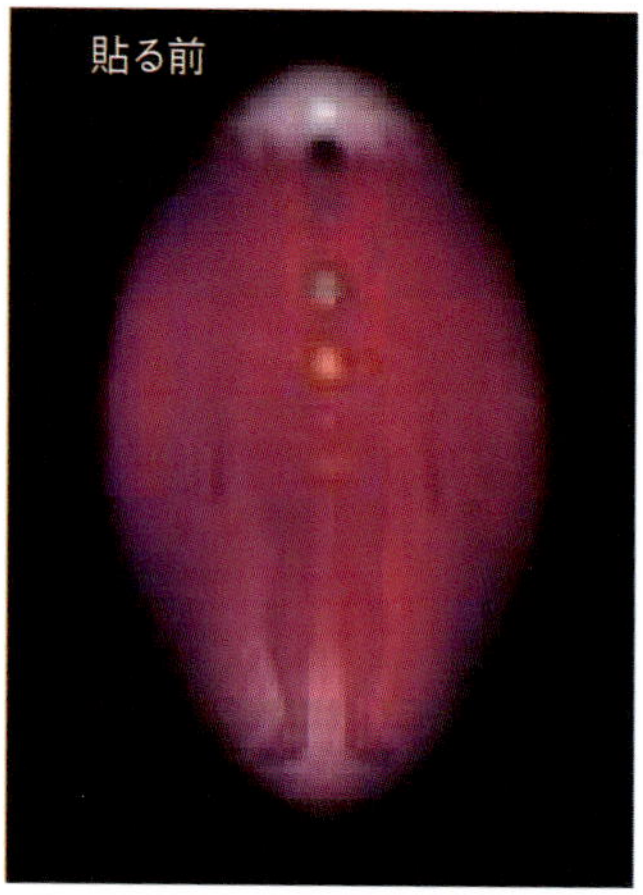

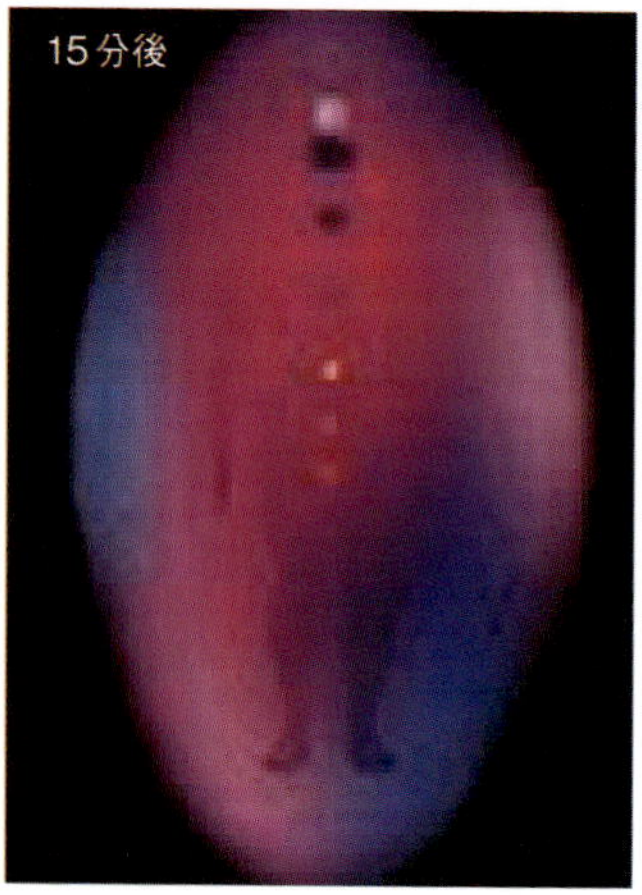

オーラが大きくなり、
渦のような
縞模様が出た。

Bさん

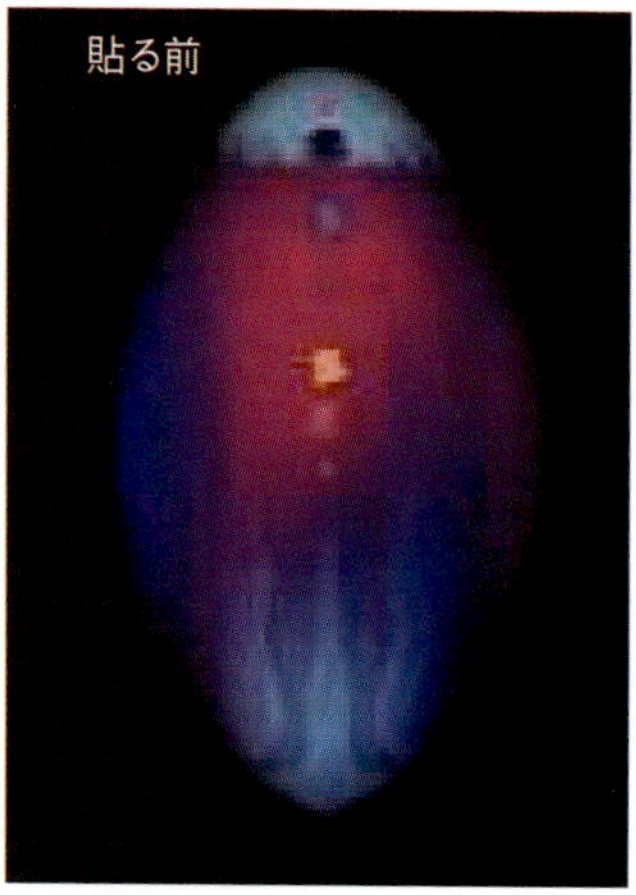

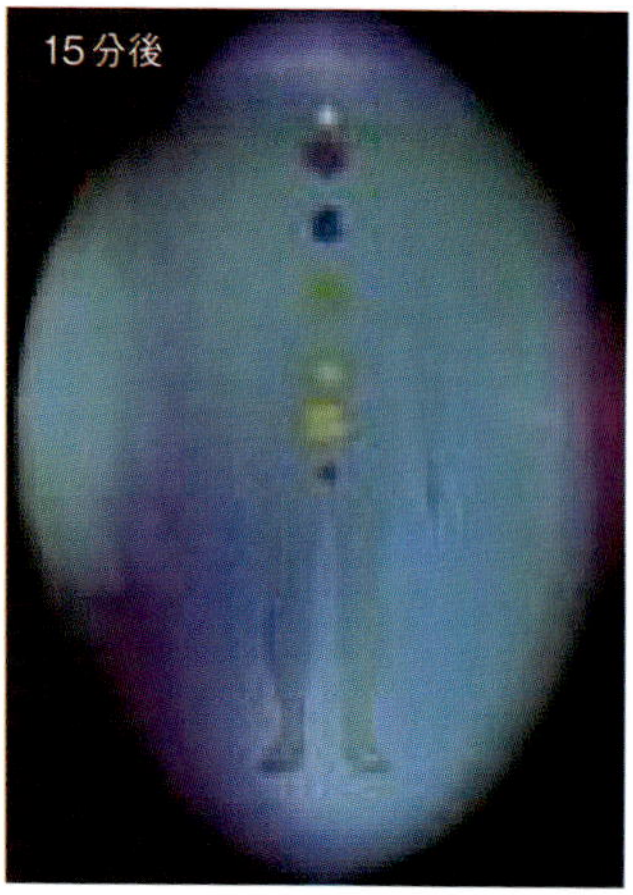

オーラが大きくなり、
チャクラが
整いはじめた。

Dさん

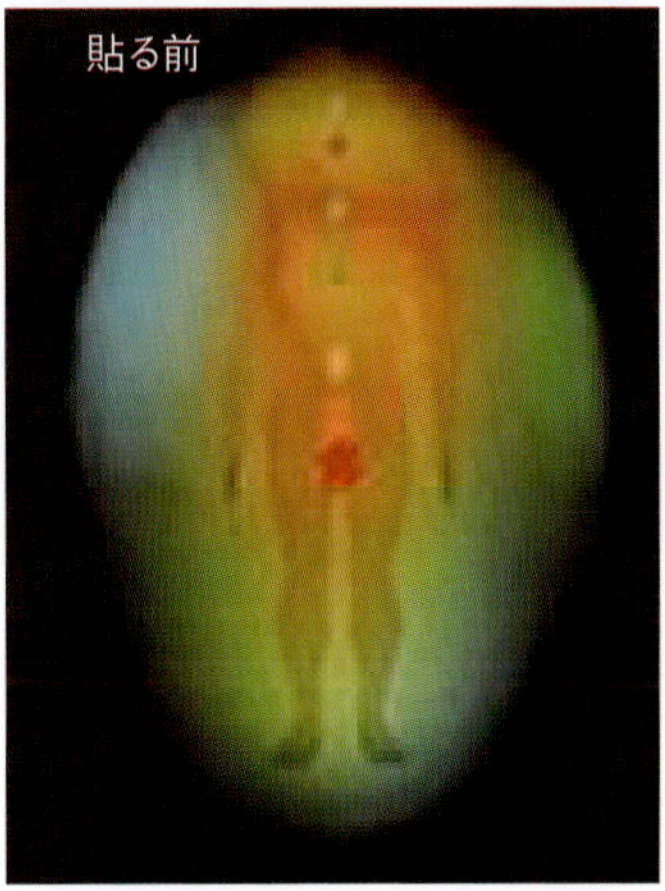

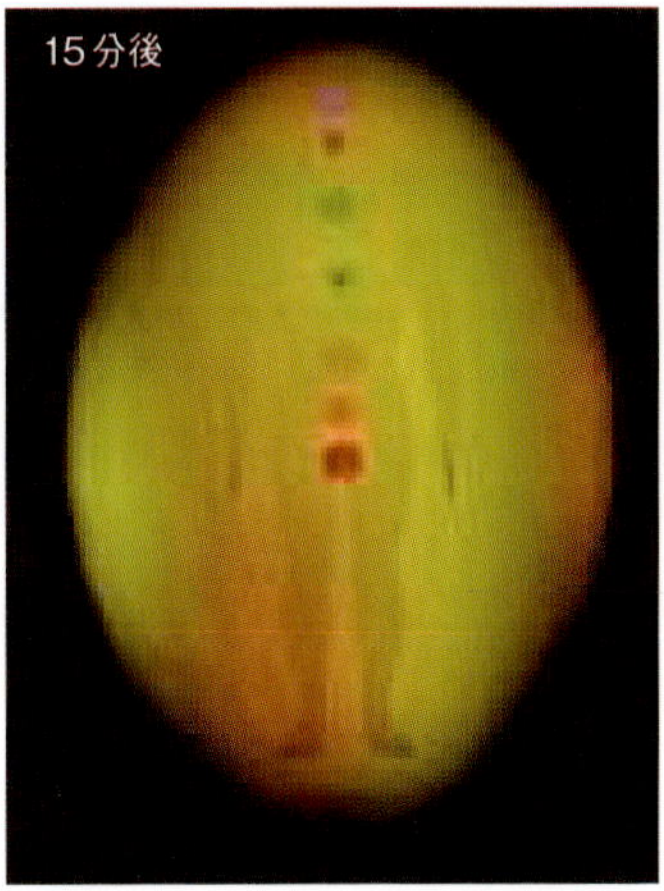

チャクラが整い、
オーラの大きさと色が
著しく変化した。

Cさん

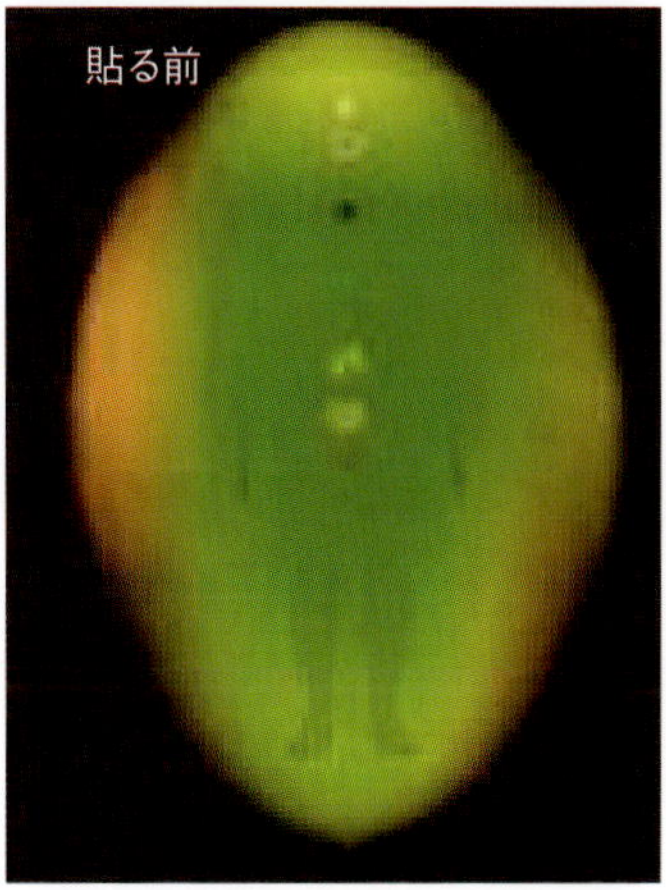

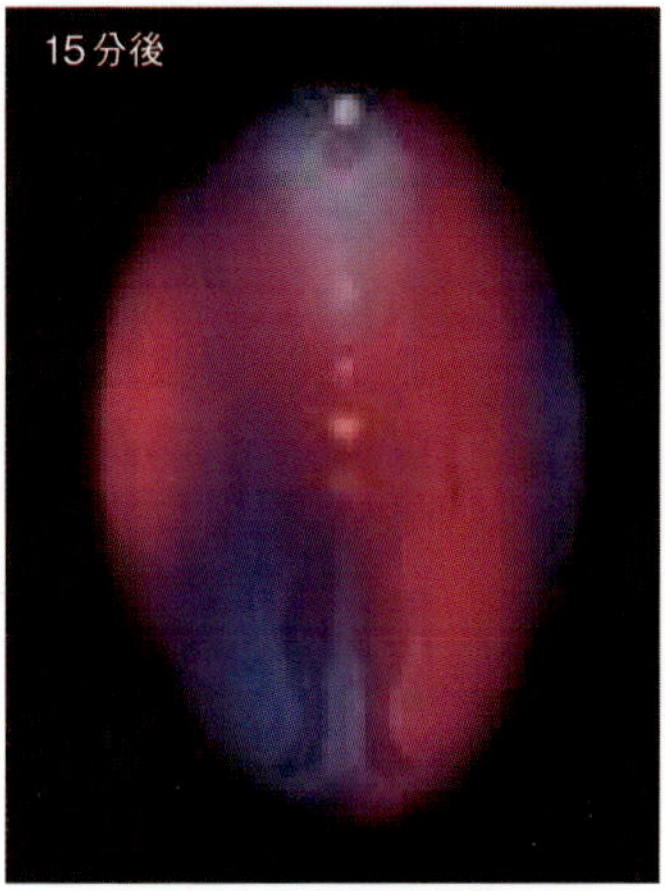

オーラの色がより
スピリチュアルに変わり、
チャクラが整った。

種類

いろいろなクスリ絵

クスリ絵には平面の図形だけでなく、立体の物も含まれる。平面よりも立体のクスリ絵は働きの及ぶ範囲が広い。また、ある種の写真にはクスリ絵と同じ効果を示すものもある。

平面のクスリ絵は、潜在意識に直接アクセスし、体の周囲にある生命場を癒す。立体クスリ絵も潜在意識に働きかけるが、平面のクスリ絵と比べるとより大きな高次元空間を誘導できるようだ。カタカムナウタヒを詠み、進化させたカタカムナ図像を使うと、音と形・色の作用が融合し、量子エネルギーを受けやすくなるだろう。

写真

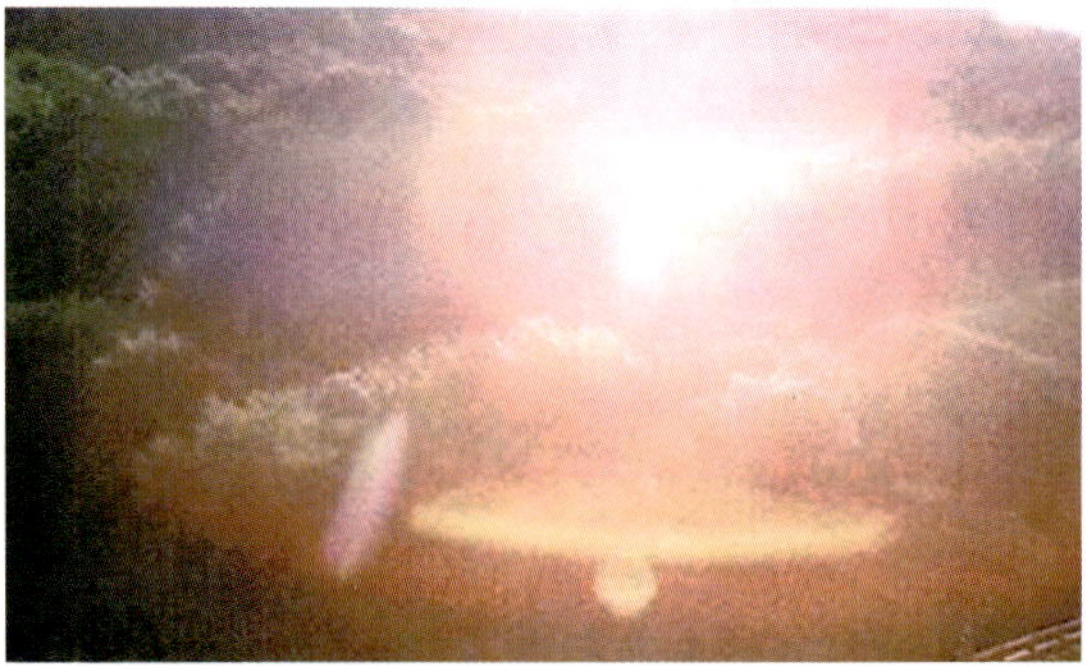

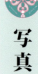

光の珠は、カタカムナウタヒ第七首を詠むとあらわれるミスマルノタマと同じもの。
この部分に右手の人差し指をかざすとエネルギーを感じる人は多い。

本

最高のクスリ絵を集めた図像集。ペラペラめくるだけでも体が癒され、運気が変わりはじめる。この本で光の珠を見た人や大いなる存在に遭遇した人もいる。

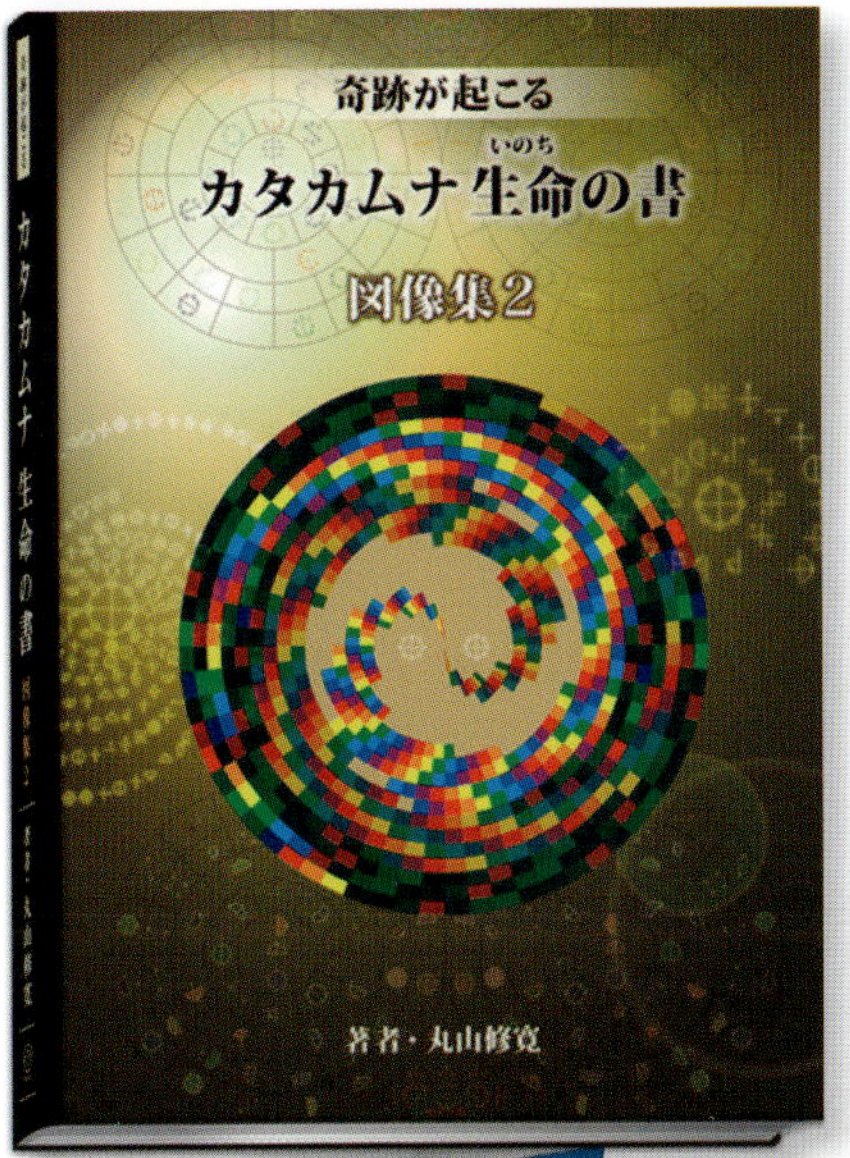

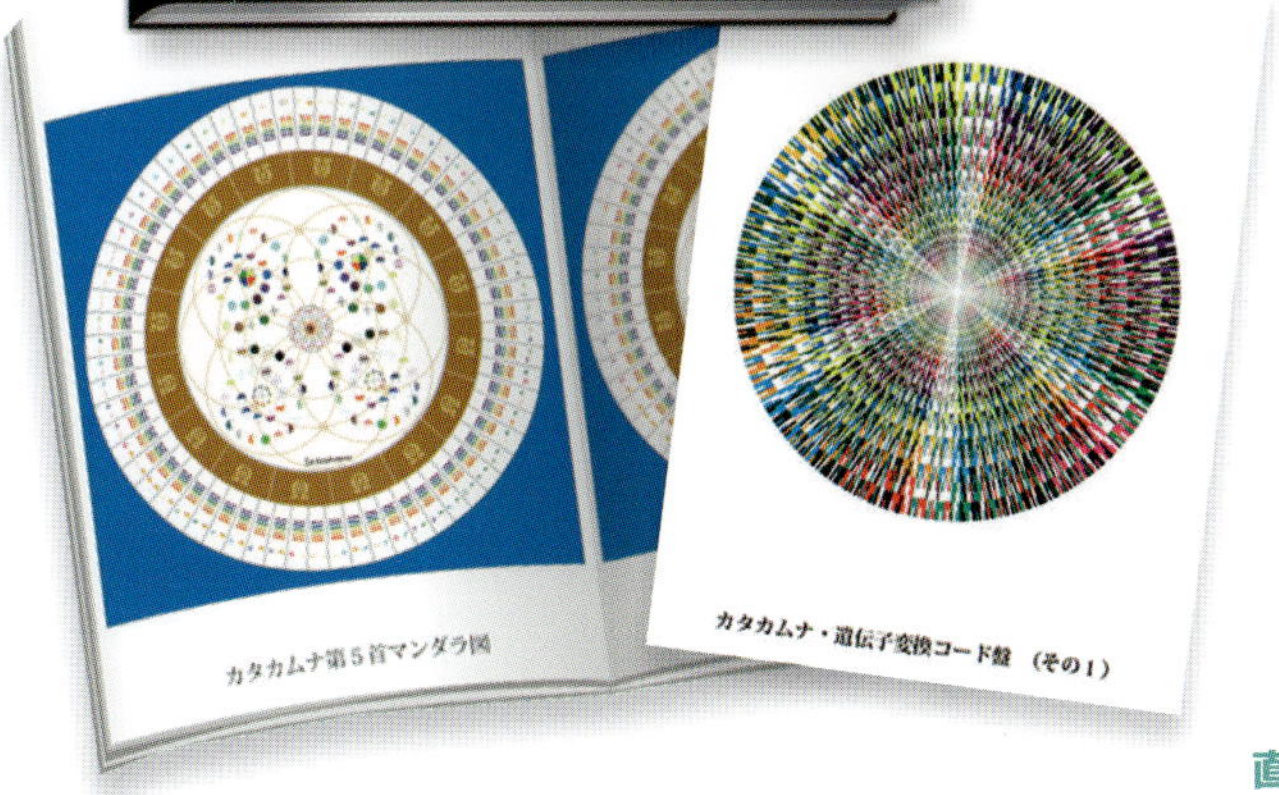

『奇跡が起こる
カタカムナ生命の書
図像集2』（ユニカ）

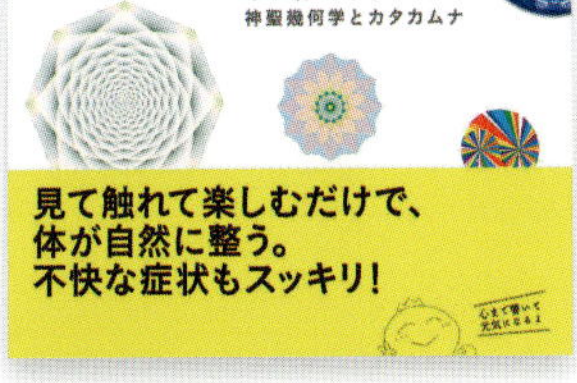

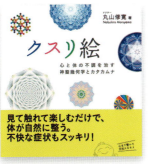

『クスリ絵 』（ビオ・マガジン）

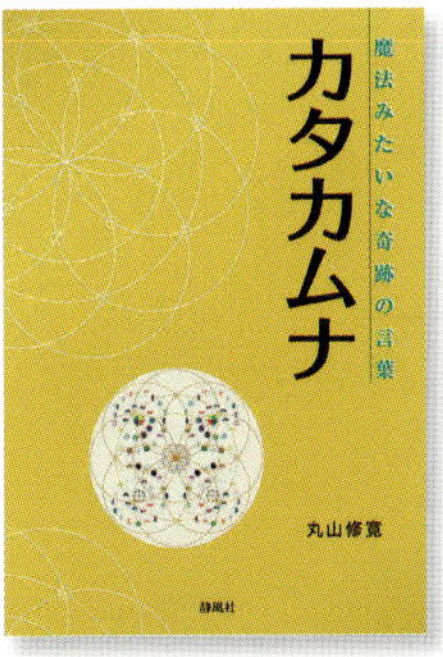

『魔法みたいな奇跡の言葉
カタカムナ 』（静風社）

**ダ・ヴィンチから
直接チャネリングされて
書いた本**

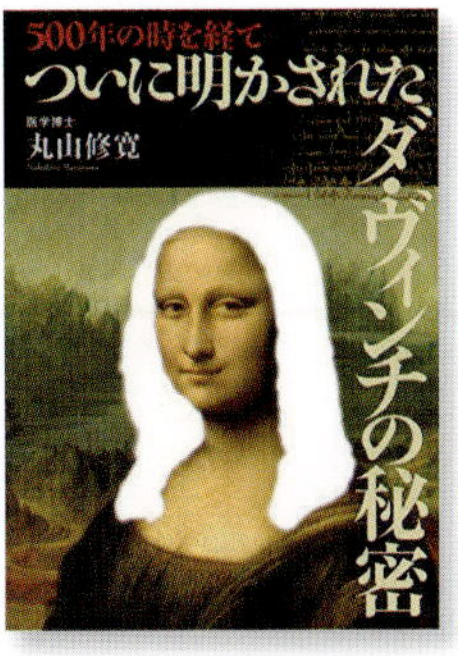

『500年の時を経てついに
明かされたダ・ヴィンチの秘
密 』（幻冬舎ルネッサンス）

マヤ

古代マヤの13が持つパワーがすべての人に恩恵を与える。仕事や活動の地盤を固めたい人におすすめ。

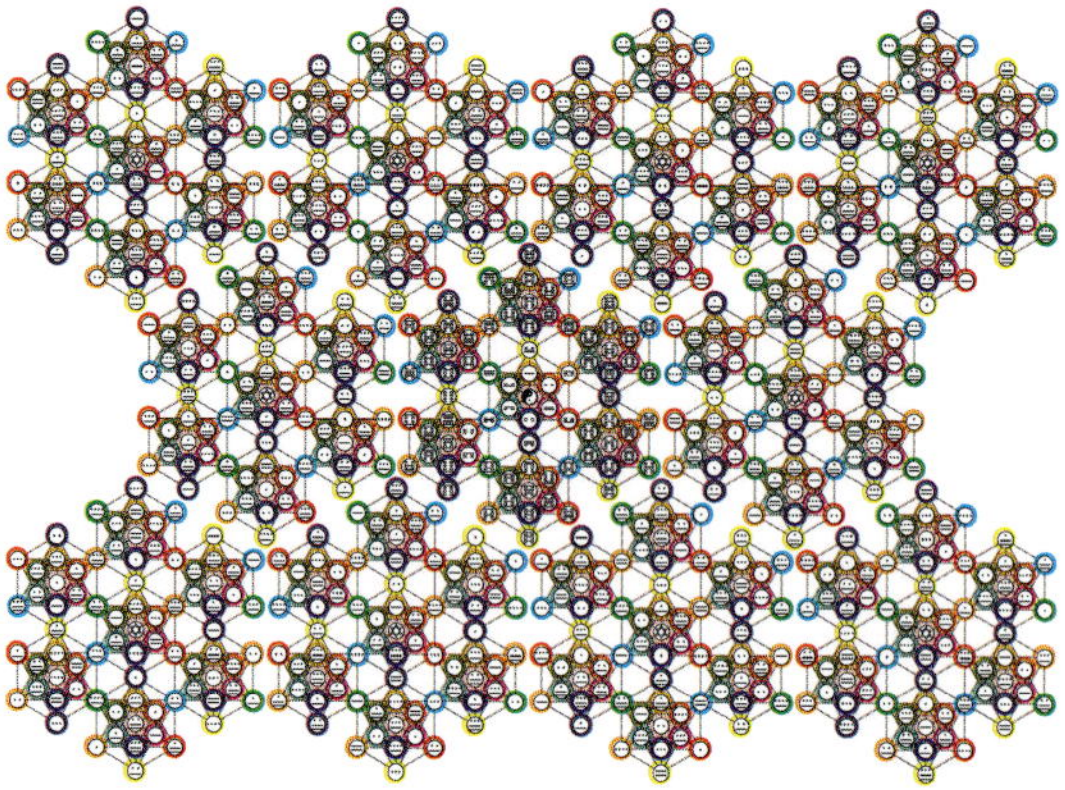

易経

運気を整え開運を促したい人に。神聖幾何学フラワー・オブ・ライフと遺伝子のコードをあらわす六十四卦がコラボしたもの。

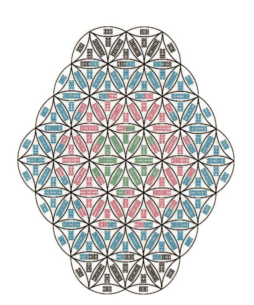

DNA三重鎖

P140参照

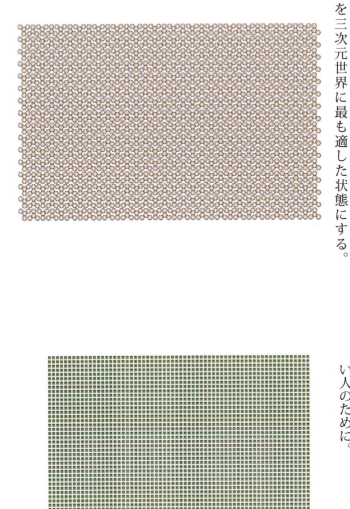

DNAの振動数を上げて、DNAの働きを三次元世界に最も適した状態にする。

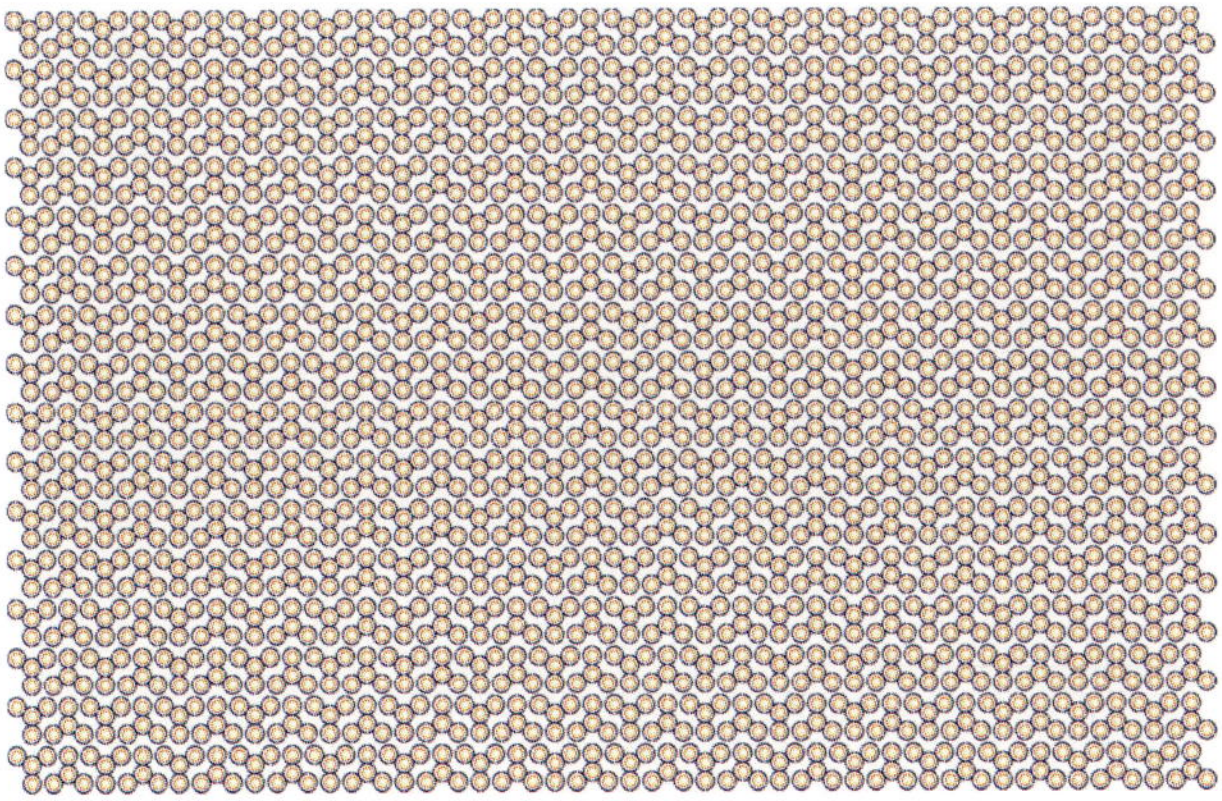

DNAグリーンコード

P141参照

DNAの働きを今よりバージョンアップしたい人のために。

般若マンダラ

素粒子について書かれている般若心経は、人体の素粒子に働きかけ、あらゆる不調の解消へ導く。

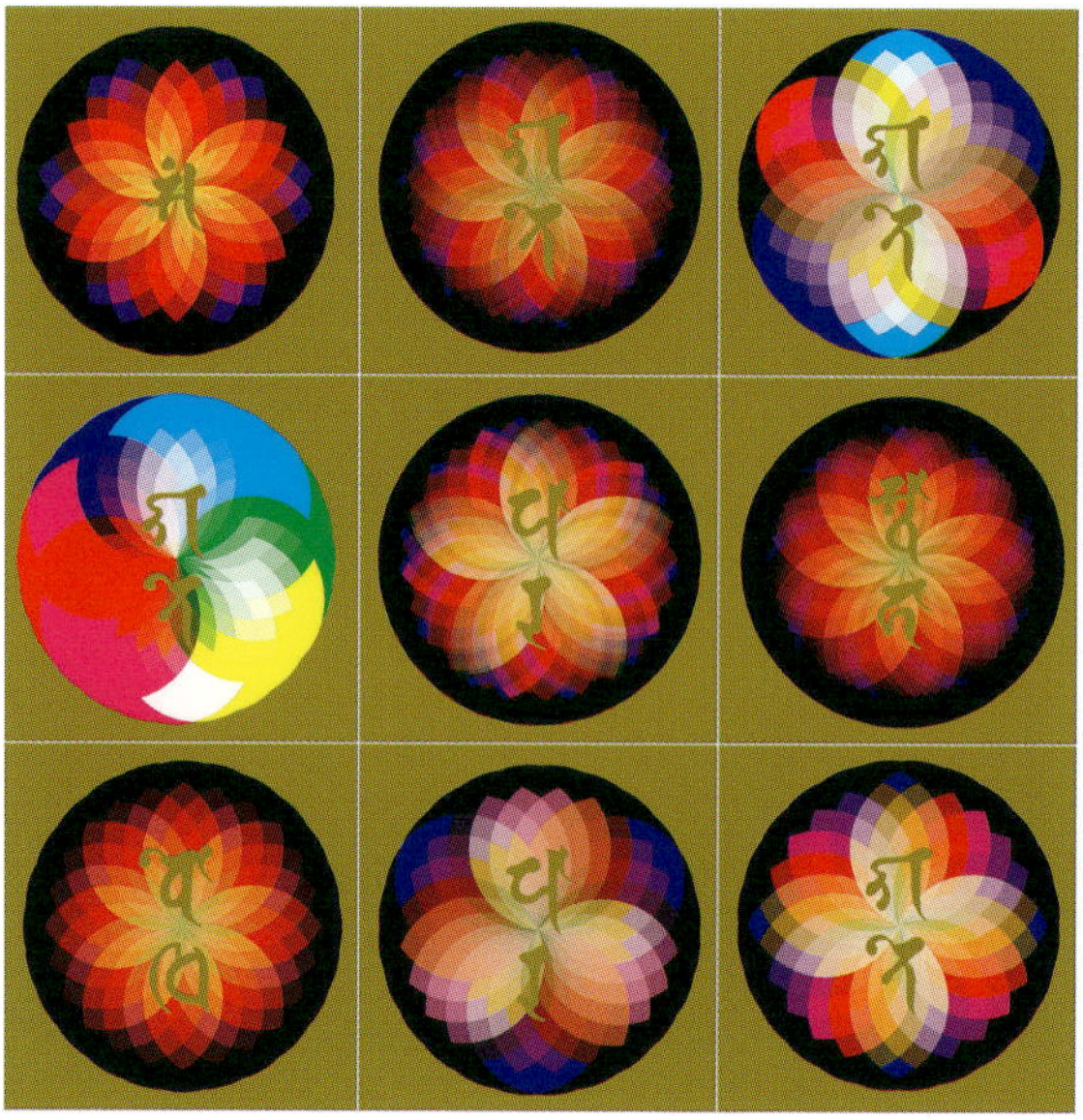

輪宝

体内の水の滞りを光の力で解消、腎臓や膀胱の機能向上に導く。不可解なことやスピリチュアル的にみてネガティブな問題から守る最高のお守り。

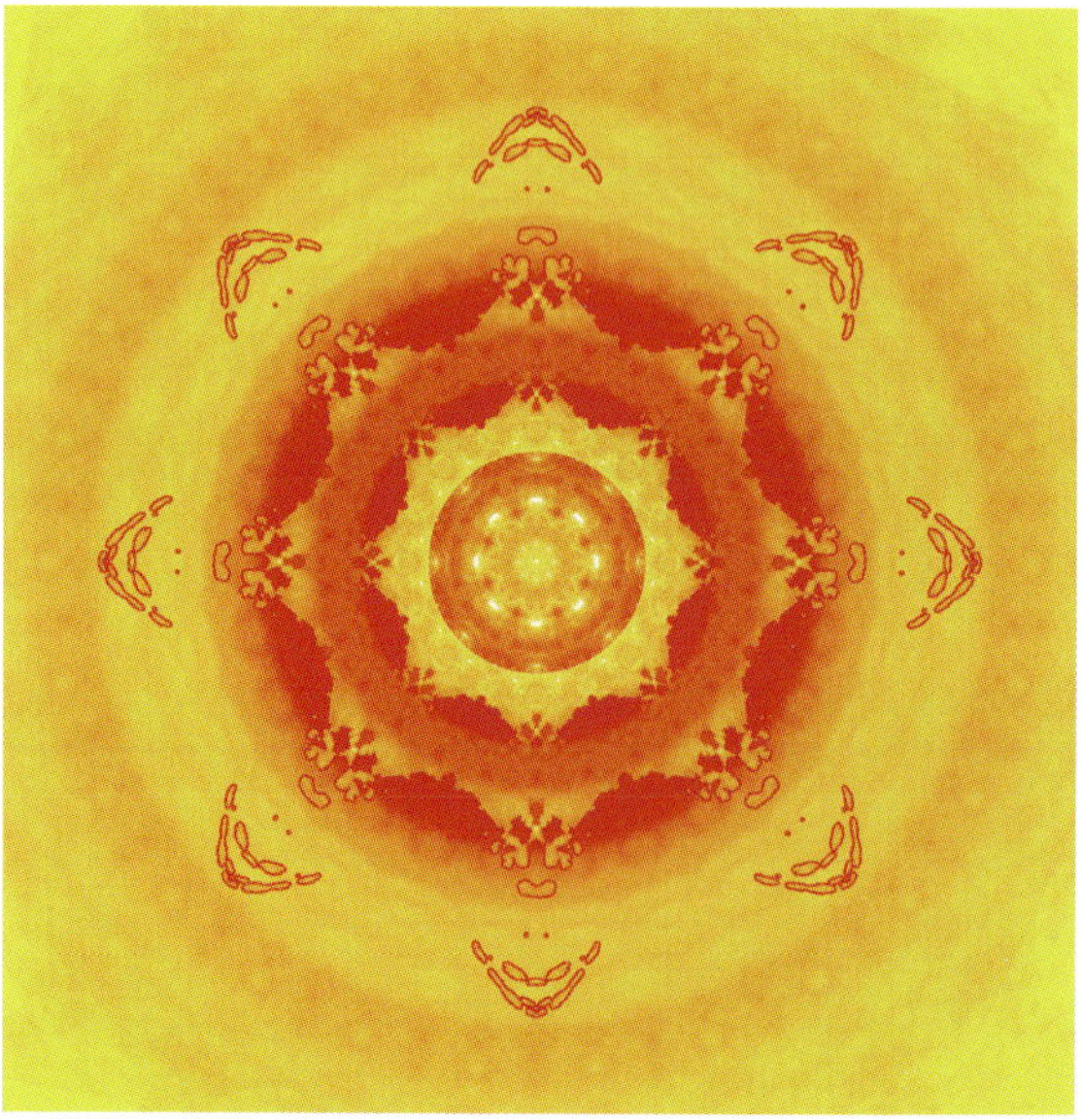

ハニービー

光と癒しの色〝エメラルド〟にそっと包み込まれるような感じがするクスリ絵。ストレスや心が枯れたときの魂のお守りになる。

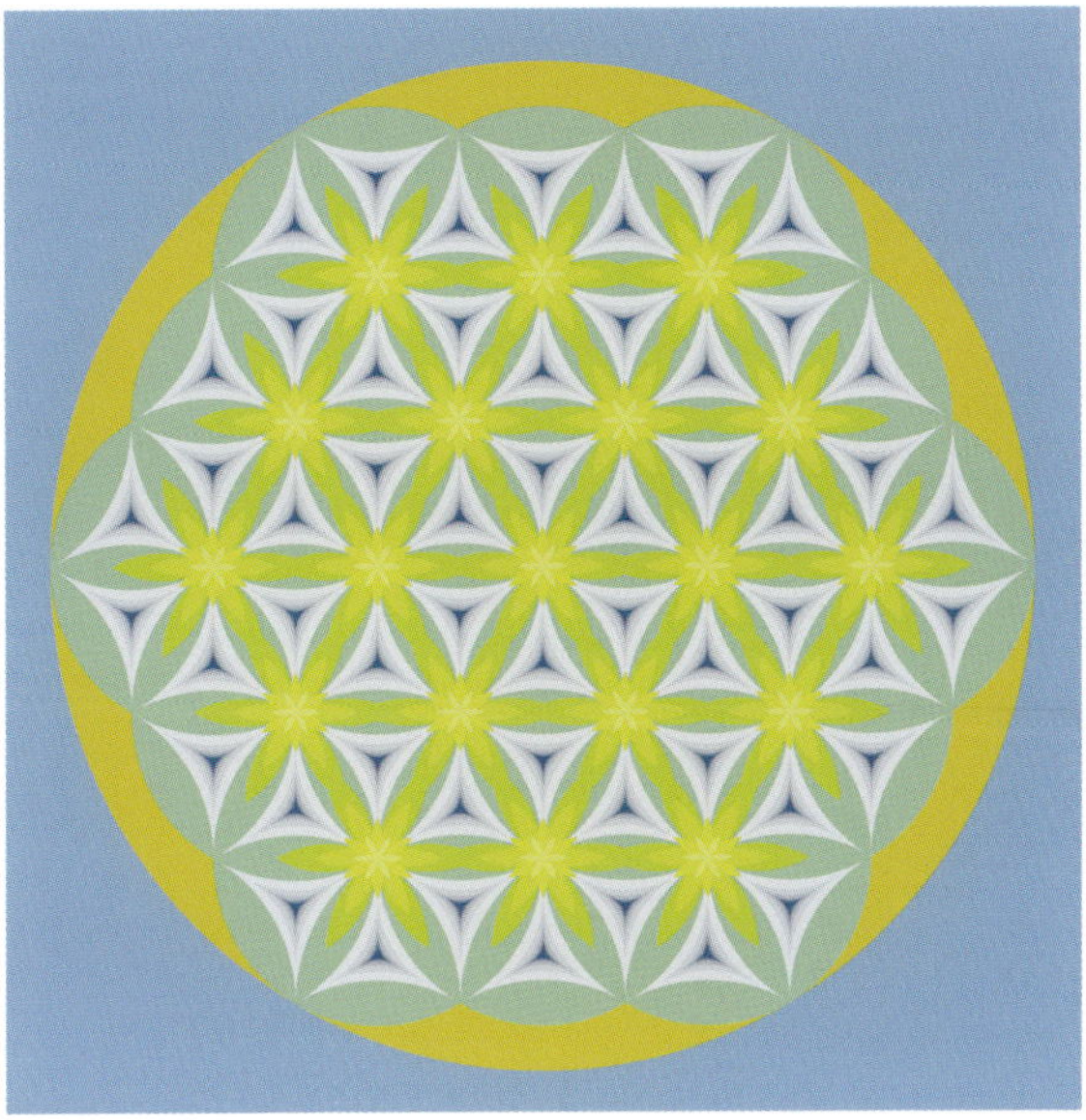

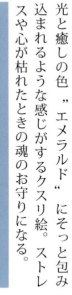

ウォーミングハート

ハートが喜びに満ち溢れる、著者が最も好きなクスリ絵の一つ。

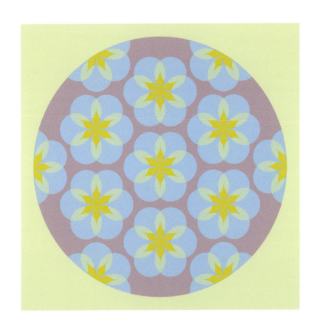

曼陀羅ボルテックス

自分の心の内側に調和をもたらすことにより、現実を良い方向へ変えていく。開運効果が強い。

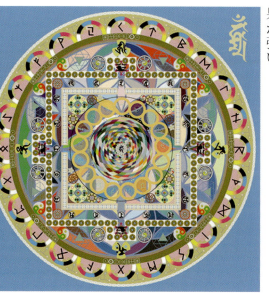

曼陀羅ヘキサクロム

曼陀羅ボルテックスと同じ働きだが、より身体に対する癒し効果が強い。

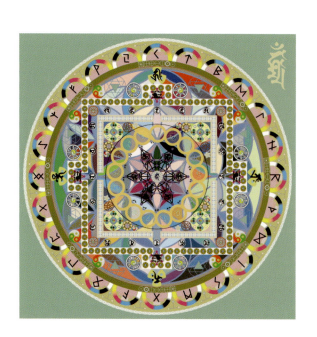

布のクスリ絵

いろいろなクスリ絵を生活の中で使いやすくアレンジした。

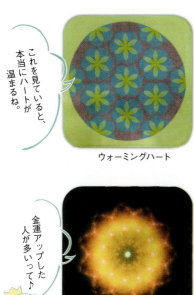

これを見ていると、本当にハートが温まるね。

ウォーミングハート

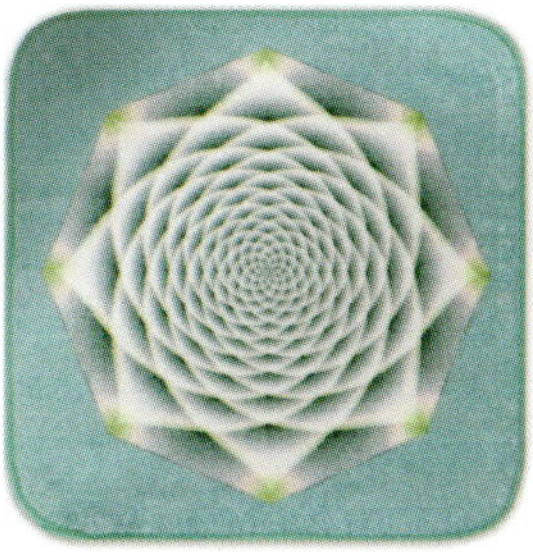

邪気払いのトップスター

フラワーシャーベット

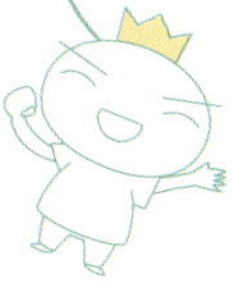

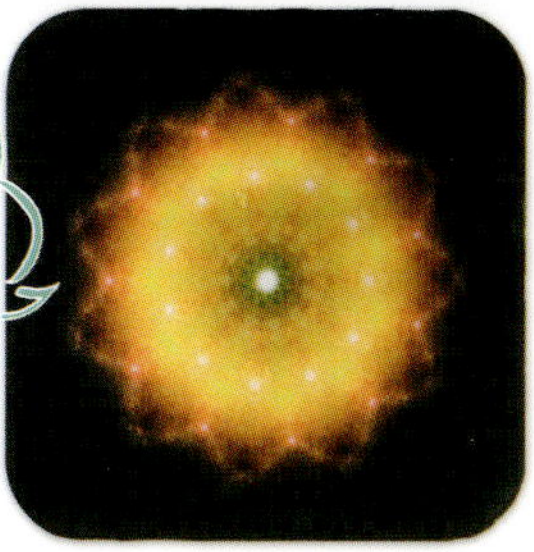

金運アップした人が多いって♪

タチオン

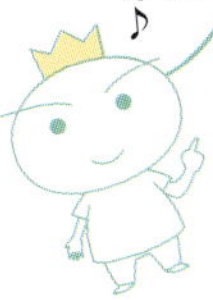

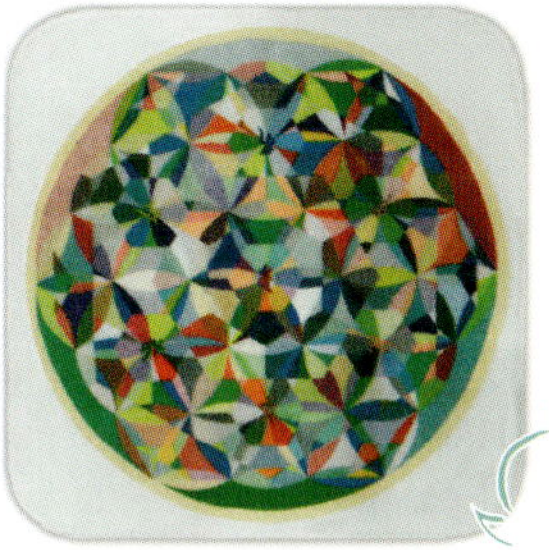

以前本にもなった人気のクスリ絵

ダイヤ

フラワーベシカ

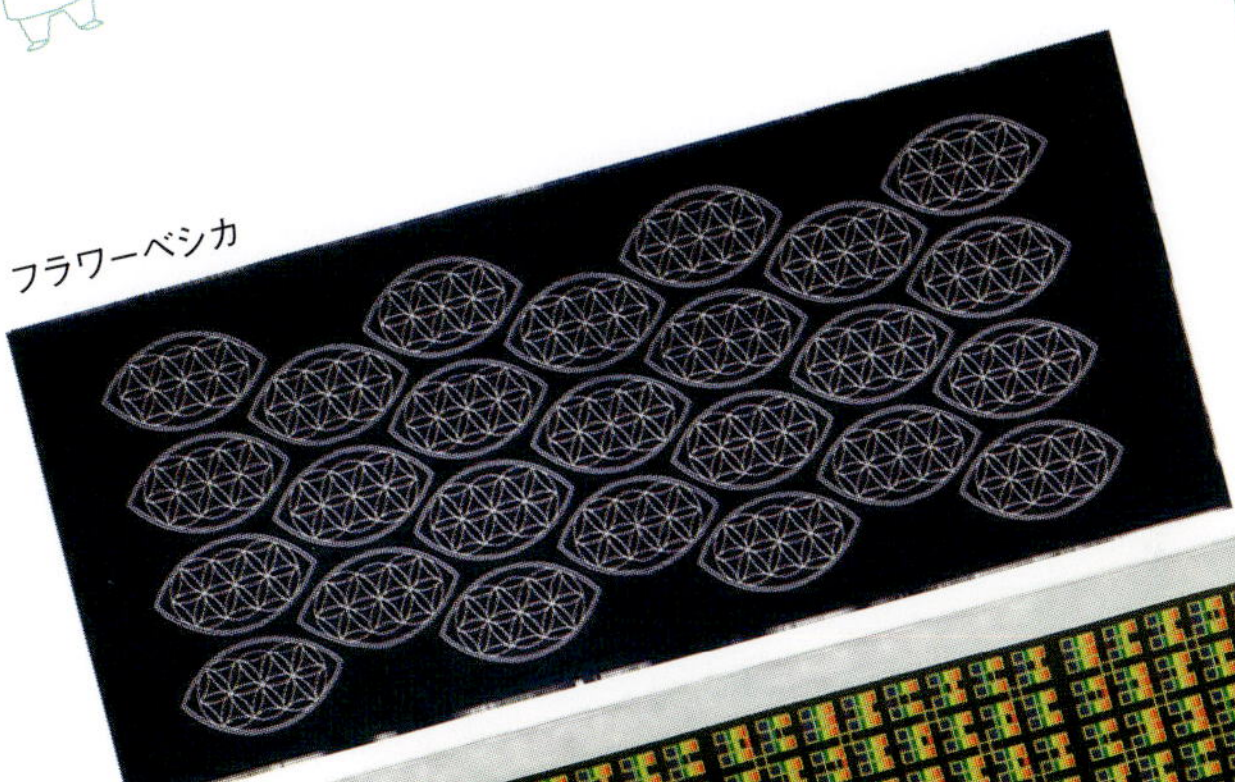

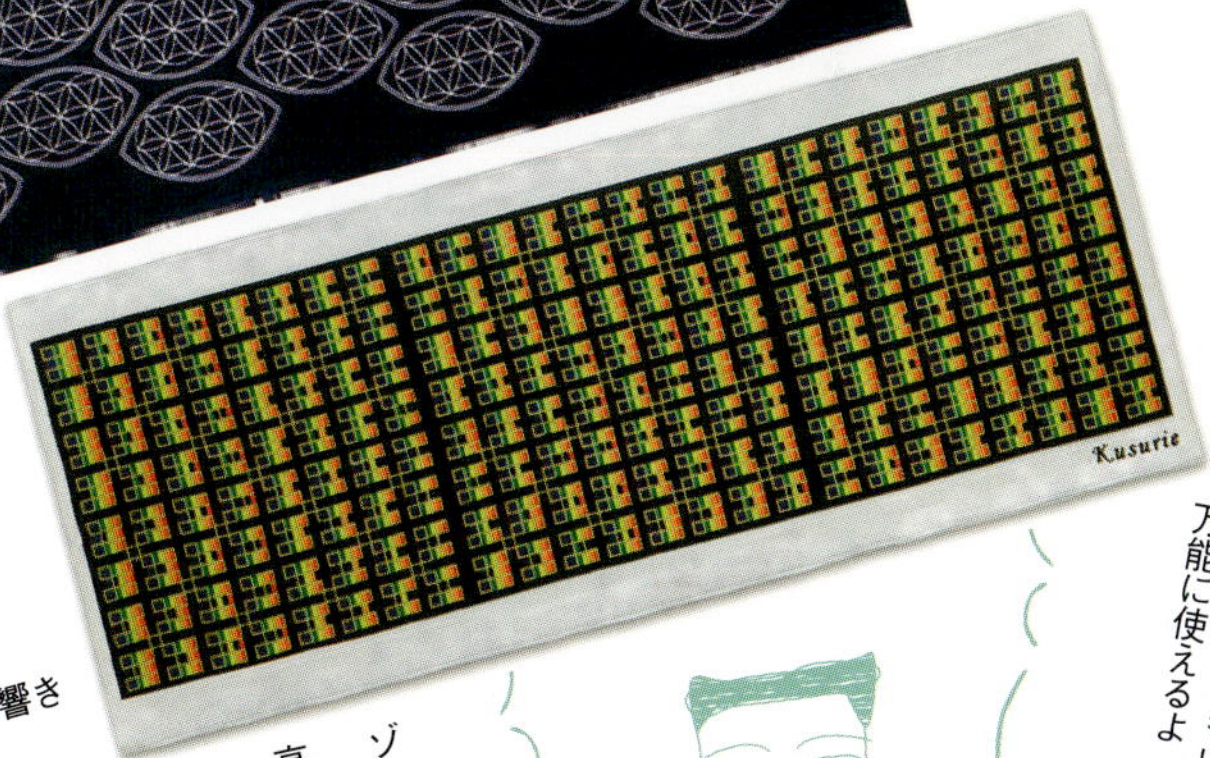

Kusurie

タオの響き

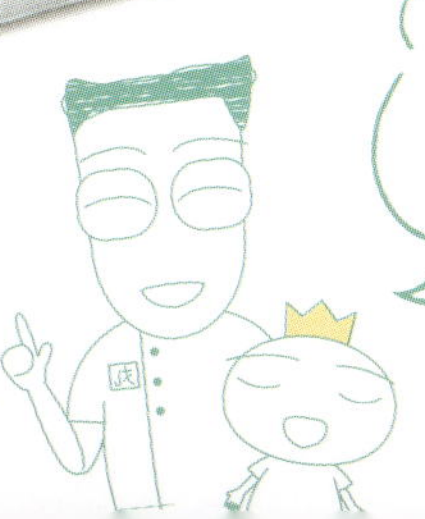

偶然によって生まれた奇跡の形。手拭いは首に巻いてもいいし、万能に使えるよ
ゾクゾクするのはなぜだろうか。高次元に包まれるからでは？

天上数バースデーナンバーシンボル

自分の誕生日には固有の数が二つある。そのうちの一つ、天上数には、宇宙や天空からのパワーを受け取る作用がある。またこれは天上の天使とつながるためのキーナンバーでもある。自分の「天上数」のシンボルを切り取って身に着け、持ち歩くとよい。天上数の周波数と同じ「音叉」もある。その音を聞くことにより、私たちは天上の天使を召喚して、つながることができる。詳細は128、130～131ページ参照。

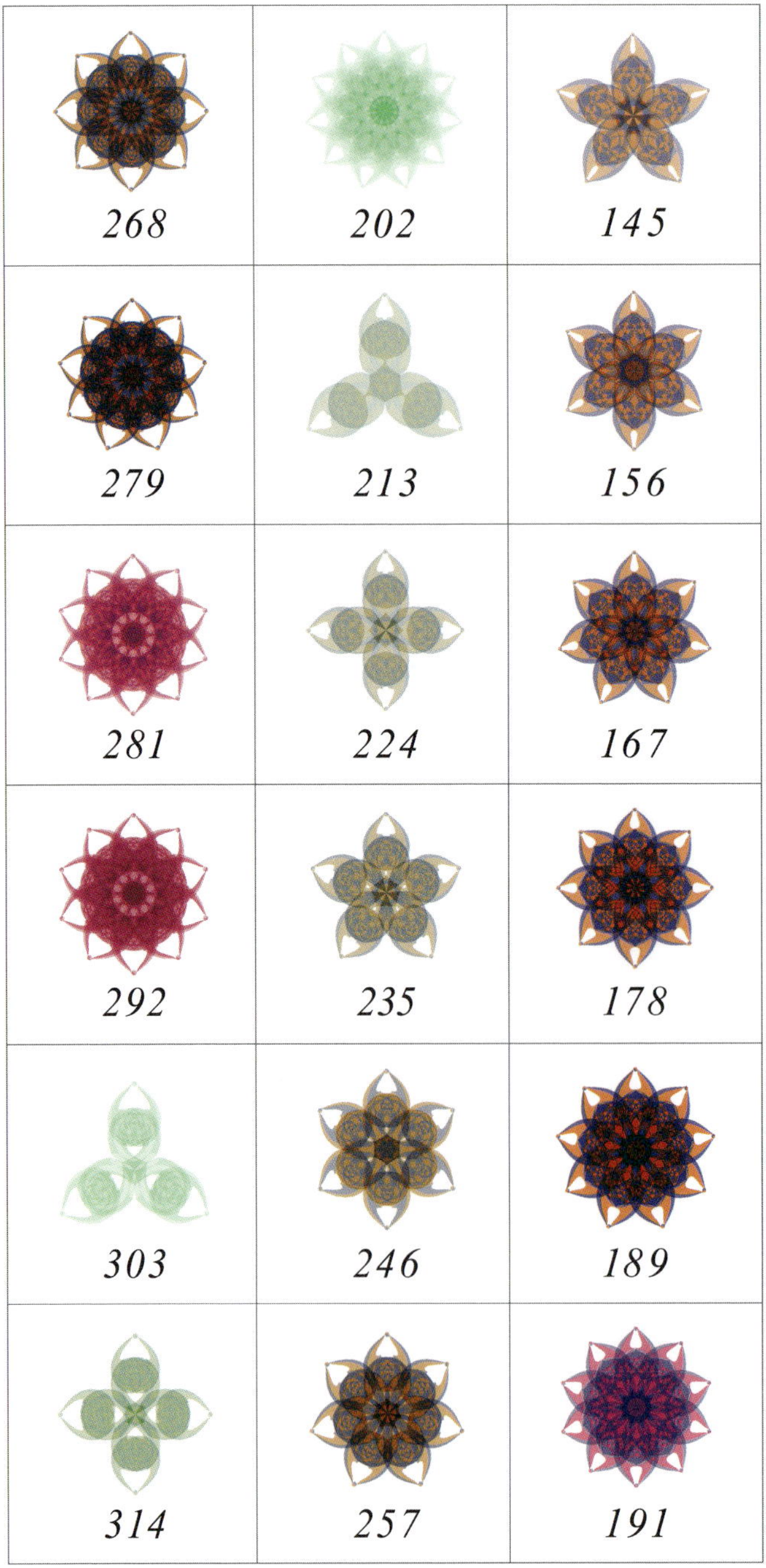

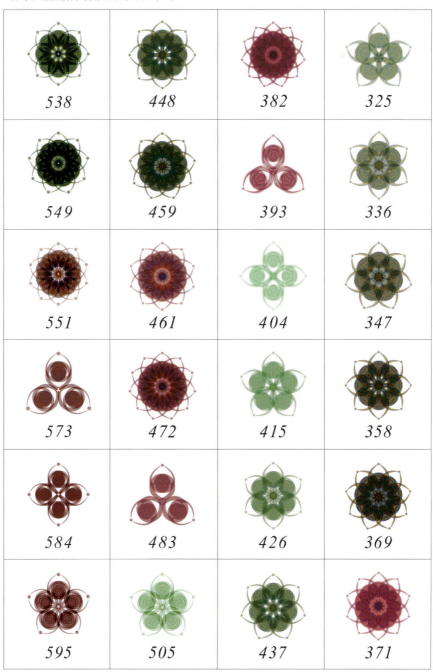

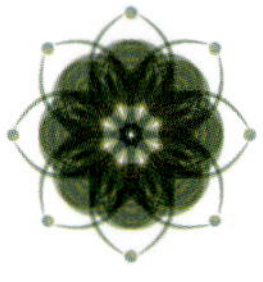
538

448

382

325

549

459

393

336

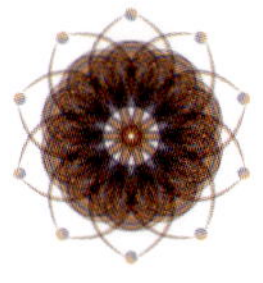
551

461

404

347

573

472

415

358

584

483

426

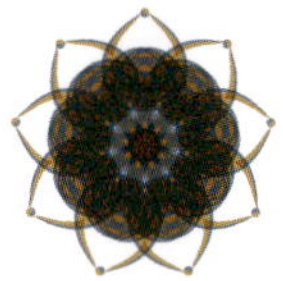
369

595

505

437

371

地上数バースデーナンバーシンボル1

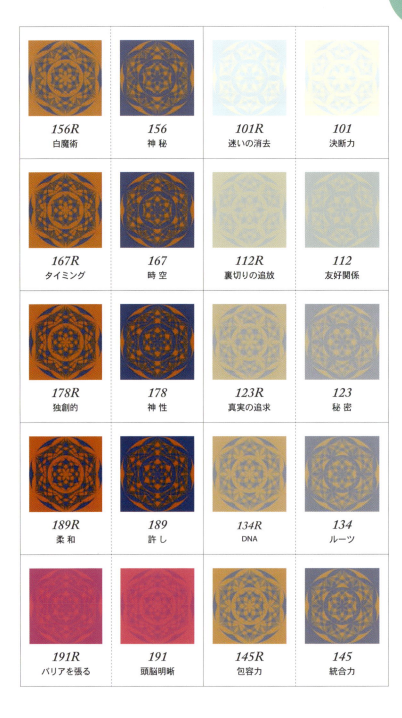

 *156R* 白魔術	 *156* 神 秘	*101R* 迷いの消去	*101* 決断力
 *167R* タイミング	 *167* 時 空	 *112R* 裏切りの追放	 *112* 友好関係
 *178R* 独創的	 *178* 神 性	 *123R* 真実の追求	 *123* 秘 密
 *189R* 柔 和	 *189* 許 し	 *134R* DNA	 *134* ルーツ
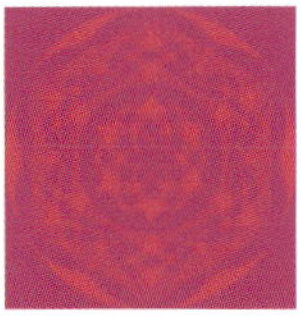 *191R* バリアを張る	 *191* 頭脳明晰	 *145R* 包容力	 *145* 統合力

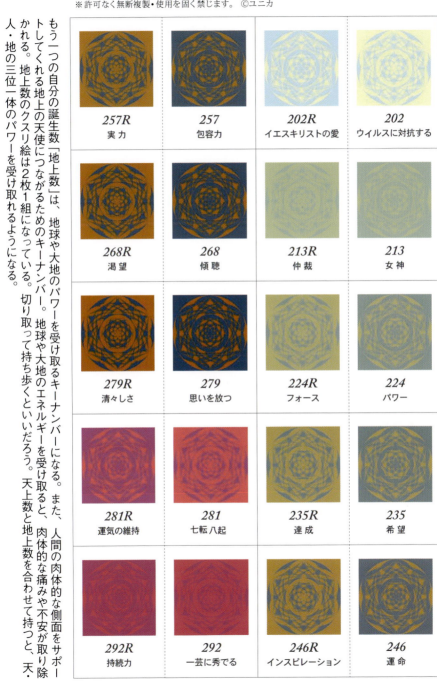

もう一つの自分の誕生数「地上数」は、地球や大地のパワーを受け取るキーナンバーになる。また、人間の肉体的な側面をサポートしてくれる地上の天使につながるためのキーナンバー。地球や大地のエネルギーを受け取ると、肉体的な痛みや不安が取り除かれる。地上数のクスリ絵は2枚1組になっている。切り取って持ち歩くといいだろう。天上数と地上数を合わせて持つと、天・人・地の三位一体のパワーを受け取れるようになる。

地上数バースデーナンバーシンボル2

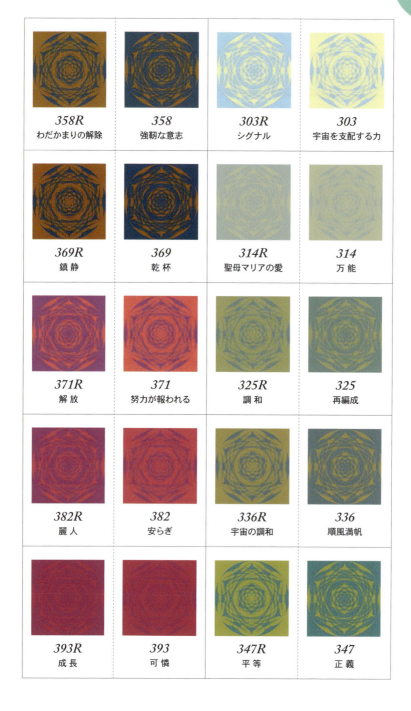

 *358R* わだかまりの解除	 *358* 強靭な意志	 *303R* シグナル	 *303* 宇宙を支配する力
 *369R* 鎮 静	 *369* 乾 杯	 *314R* 聖母マリアの愛	 *314* 万 能
 *371R* 解 放	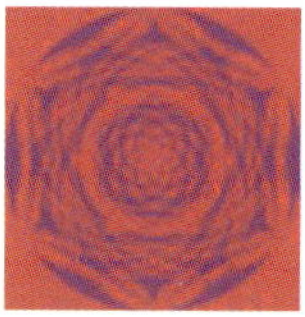 *371* 努力が報われる	 *325R* 調 和	 *325* 再編成
 *382R* 麗 人	 *382* 安らぎ	 *336R* 宇宙の調和	 *336* 順風満帆
 *393R* 成 長	 *393* 可 憐	 *347R* 平 等	 *347* 正 義

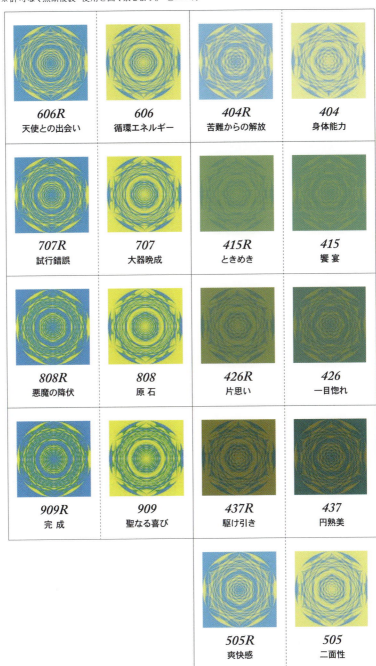

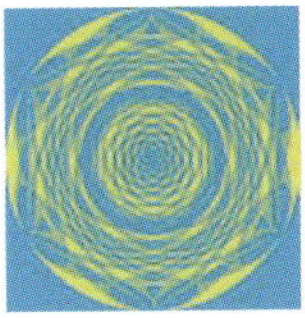
606R
天使との出会い

606
循環エネルギー

404R
苦難からの解放

404
身体能力

707R
試行錯誤

707
大器晩成

415R
ときめき

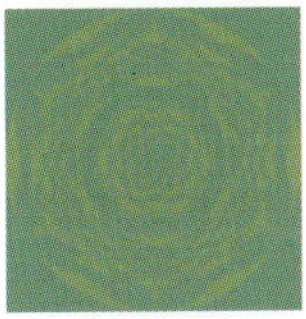
415
饗 宴

808R
悪魔の降伏

808
原 石

426R
片思い

426
一目惚れ

909R
完 成

909
聖なる喜び

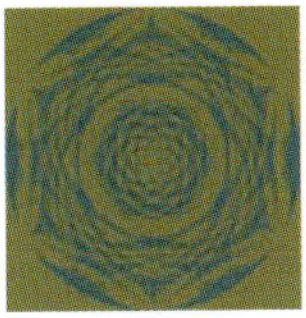
437R
駆け引き

437
円熟美

505R
爽快感

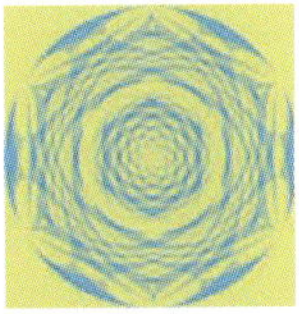
505
二面性

立体クスリ絵

平面よりも立体のクスリ絵の働きは強力である。
平面のクスリ絵は潜在意識に直接アクセスし体の周囲にある生命場を癒す。
立体のクスリ絵も潜在意識に直接作用するが、より大きな高次元空間を誘導する。

立体カバラ　マスター

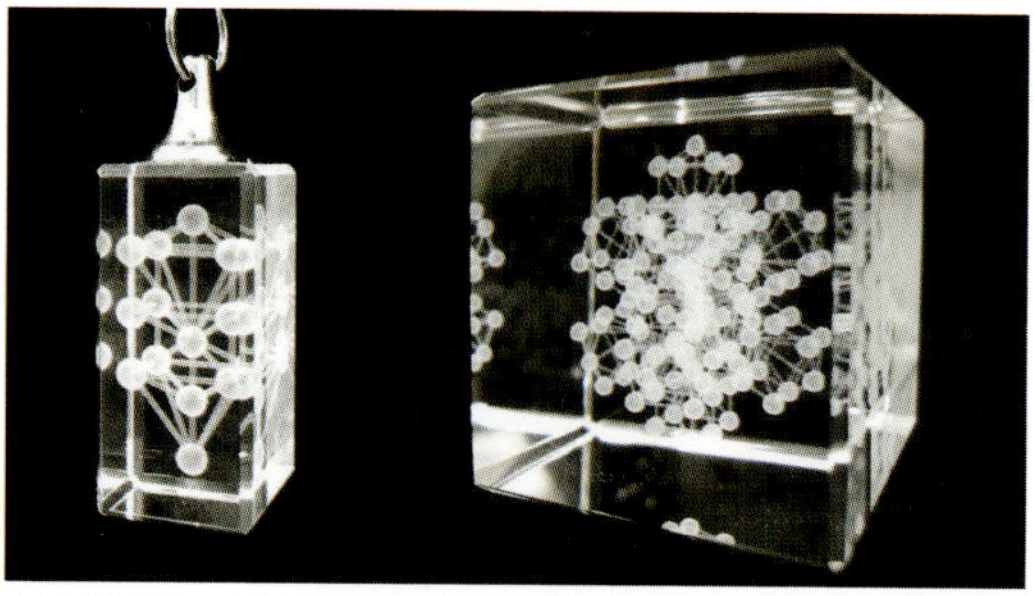

物質世界や肉体に作用する。電磁ゲージの修正、ボディやマインド、経済等、物質的側面の充実を助ける。

立体カバラ　パドマ

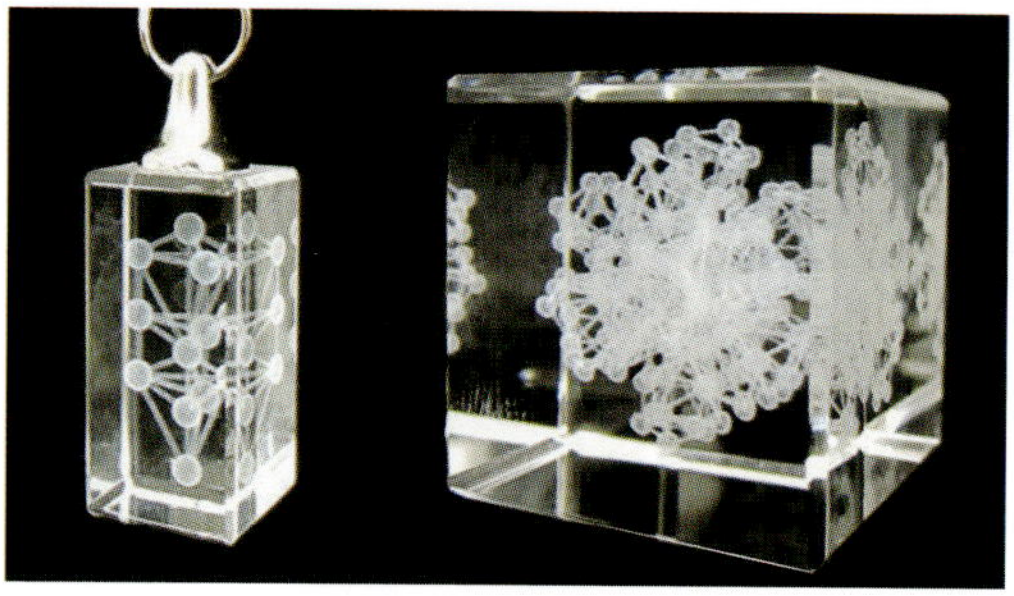

精神世界や心に作用する。電磁ゲージの修正、直観力や自己受容、精神や心の世界など、スピリチュアルな部分を刺激し、精神的側面の充実を助ける。

立体カバラ　ルーカス

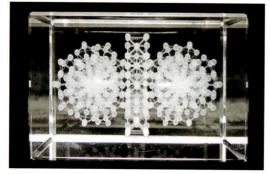

現世（自分の意識体）と宇宙（根源の意識体）を結ぶ、太いパイプの役割を果たす。カタカムナのバッキーボールの構造と同じ働きをする。宇宙（根源の意識体）へアクセスできると、宇宙に満ちる生命エネルギーを活用できる。

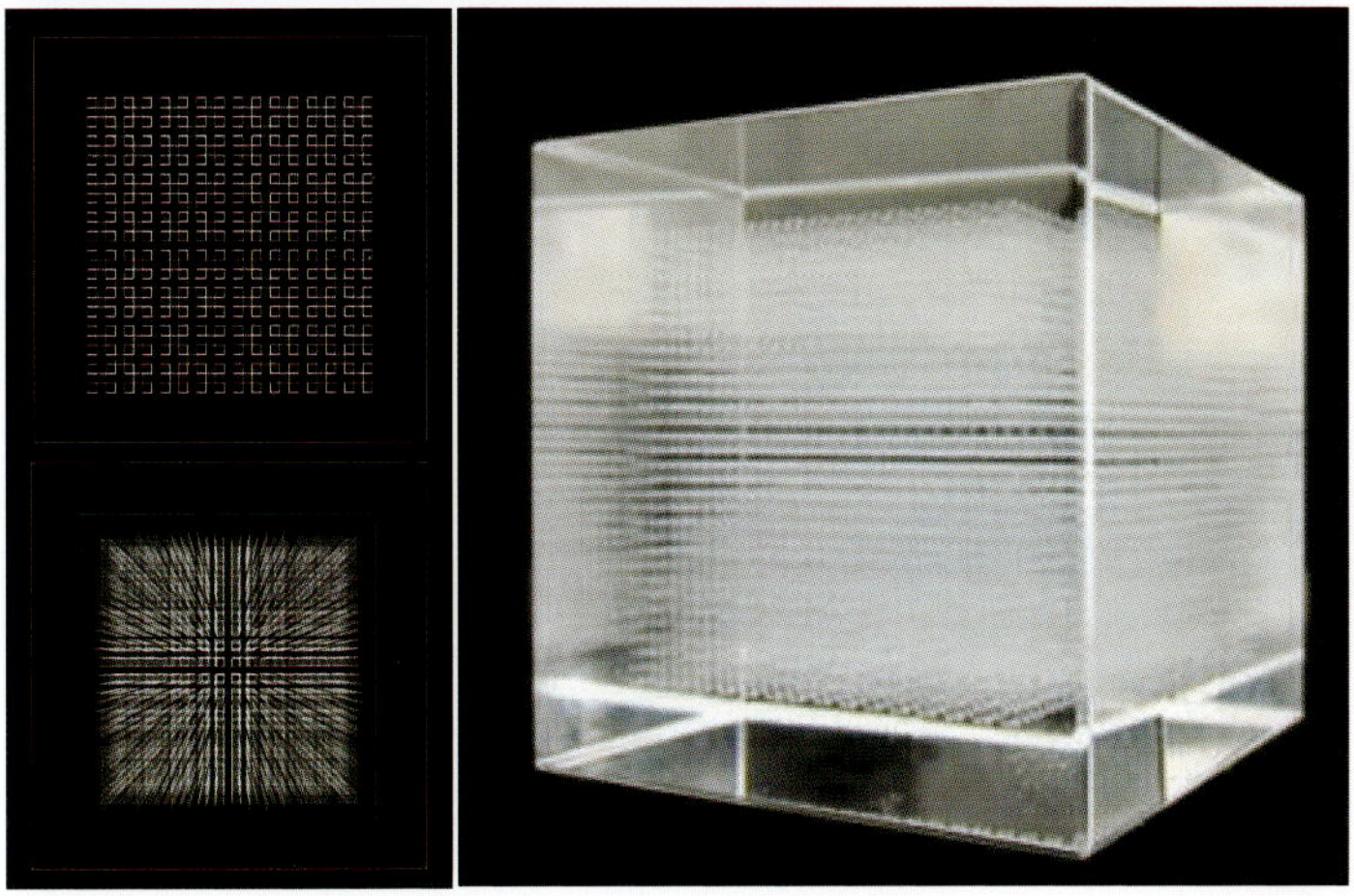

立体カバラ メサイア

宇宙とつながり宇宙から集まってくる、さまざまな情報やエネルギーを受け取ることができる。極めたい分野の王になるほどのパワーを秘めている。持っているだけで願いや目的を叶えるパワーを増幅する。アメリカのサイキックが驚くほどのパワーを持つ。

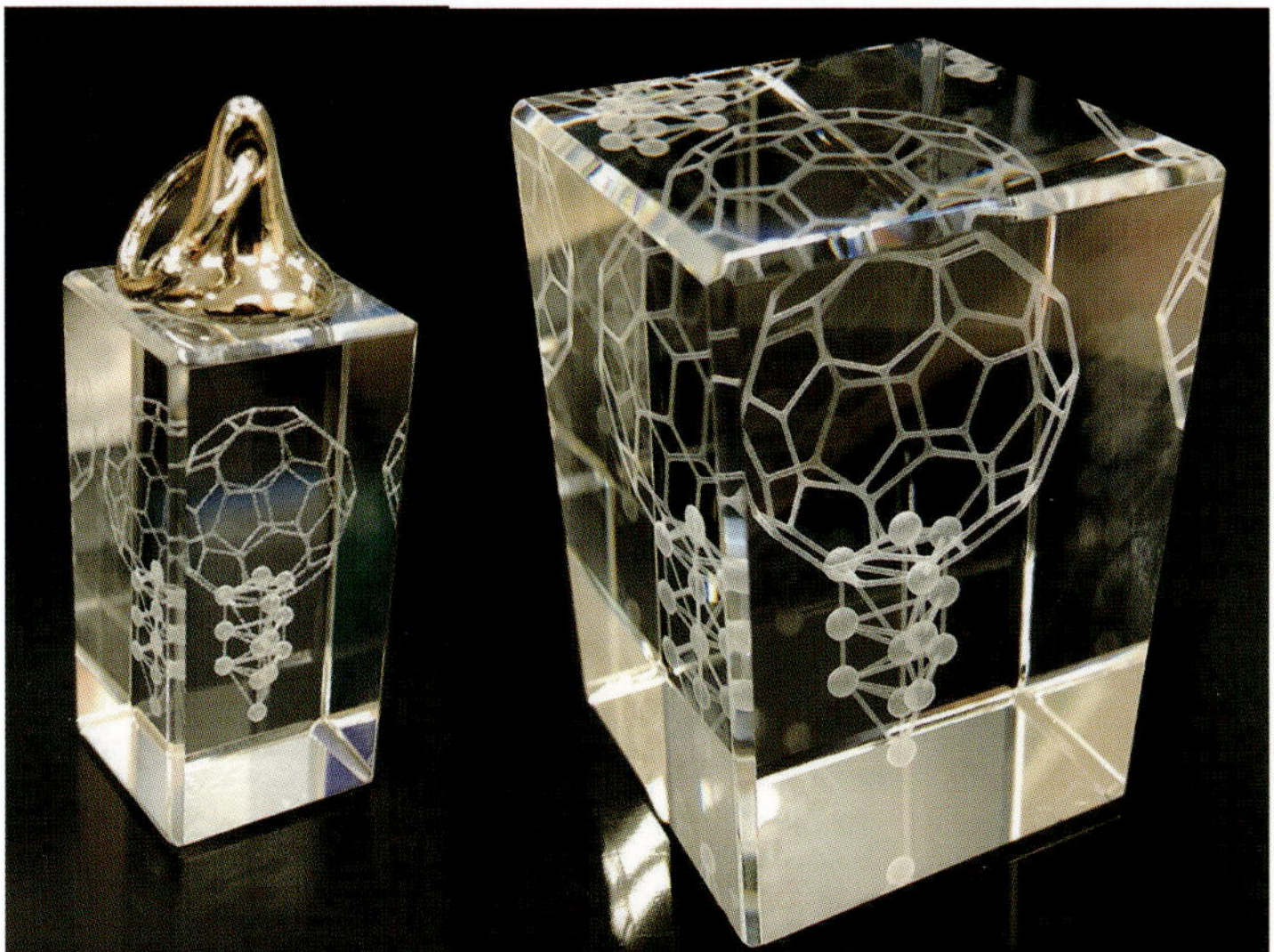

バッキーカバラ

カタカムナを代表する立体図形バッキーボールに、人体の電磁ゲージの設計図の立体カバラを加えたもの。人体とその周りの空間に作用する究極の立体図形。誰もが奇跡を起こせるほどのパワーを持つ。

カタカムナの叡智から

カタカムナの要素やカタカムナの神様に仕えているドラゴン、『モナ・リザ』のシンボルなどを組み合わせたクスリ絵。

ドラゴンブルー（表）

龍の持つ運気上昇エネルギーを受け取ることができる万能カード。表と裏を組み合わせてパワーアップ。

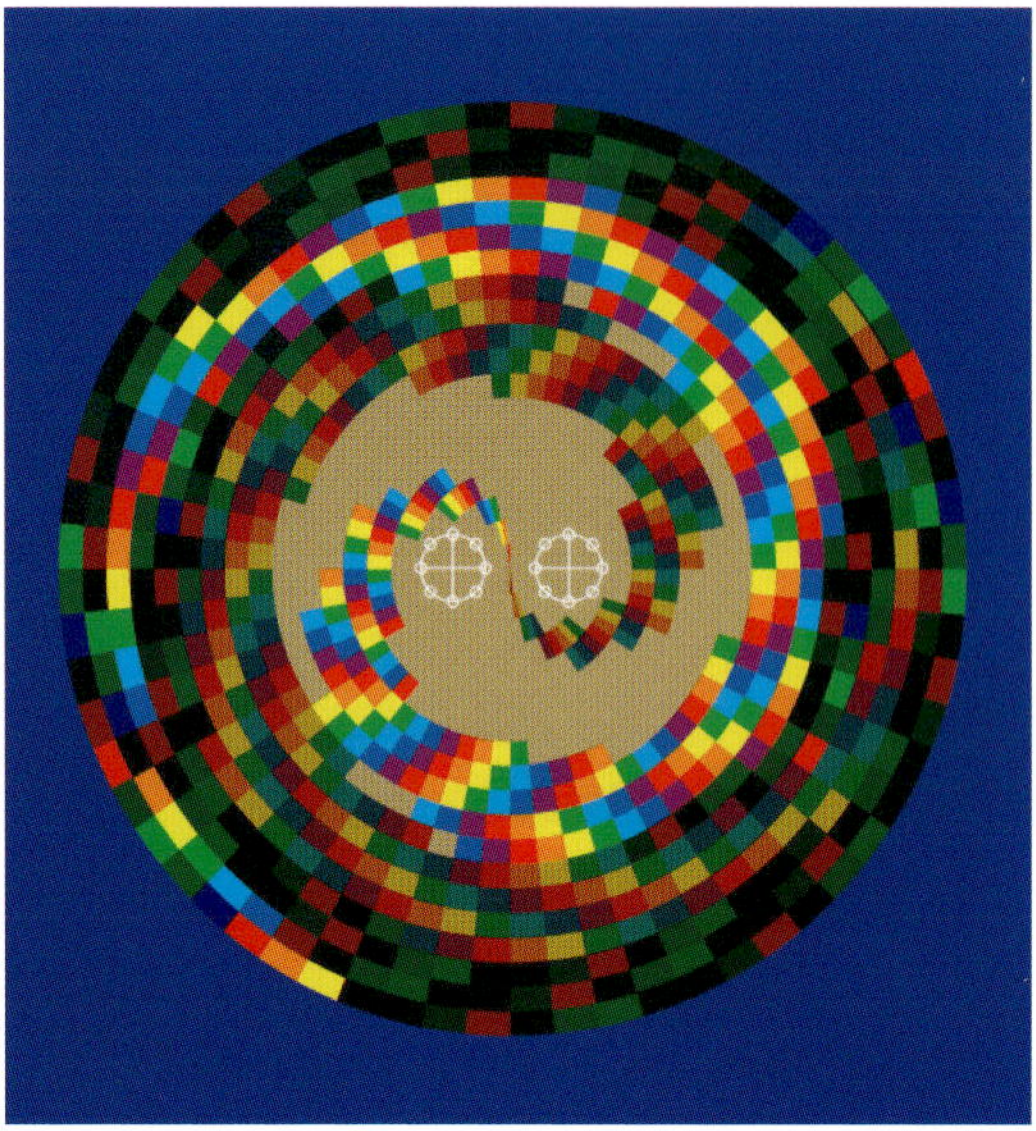

ドラゴンブルー（裏）

氷の上にドラゴンブルーをのせて凍らせた水の結晶。表裏で使うとよい。

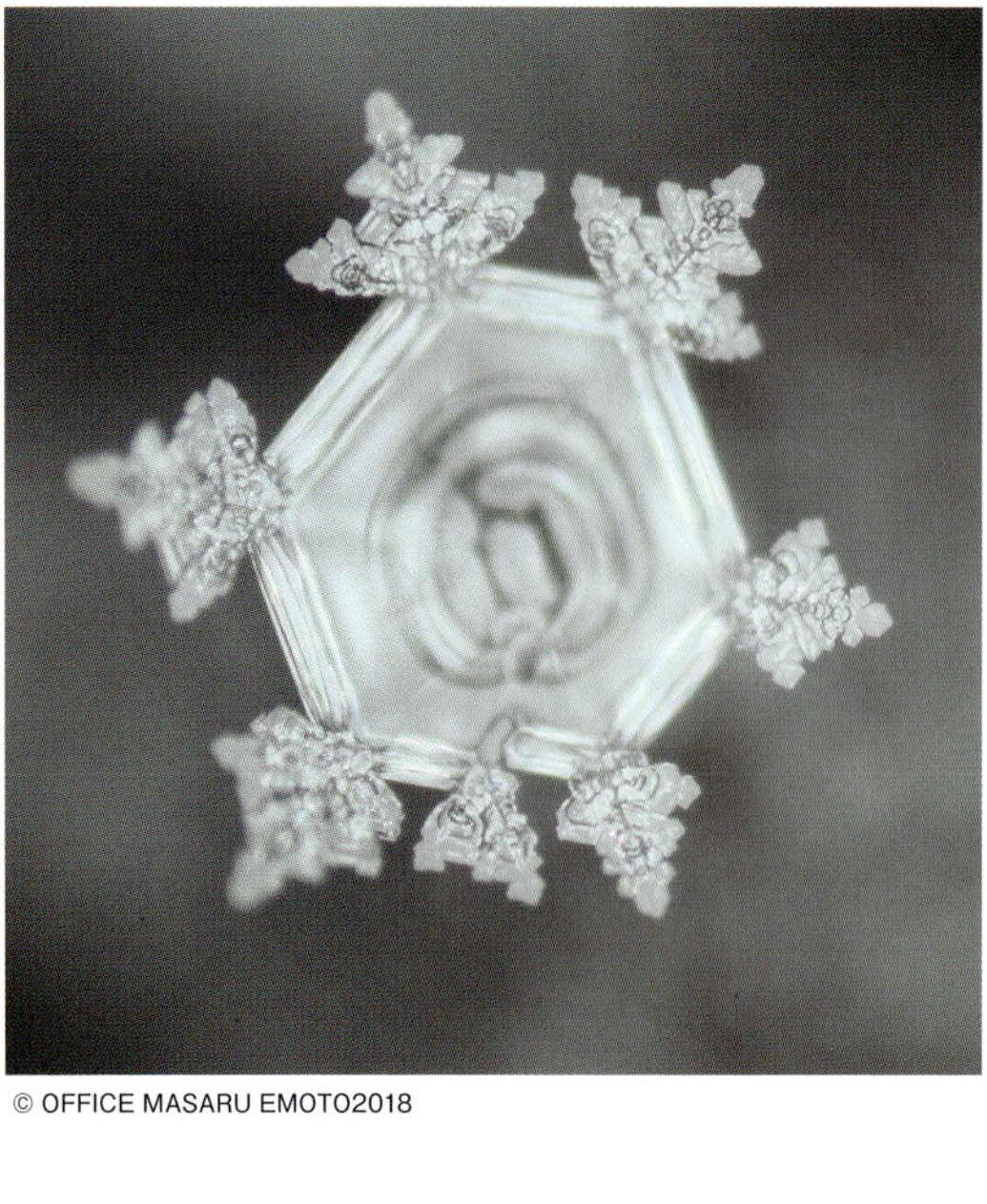

スーパー日月神

光の神。人の身体は光からできており、光を最適化しハイヤーセルフとのつながりを強くしてくれる。瞑想時におすすめ。

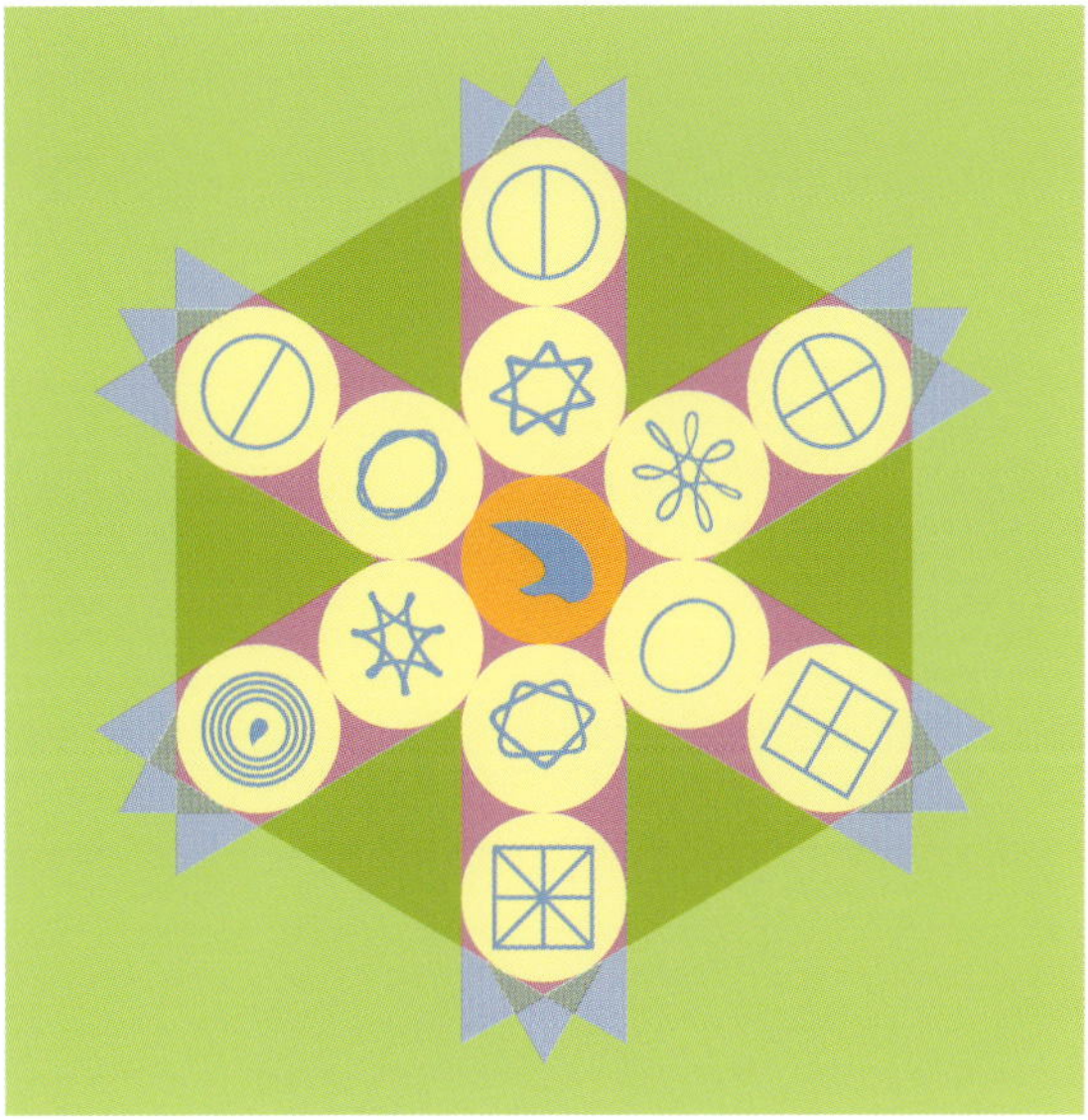

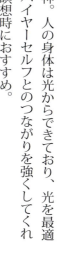

タオの響き

ＤＮＡのコドンの働きを活性化し身体に活力を与える。開運にも効果的。著者は診察中、マイナスエネルギーから守るため背中に当てている。

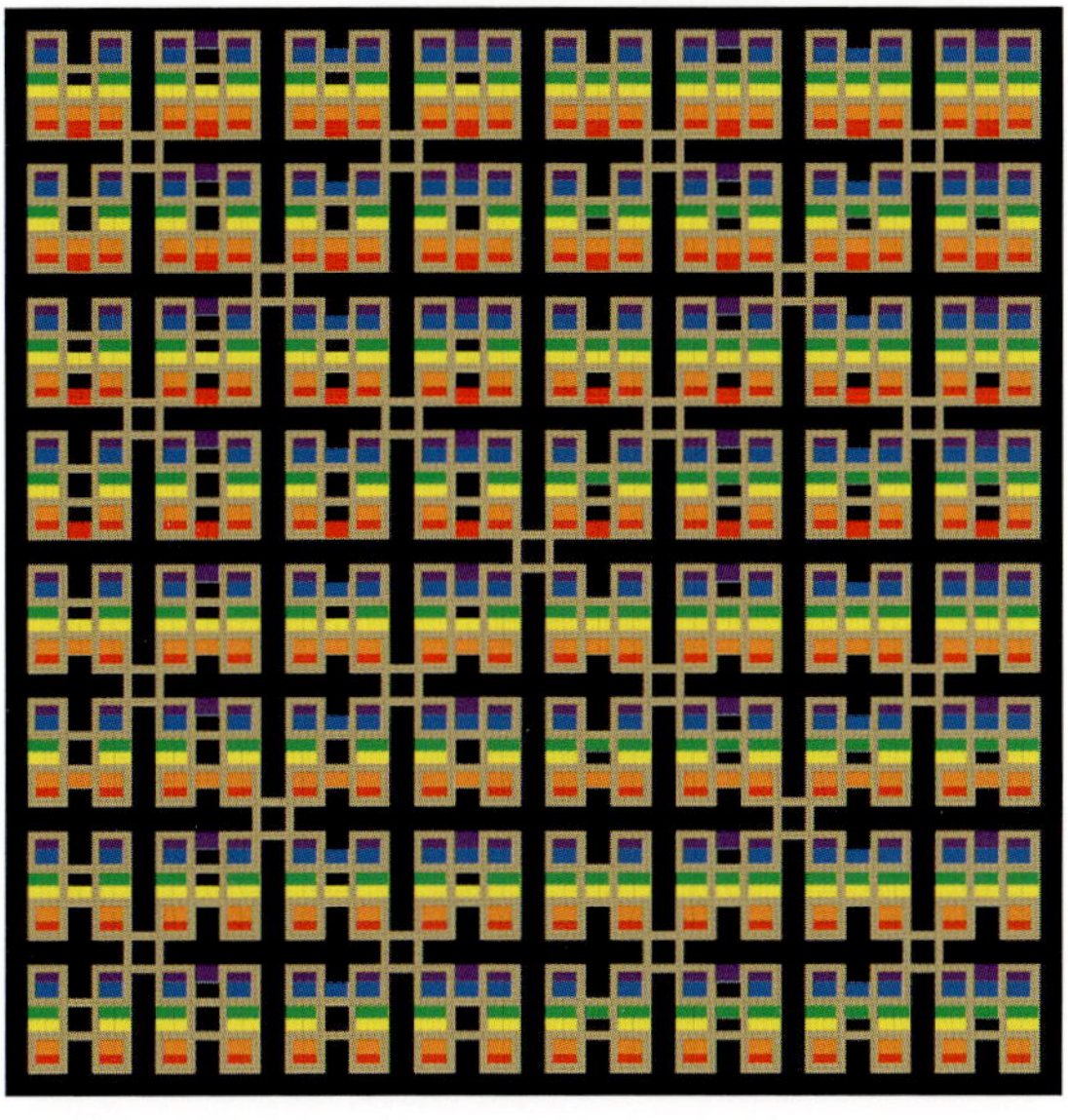

クスリ絵

カタカムナ クスリ絵

カタカムナから進化させた図形を用途別に使用している。カタカムナの作用を高めるためにテラヘルツ、ナノフラーレンなどを活用したものもある。自分の好きなアイテムはどれかな？　生活用品の中にカタカムナを取り入れることで、随所にミスマルノタマができやすくなる。

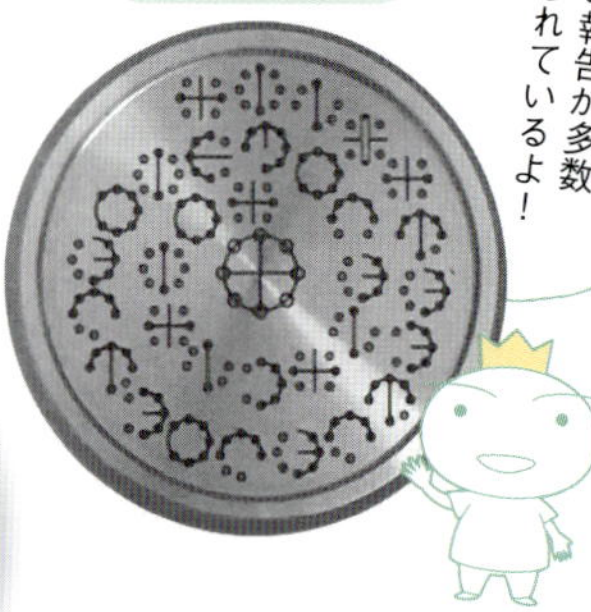

予想もしなかった
驚きの報告が多数
寄せられているよ！

カタカムナ
バレル・コア

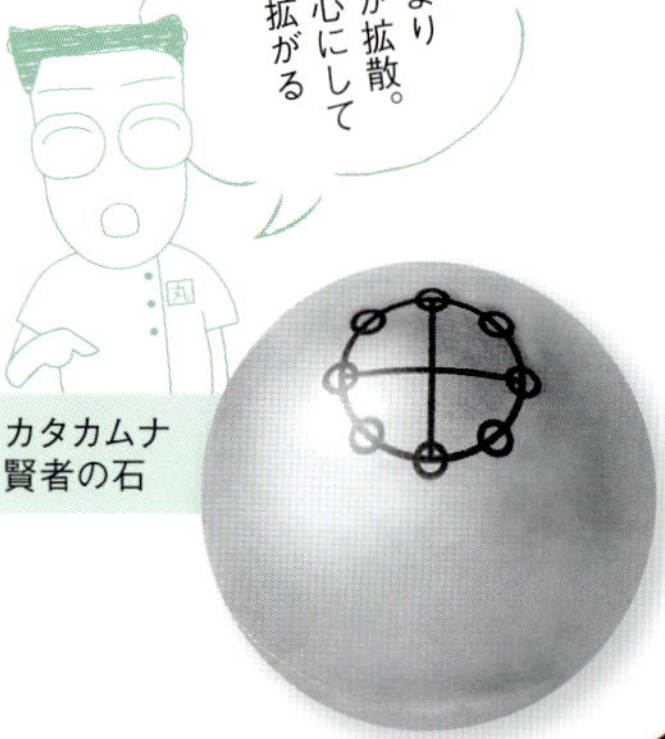
振ることにより
エネルギーが拡散。
あなたを中心にして
愛が世界に拡がる

カタカムナ
賢者の石

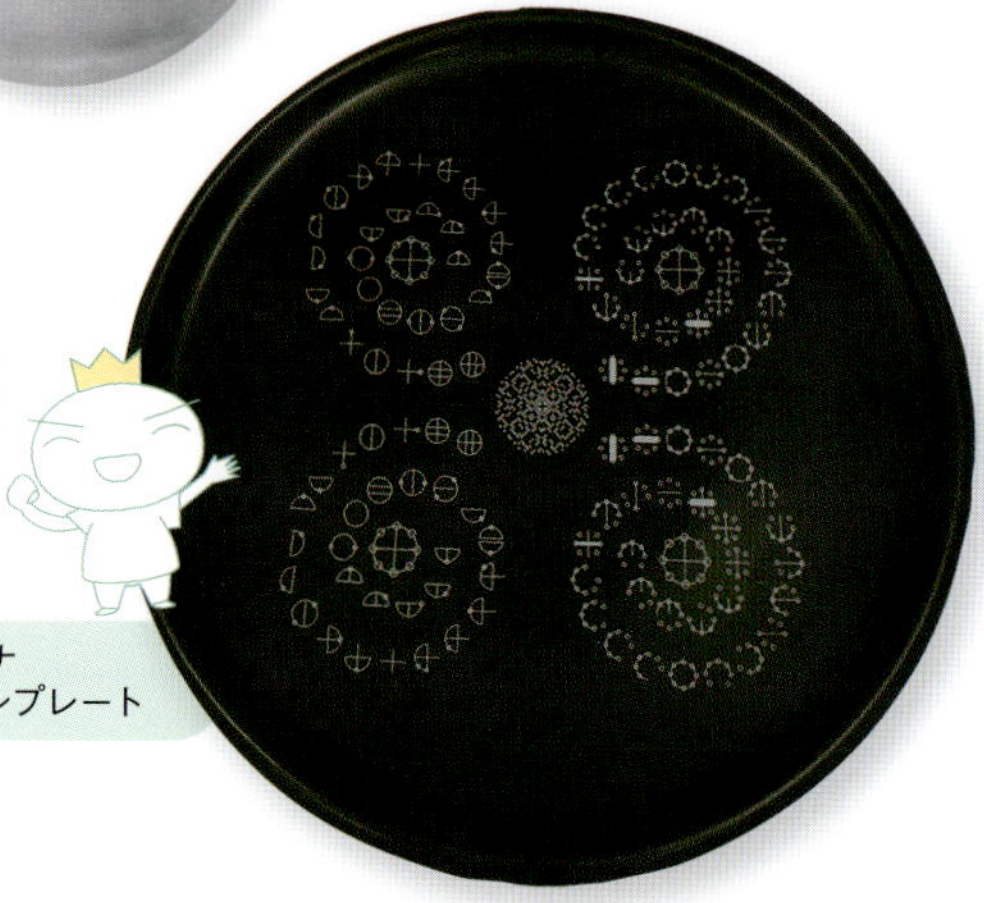
野菜嫌いな
子どもが食べら
れるように
なったよ！

カタカムナ
EM ナノフラーレンプレート

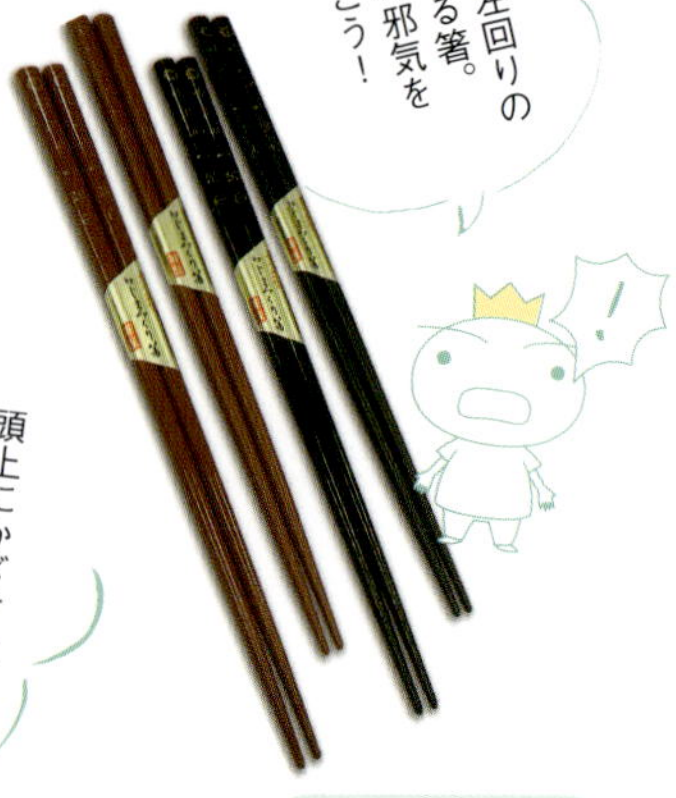
右回りと左回りの
渦からなる箸。
食べ物の邪気を
取り除こう！

カタカムナの箸
輪島塗

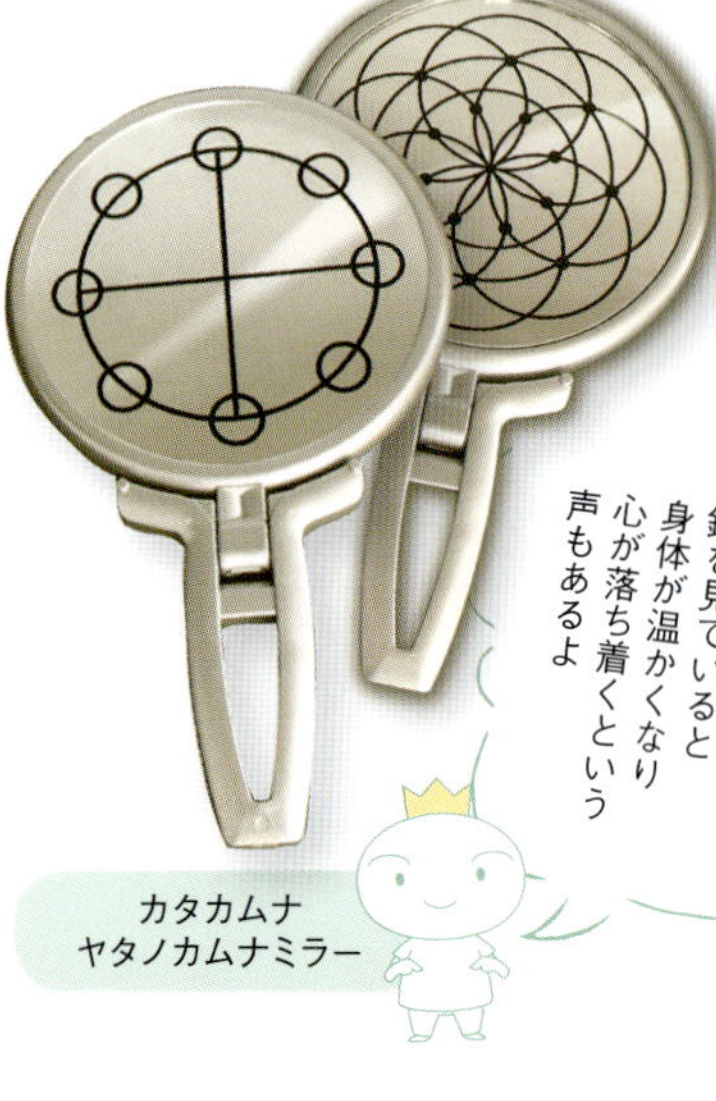
頭上にかざすと
第八チャクラが
開きやすくなり
鏡を見ていると
身体が温かくなり
心が落ち着くという
声もあるよ

カタカムナ
ヤタノカムナミラー

布のカタカムナクスリ絵

カタカムナ
三重ガーゼケット

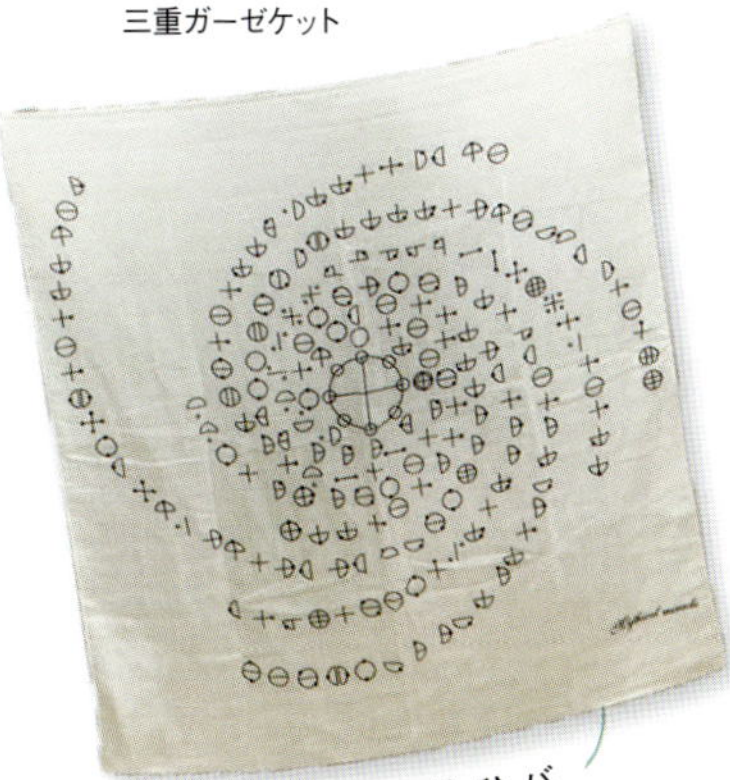

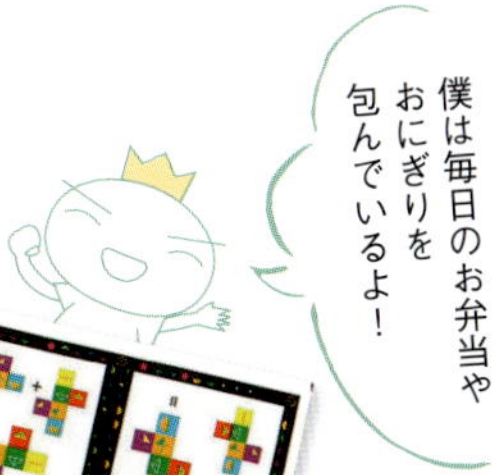

僕は毎日のお弁当や
おにぎりを
包んでいるよ！

五首アマカムナ
ハンカチ

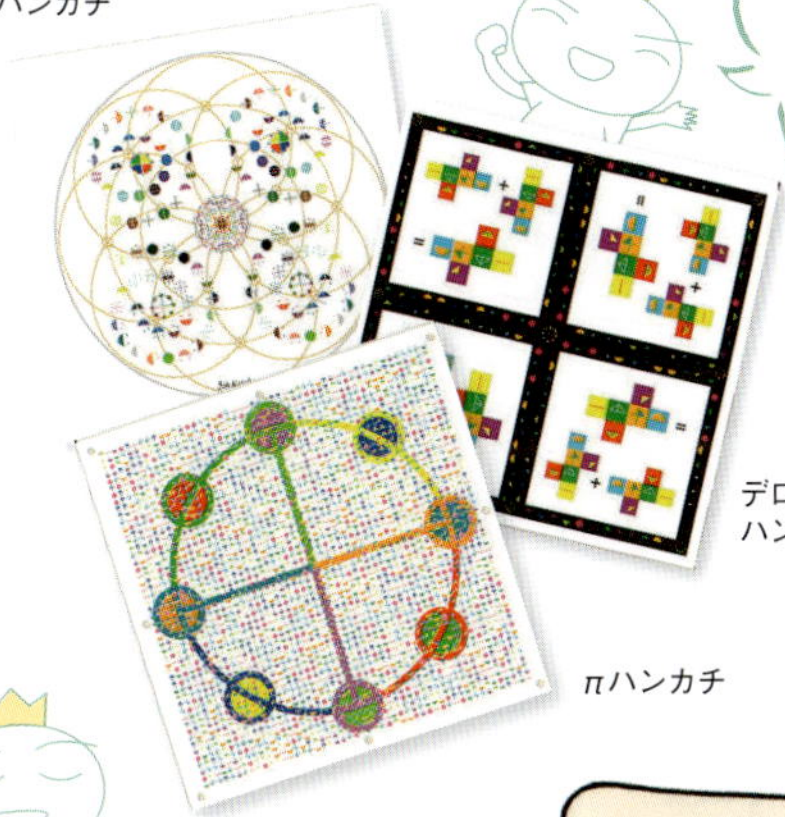

デロスの信託
ハンカチ

πハンカチ

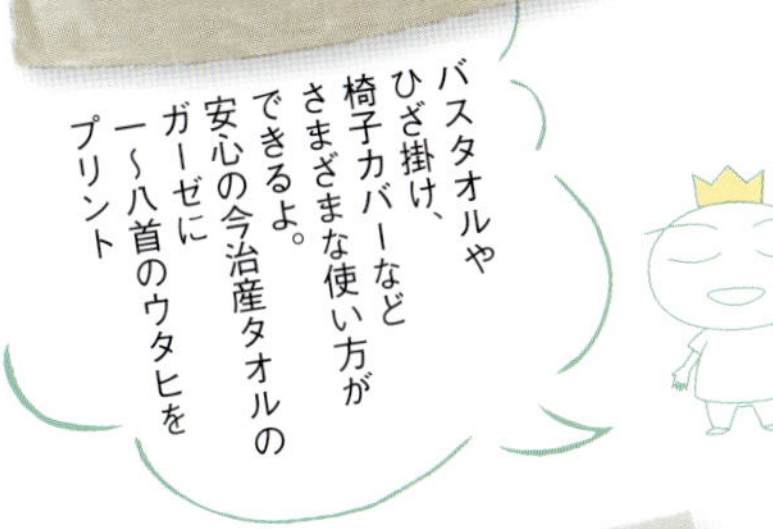

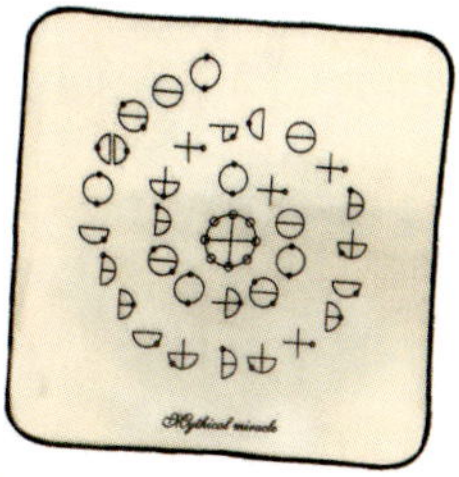

バスタオルや

椅子カバーなど
さまざまな使い方が

安心の今治産タオルの

一～八首のウタヒを

カタカムナ七首
ガーゼハンカチ

カタカムナ八十首
マルチフラットシーツ

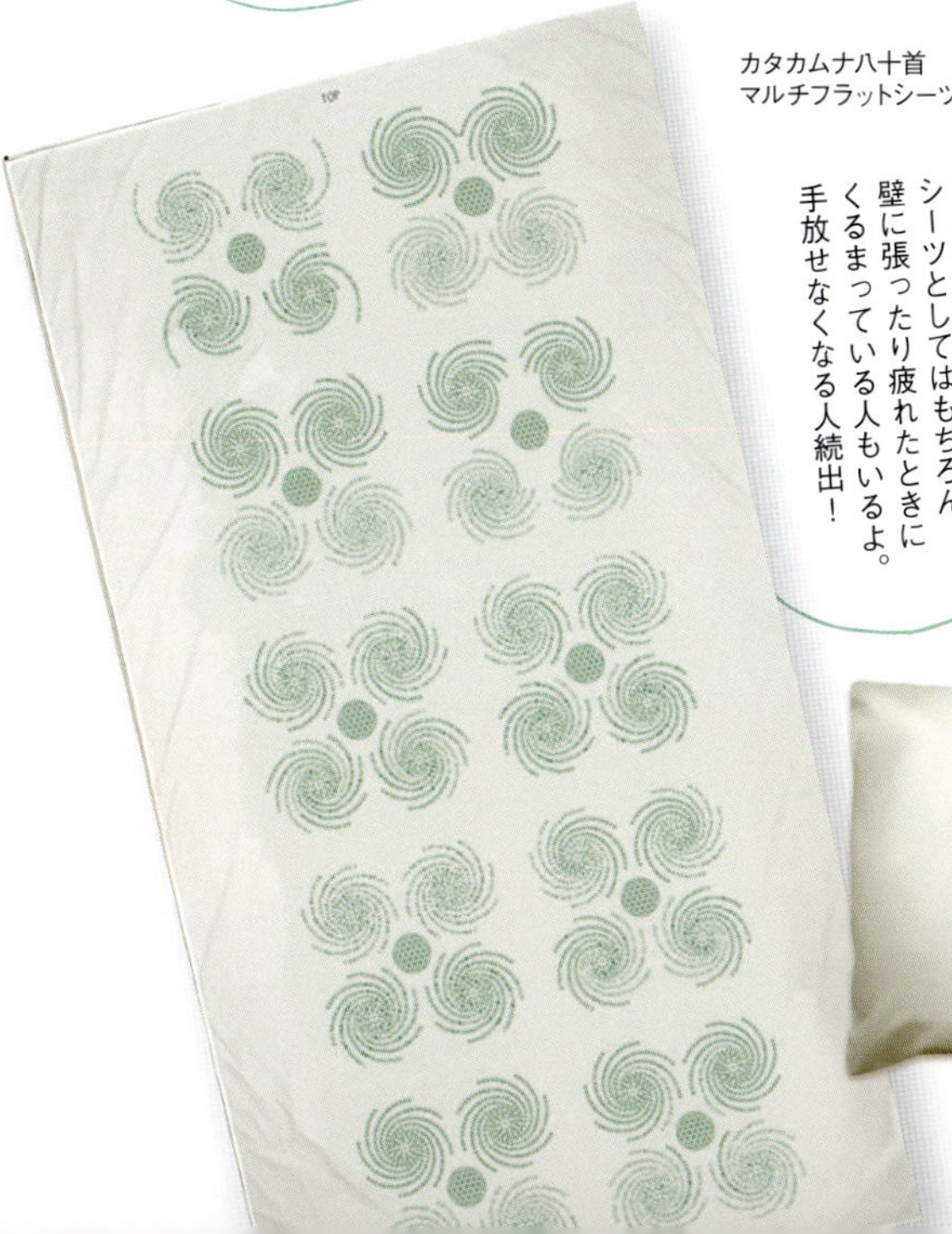

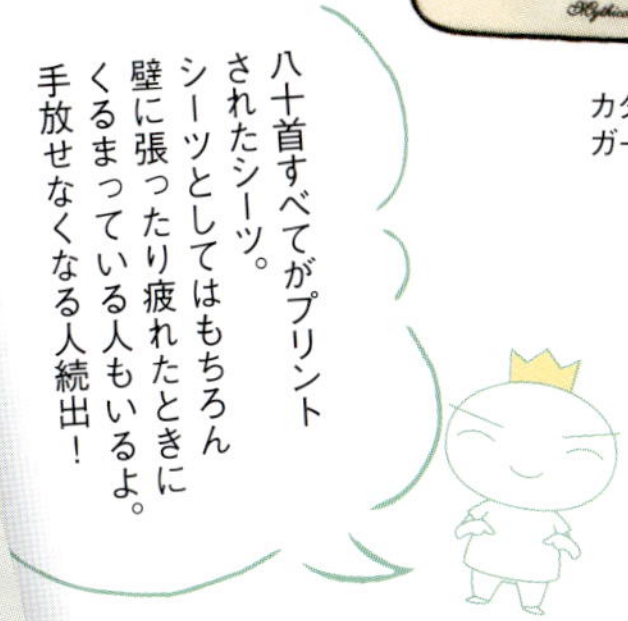
八十首すべてがプリント
されたシーツ。
シーツとしてはもちろん
壁に張ったり疲れたときに
くるまっている人もいるよ。
手放せなくなる人続出！

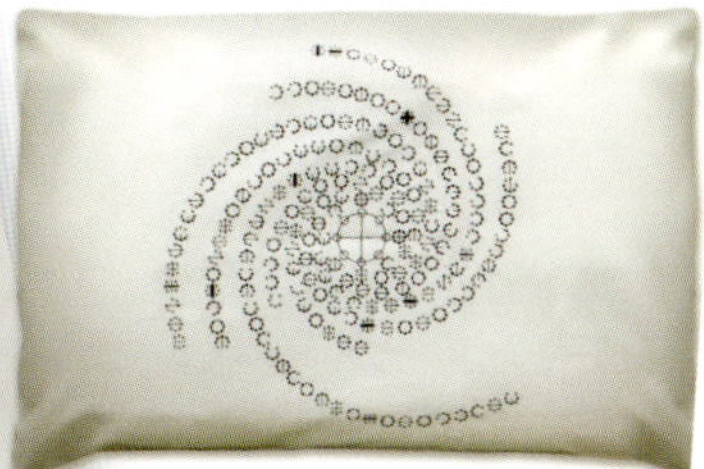

カタカムナ
枕カバー

クスリ絵の活用法

現在、クスリ絵は一万種類以上ある。著者が使用している主なクスリ絵とその使用方法を紹介する。貼り方は、絵や図柄を洋服の上もしくは洋服の内側から体の外側に向けて貼る。

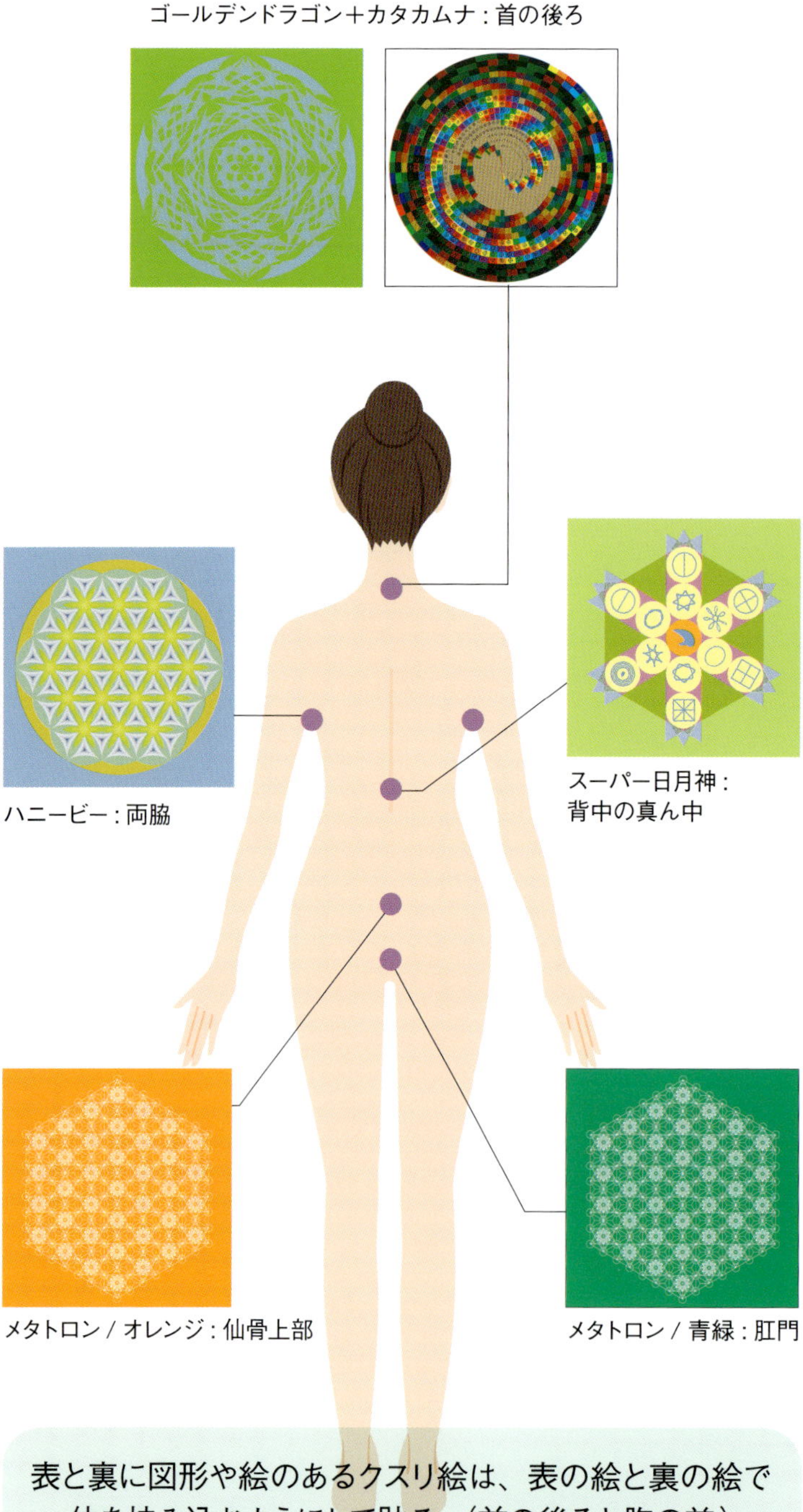

表と裏に図形や絵のあるクスリ絵は、表の絵と裏の絵で体を挟み込むようにして貼る。（首の後ろと胸の前）

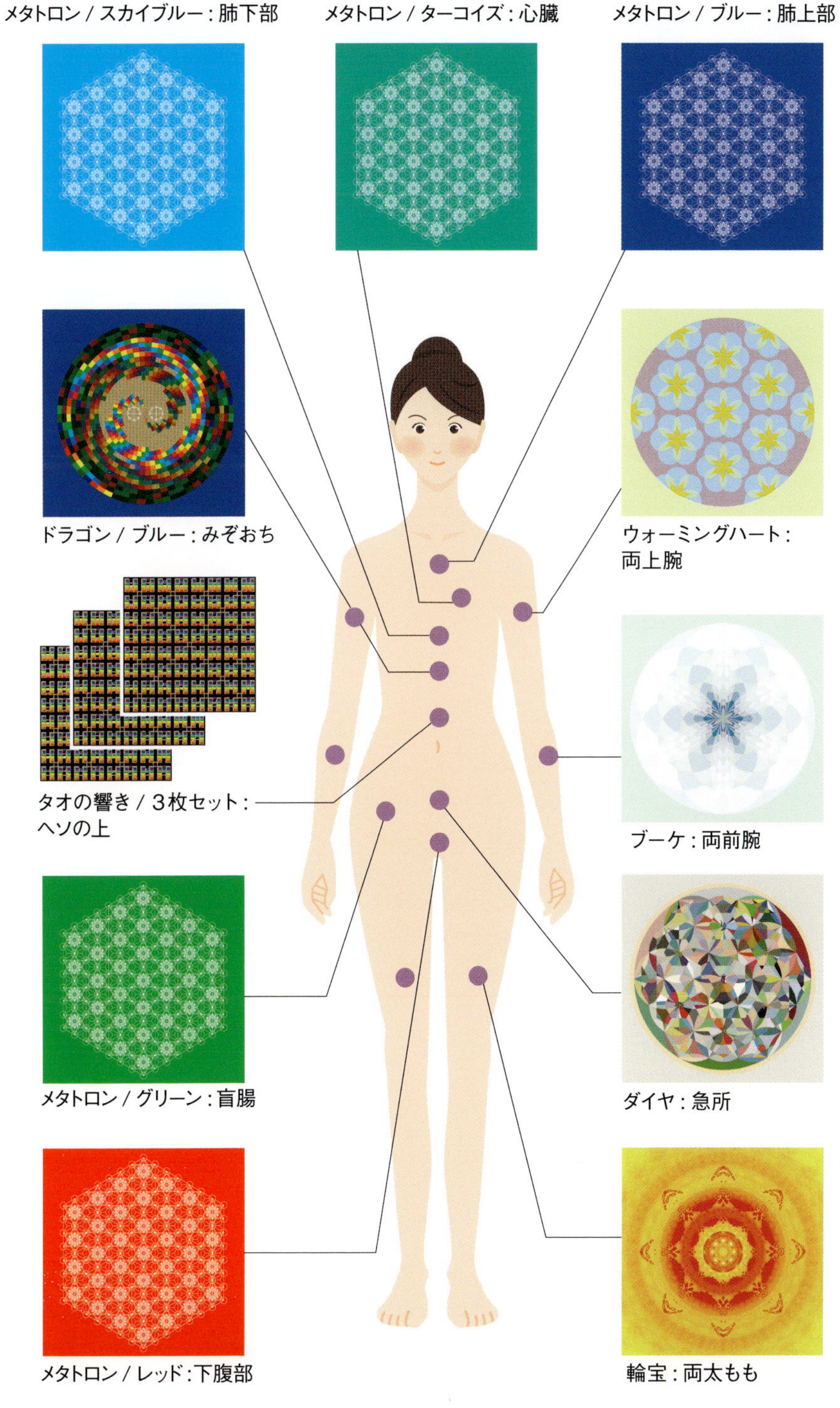
メタトロン / スカイブルー：肺下部
メタトロン / ターコイズ：心臓
メタトロン / ブルー：肺上部
ドラゴン / ブルー：みぞおち
ウォーミングハート：
両上腕
タオの響き / 3枚セット：
ヘソの上
ブーケ：両前腕
メタトロン / グリーン：盲腸
ダイヤ：急所
メタトロン / レッド：下腹部
輪宝：両太もも

クスリ絵の働き方

カタカムナのクスリ絵や立体クスリ絵

潜在意識と一緒に
高次元空間ミスマルノタマを
つくることができる。

クスリ絵龍図

ドラゴンが生命場にある
ネガティブエネルギーを消
し、ポジティブエネルギー
に変える。

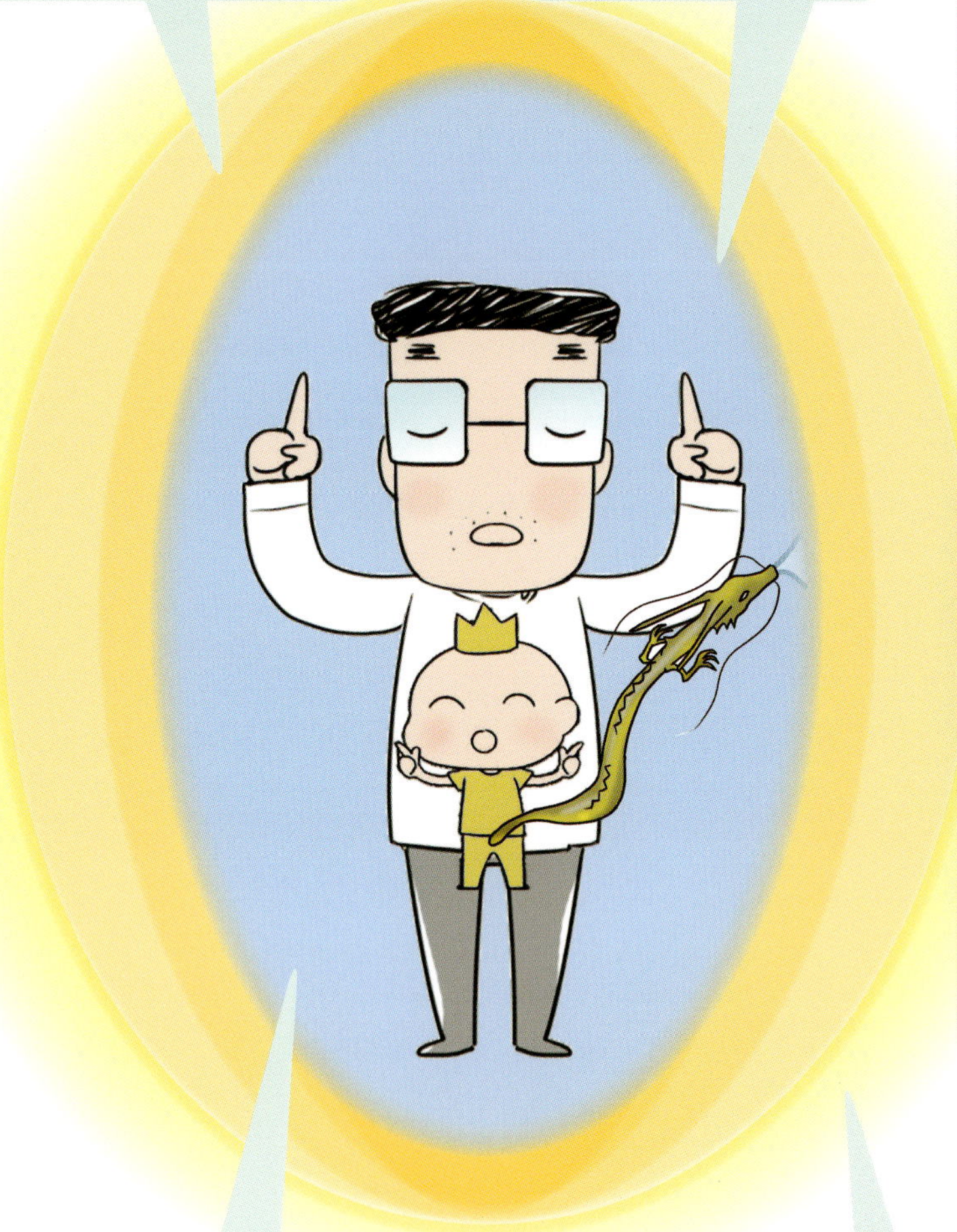

クスリ絵

直接潜在意識に
働きかけ
生命場（オーラ）を
修復する。

進化したカタカムナ図像 ＋ **カタカムナウタヒを詠う**

潜在意識と一緒にすると、大きくて長時間続く
ミスマルノタマをつくることができる。

脊椎と胸、首元への使い方

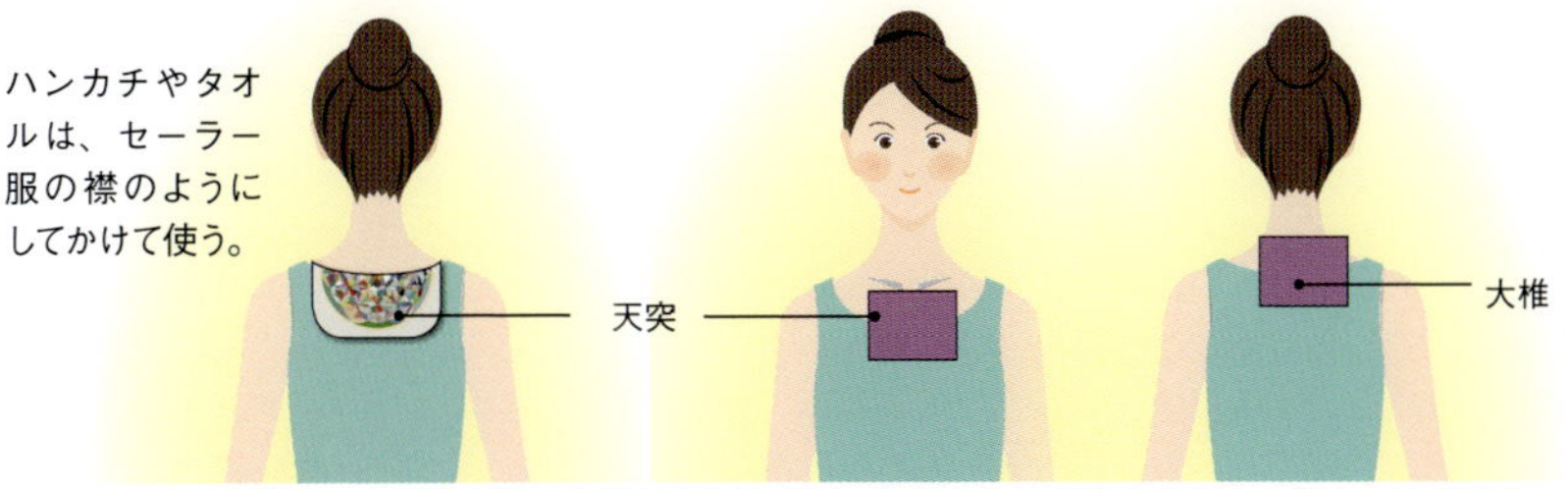

ハンカチやタオルは、セーラー服の襟のようにしてかけて使う。

この場所はクスリ絵を貼る効果的な場所だが、身体の痛い部分や気になる部分、外出時などは見えない場所に貼っても問題はない。

クスリ絵は、身体のいろいろな部分に簡単に、しかも長く使えるよう工夫をしている。紙製であるが、折れたり破れにくいように強度を持たせた加工をしている。本来の「服用」「内服」の意味のように、服の内側や外側に医療用テープなどで貼り付けるためデリケートな肌の人も安心して使える。クスリ絵の貼り方は、色や図形のあるほうを外側に向けて生命場が認識できるようにする。両面にデザインのあるクスリ絵を使う場合は、身体の裏側と表側（脊椎と胸）に対になるように貼り付ける。髄液が流れる脊椎に貼ると、髄液の流れが良くなり全身の不調が改善に向かう。

布のクスリ絵は、絵を外側にし、セーラー服の襟のように首元に使うと効果的である。しばらくそのままにしておくと、クスリ絵の色や図形のエネルギーが人体と共振し、生命場に取り込まれ、はずした後も持続する。

クスリ絵の働きが感じられなくなったときには「ごめんなさい。ありがとう。許してください。愛しています。」とクスリ絵に四つの言葉をかけると、意識の力でその働きは復活する。効果を高めるには、さらにカタカムナウタヒを詠み上げるのがベストである。

特別付録1 クスリ絵の塗り絵

カタカムナ文字やカタカムナウタヒ、カタカムナクスリ絵は、紙を置いてなぞったり、塗り絵をしてもそのパワーを受け取ることができる。塗り絵のページを切り取ってもコピーして使ってもいい。色鉛筆やクレヨンを用意して自分だけのクスリ絵をつくってみよう。

オレンジムンク

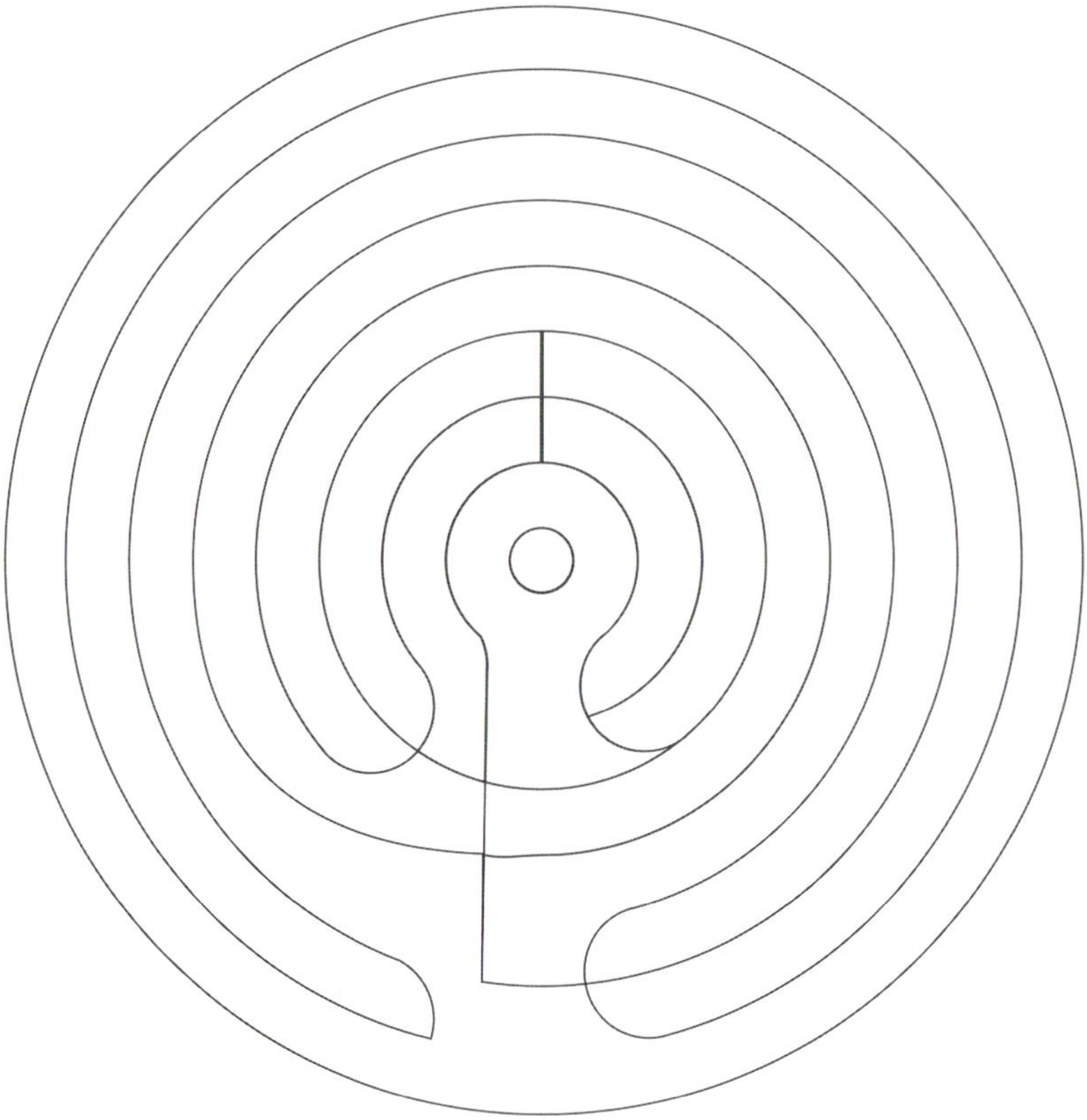

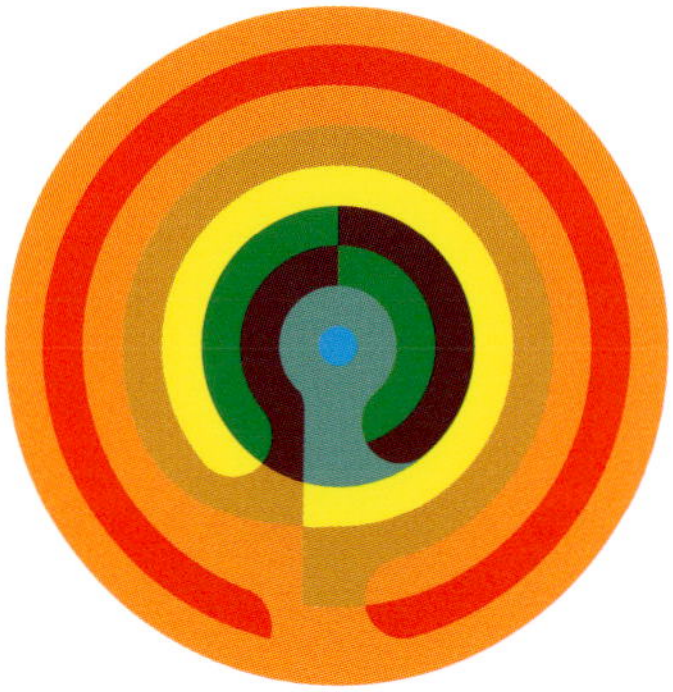

心や身体の不調を万能的に解決。身体の痛いところや悪いところに貼ってみよう。

エンカウンター

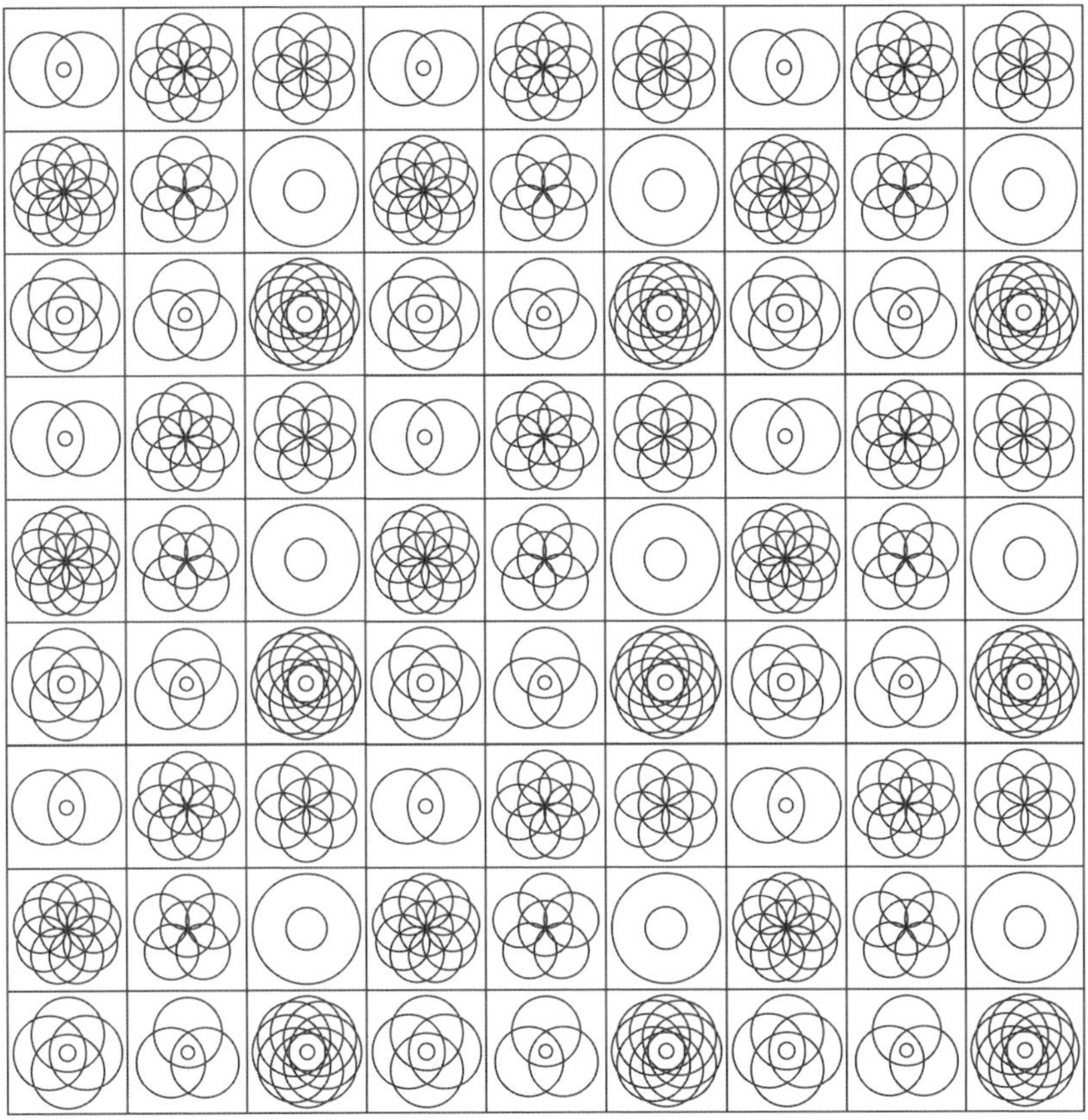

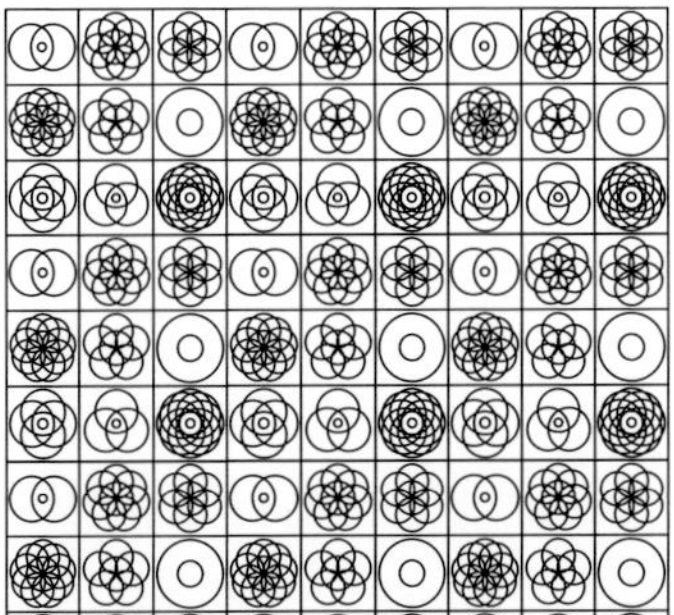

人との不思議な出会い、理想的な出会いを創造する。ソウルメイトや生涯の伴侶との出会いなど、すばらしい「縁」を招く。

あんどエイド

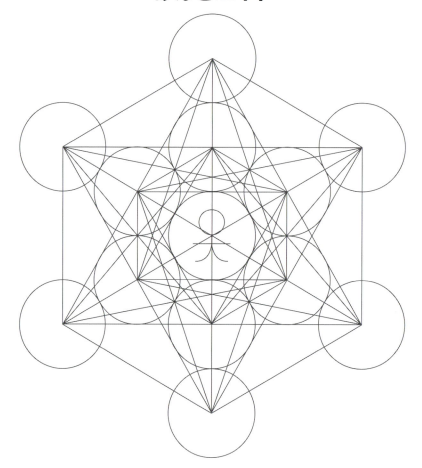

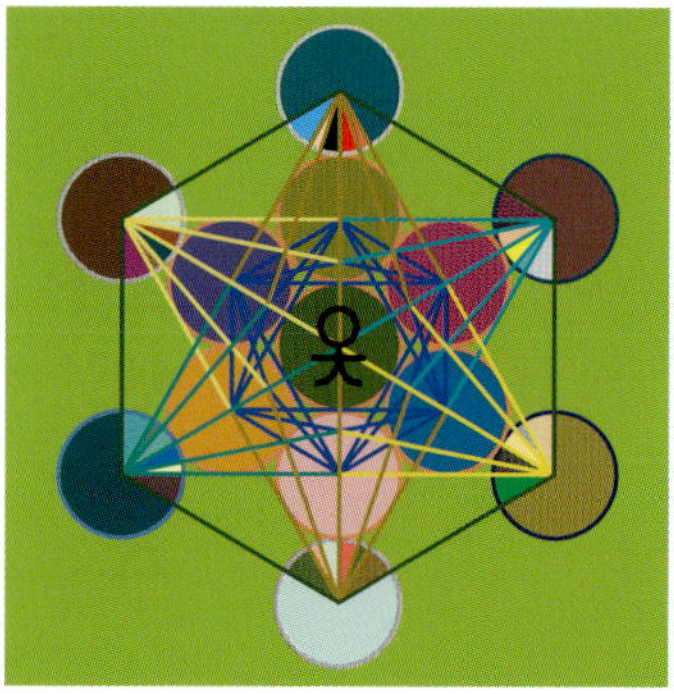

あらゆる病から生じる痛みをやわらげてくれるシンボル。いつも肌身離さず携帯するとよい。

カタカムナゴールデンドラゴン

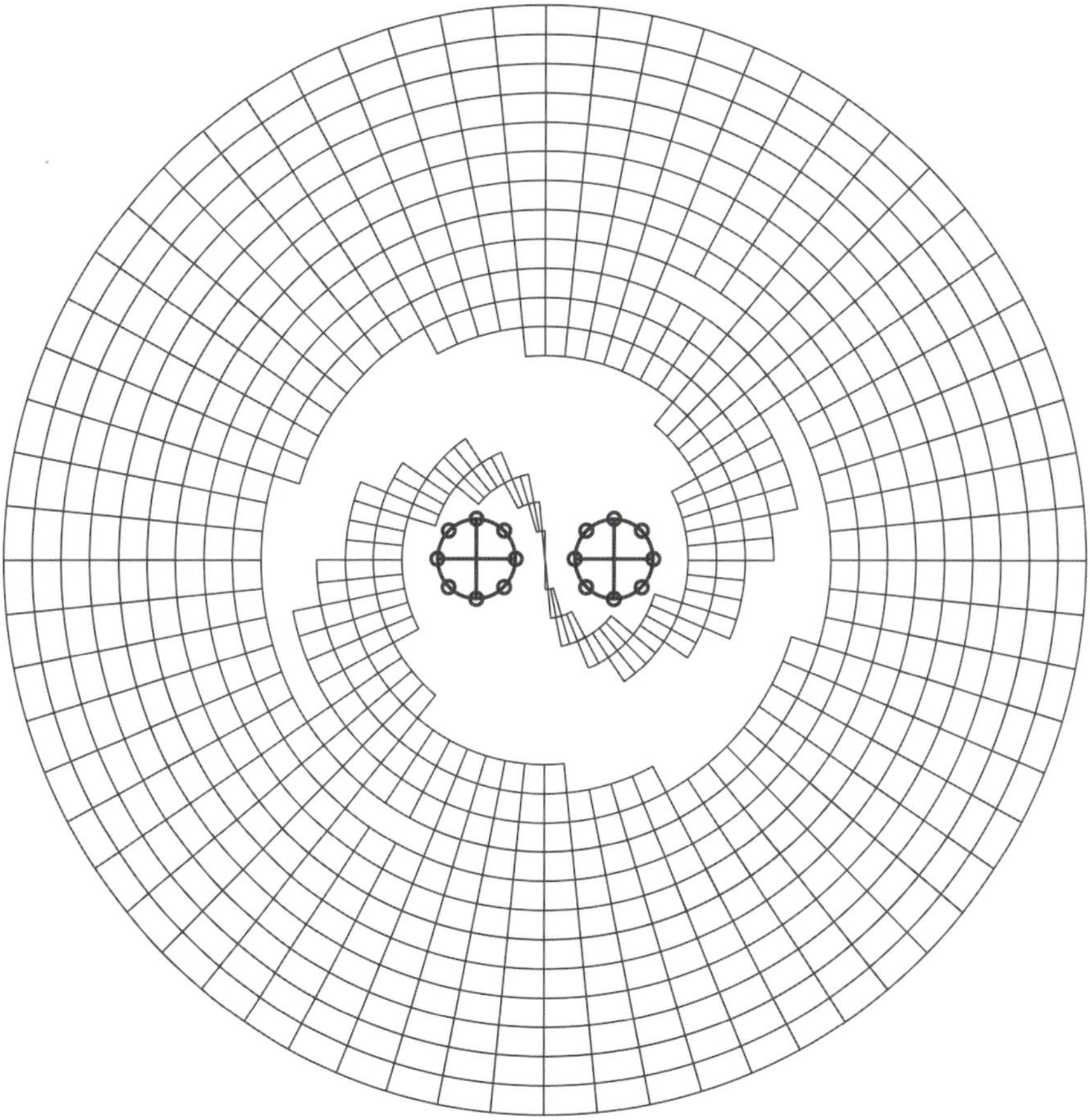

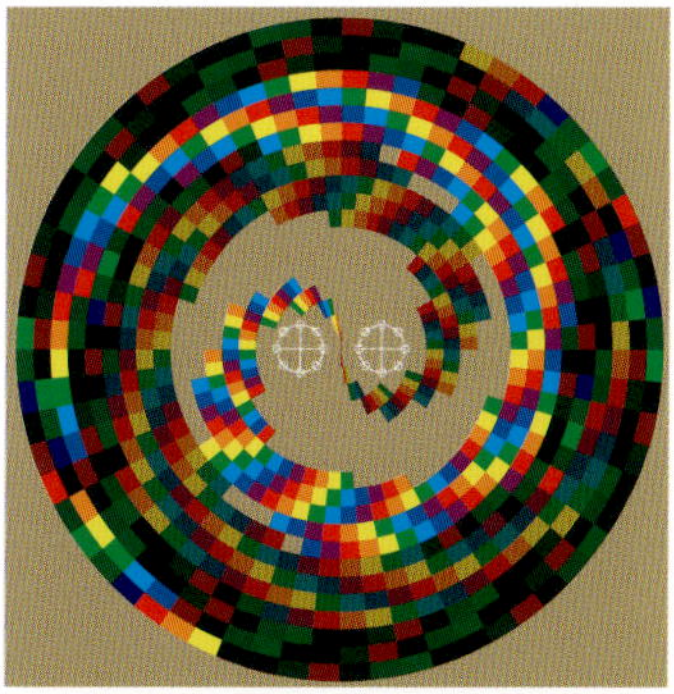

カタカムナ龍は、カタカムナの神様の眷属《けんぞく》（従者）。このカードを持っていると、自分専用の龍が生まれ自分を守ってくれる。万能のパワー。

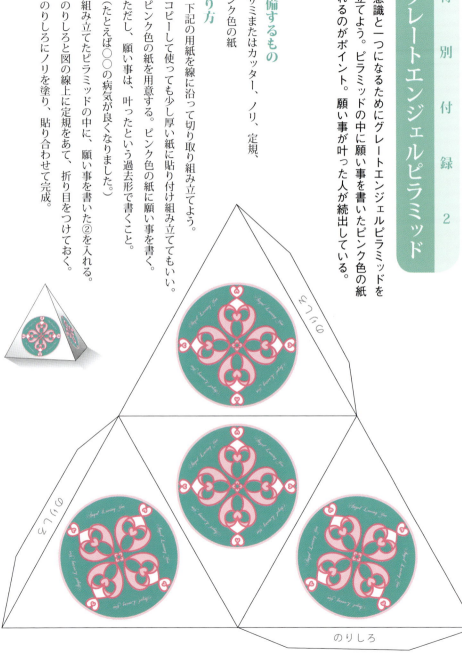

特別付録2

グレートエンジェルピラミッド

潜在意識と一つになるためにグレートエンジェルピラミッドを組み立てよう。ピラミッドの中に願い事を書いたピンク色の紙を入れるのがポイント。願い事が叶った人が続出している。

準備するもの

ハサミまたはカッター、ノリ、定規、ピンク色の紙

作り方

① 下記の用紙を線に沿って切り取り組み立てよう。コピーして使っても少し厚い紙に貼り付け組み立ててもいい。

② ピンク色の紙を用意する。ピンク色の紙に願い事を書く。ただし、願い事は、叶ったという過去形で書くこと。（たとえば○○の病気が良くなりました。）

③ 組み立てたピラミッドの中に、願い事を書いた②を入れる。

④ のりしろと図の線上に定規をあて、折り目をつけておく。

⑤ のりしろにノリを塗り、貼り合わせて完成。

特別付録3

インナーチャイルドケアのために

生まれてから現在に至るまでの心の傷を次のページの紙に書いてみよう。どんな小さなことでもいい。傷ついたことも嫌だったことも逃げ出したいようなことも辛かったことも、残らず書こう。書いた紙を両手で胸に抱きしめて、潜在意識に「今までたくさん傷つけてごめんなさい。いつも頑張ってくれてありがとう。辛い思いをさせて気づかなかったことを許してください。愛しています」と話そう。それからカタカムナウタヒを詠もう。

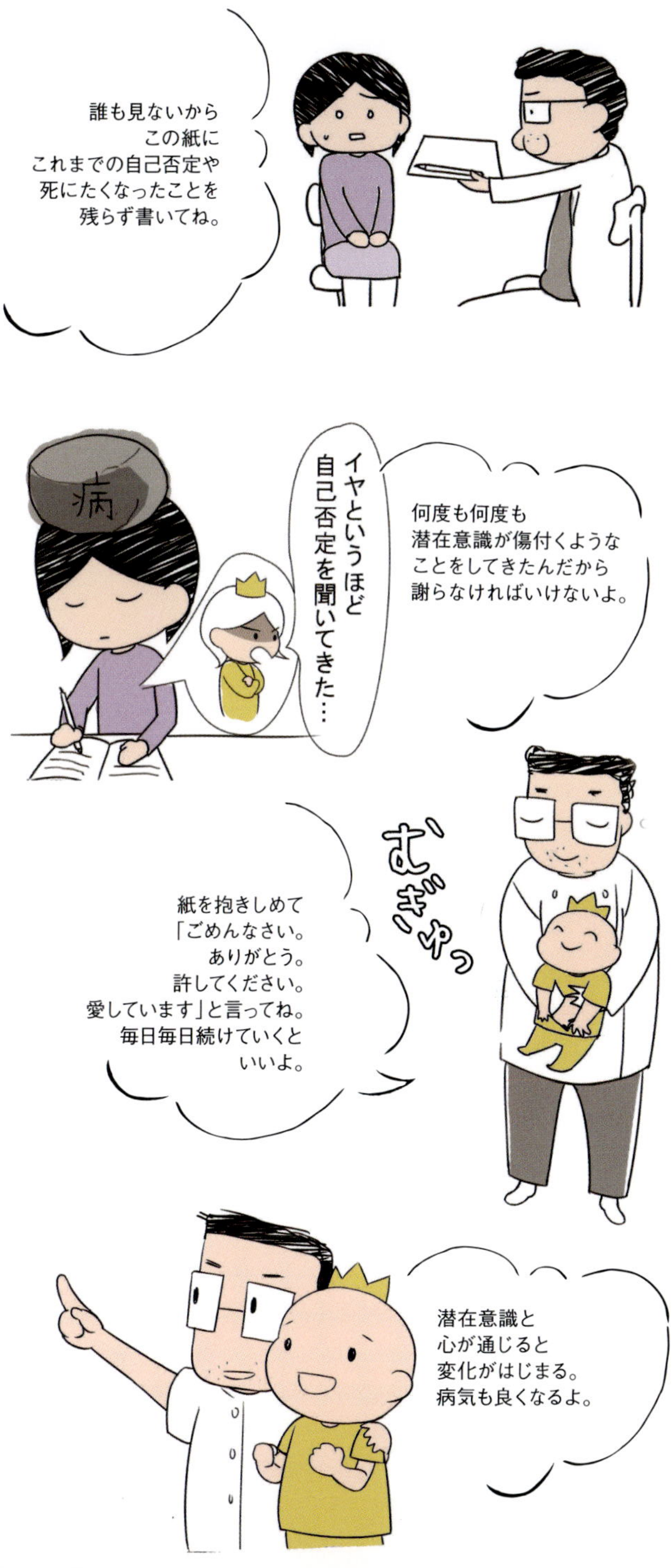

潜在意識が受けた傷は病気の根本原因になる。
これまでの自分を振り返り箇条書きでいいから書き出そう。

本書を読む前に

ご理解をお願いいたします

本書は医師である著者が患者さんの病気や症状を改善するための独自の考えをまとめたものです。その内容は、大学での講義や医学の教科書で学んだものではなく、すべて著者自身の体験に基づくものです。現在の医療の範疇とは異なりますが、多くの患者さんから喜びの報告が寄せられています。

著者が開発したクスリ絵は、体に直接作用する薬ではありません。しかし、そのデザインの色や図形、数などにある特有の振動が、人の生命場と共振することによって、薬以上の不思議な反応があらわれることがあります。

また、立体クスリ絵やカタカムナは、量子を活用した療法の一つで、潜在意識を覚醒することでその効果を受け取る方が多いようです。

なお、一般の人はもちろん、鍼灸師、柔道整復師などの医師に準ずる人でも、患者さんに「薬として」クスリ絵を活用するなど、治療と間違われる行為をすると、医師でなくとも医師法違反に問われ処罰対象となります。「薬もしくはそれ以上の効き目がある」と、科学的に証明されていないことを宣伝して販売すると、景品表示法違反に問われかねません。著者に多大なる迷惑をかけることにもなりかねません。読者の皆様は、その点をご理解の上、ご注意を忘れないようお願いいたします。本書の内容は、著者の私見として記されたもので、その解釈につきましては読者各位の責任においてご活用ください。

編集部

はじめに

病気の原因がわかると治療法が変わる

医師になり多くの患者さんの診察を通して学んだことは、病気は人間の肉体という物質的な側面だけでなく、精神面、さらには人間の意識、人体を取り巻く空間の異常によっても起こりうるということである。そのため、治療法もそれぞれの原因に見合ったものが必要である。

このように思いはじめたきっかけは、末期がんの患者さんを七割も治す横内正典先生に出会ったことにある。横内先生に弟子入りを志願し、生活環境における電磁波の対策、漢方の処方、Oリングテスト、そして色を使った治療を学んだ。そのとき、色で人を治す力があるならば、形や光などにも、がんや難病を治す力があるのではないかと考え、独自にクスリ絵の研究をはじめた。西洋医学でも東洋医学でもない、古代から用いられてきた色や形、音などに注目し、現代医学とはまったく別のアプローチから治療法を模索して20年になる。その間、実にいろいろなことがあった。

医師として的確な診断をするために、何とかして患者さんの身体の中を透視できるようになりたいと願った。すると三年後には、脳裏のスクリーンに映像が映し出されて透視ができるようになった。病気や症状のある部分は、トゲトゲのエネルギーや真っ黒な色で視えるのだ。視えることのおかげでたくさんのことがわかるようになった。

次に、治りにくい病気を治せるようになりたいと願うようになった。

何しろ現代の病気は、さまざまな環境により、とても治りにくくなっている。強力な働きを持つ化学製剤を使うと、一時的には良くなったように見えるが、どうしても副作用を伴う。何とか薬よりも効果のあるものを開発したい。お金がかからず副作用のない方法、しかも治りにくい人の病気を治す方法を模索してきた。その答えの一つがカタカムナなどのクスリ絵（薬以上の働きをするデザイン）である。

魔除けに使われてきた曼荼羅の応用、天体からイメージした霊障を解消するフラワーシャーベット、ユダヤ神秘学「生命の樹」からインスピレーションを受けた立体カバラ、レオナルド・ダ・ヴィンチから学んだ神聖幾何学図形や黄金比など、そして楢崎皐月氏のカタカムナの解読……。そして量子物理学、美術と医学とを組み合わせながら、私は、たくさんの色や図形、デザインを生み出してきた。

私の行ってきたこと、学んできたことのすべてが一つにつながった。何一つ無駄なものはなかった。あきらめず研究し続けたかいあって、２０１７年になりやっと自分が満足するクスリ絵ができた。クスリ絵は現代医学の範疇で、医療とは認められないものかもしれない。しかし、実際に西洋医学や東洋医学で治すことの難しいがんが改善したり腫瘍が小さくなったり関節リウマチの患者さんの痛みが消えたり、不思議な変化が起こっている。

なぜ、変化が起こるのか。人の周囲にある生命場や潜在意識に働きかけるからだと考えている。「生命場理論」によると、身体の外側には目には見えないが、大気（天）や大地（地）に存在する生命エネルギーを取り入れる「生命場（ライフ・フィールド）」がある。生命場では人の周囲を卵形に取り囲んでいて、さまざまなエネルギーを取り入れて共振させ、分子や細胞の修復、再生が行われている。

クスリ絵は直接的に肉体を治療するものではないが、生命場に働きかけ、患者さんが生命エネルギーを受け取りやすくする。その結果、患者さん自身の自然治癒力が高まると考えている。

人間には、自分という顕在意識のほかに、身体を支配しているもう一つの別人格である潜在意識（インナーチャイルド）がある。主に身体をコントロールするのは潜在意識である。潜在意識に刻まれた深い傷はトラウマになり病気の原因になっている。

実際に私の第三の目で患者さんを透視すると、患者さんの中には、生命場がゆがんだり壊れたりしている人、潜在意識に刻まれた傷によって生命場が黒くなっている人、霊的な影響を受けている人などがいることがわかった。現代人は、肉体よりも生命場や潜在意識の治療を必要とする人が多い。

クスリ絵は直接潜在意識に働きかけ、潜在意識とのコミュニケーションを円滑にする。服用する（服に用いる）ことで、潜在意識を癒し、潜在意識自らが身体を修復できるようになると考えている。

現在、私は、クスリ絵のほかに、生命場を改善する治療や子どもの頃から現在までの心のトラウマを紙に書いて潜在意識を癒すインナーチャイルドセラピーや潜在意識の子守唄になるカタカムナウタヒを謡うことで高次元空間からエネルギーを誘導し素粒子を変換する量子医学を研究している。そして患者さんの症状や病気に合わせて現代医学とともに治療を行っている。さらに今、人の本質である「気づき」に目を向けることで、現代医学で治らない病気を治すアプローチも開始している。

本書が身体に害のない未来の治療の一つとして病気で悩む多くの患者さんに役立てば幸いである。

最後に、師の一人である神山三津夫氏と、私をいつも支えてくれる丸山喜久子に最大限のご協力をいただいたことを感謝申し上げる。

２０１８年11月　丸山　修寛

気づきと「私」

私たちの心の内側に在るのは気づきの意識である。あらゆるものを認識しようとする意識こそ、死ぬことも生まれることもない「神」そのものである。この神は、一瞬たりとも「私」と離れたことはない。たとえ肉体は別の次元に「死」を介して転生しても、「私」という気づきの意識は、今、この瞬間に「私」とともに在り続ける。「私」とは、この永遠なる「今」であり、この中をあらゆるものがあらわれては消えていく。しかし、「私」は、不動不変で、あらゆるものの生・滅を自分の中で体験していく。体験とは神そのものの行為である。私たちの意識は、体験を通してしか進化することはできない。気づきの意識である「私」は、人生の中にあらゆるものを創造するが、それを体験するために「私」が必要となる。

目次

カラー 口絵 クスリ絵のすべて …2〜40

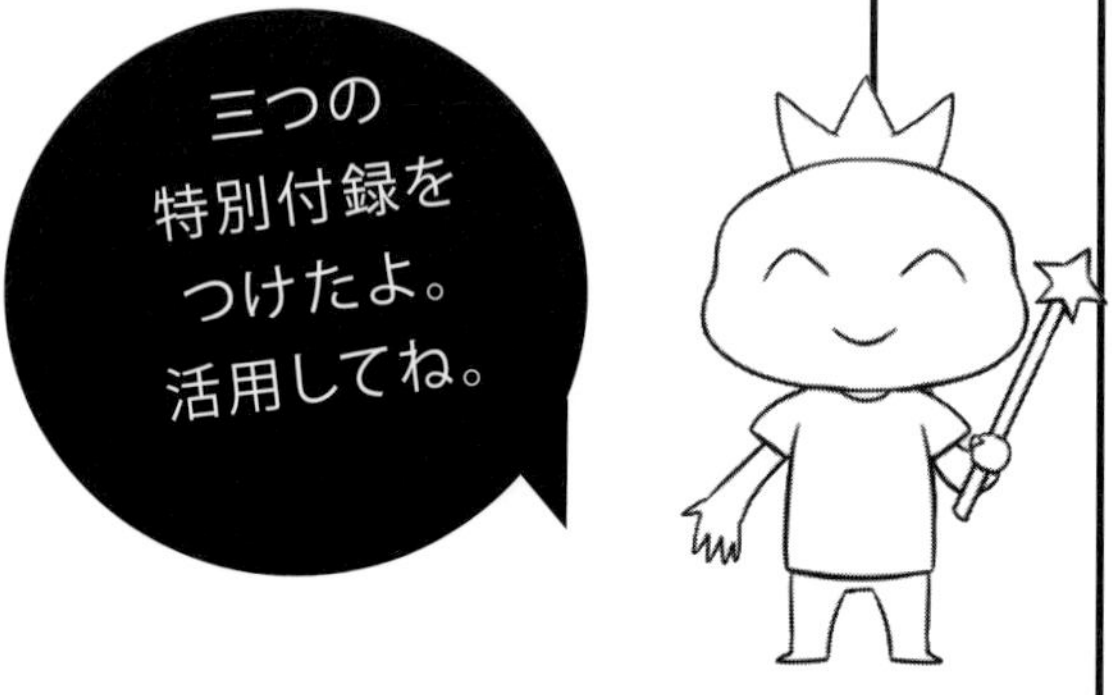

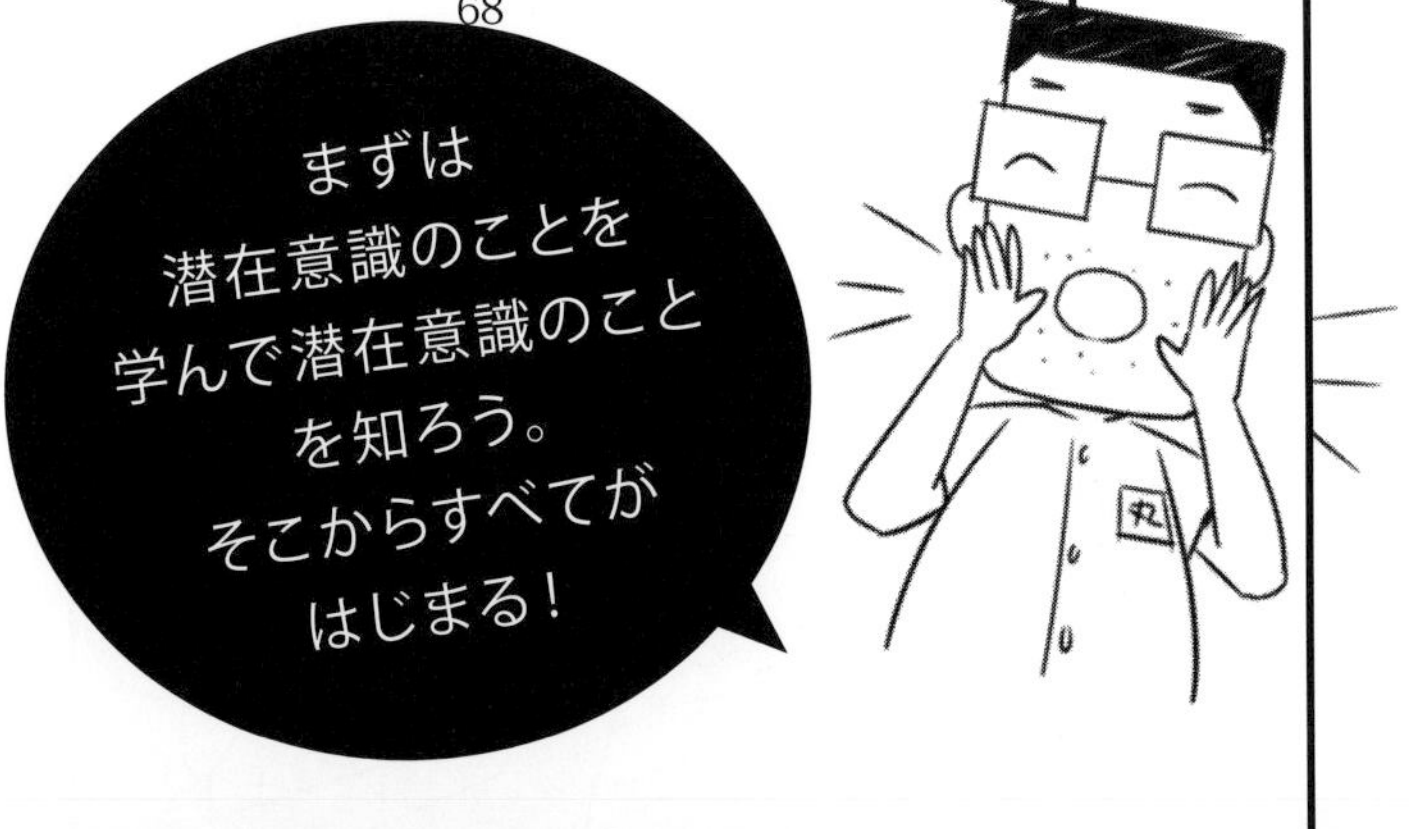
まずは
潜在意識のことを
学んで潜在意識のこと
を知ろう。
そこからすべてが
はじまる！

第2部

クスリ絵

…81〜148

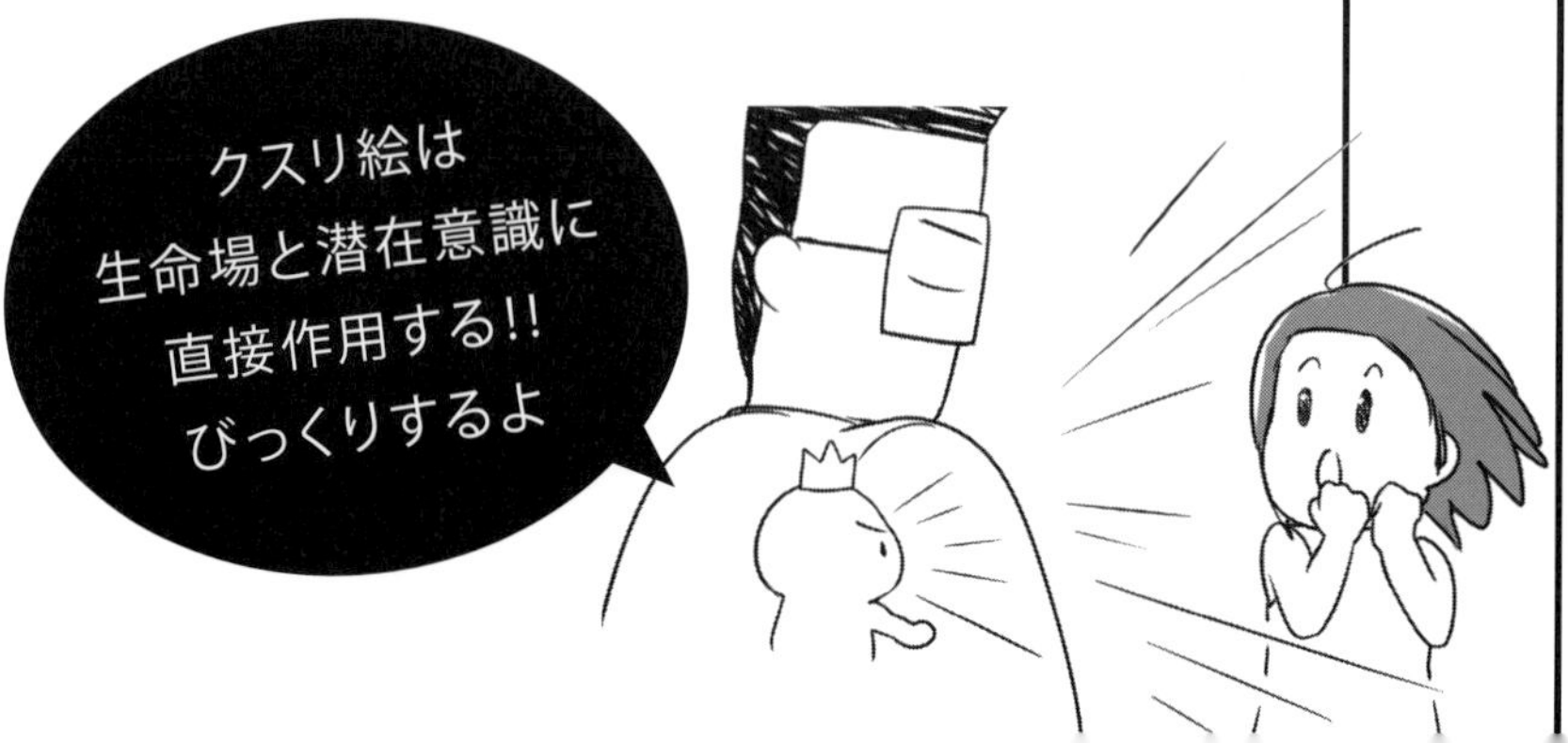

クスリ絵は
生命場と潜在意識に
直接作用する!!
びっくりするよ

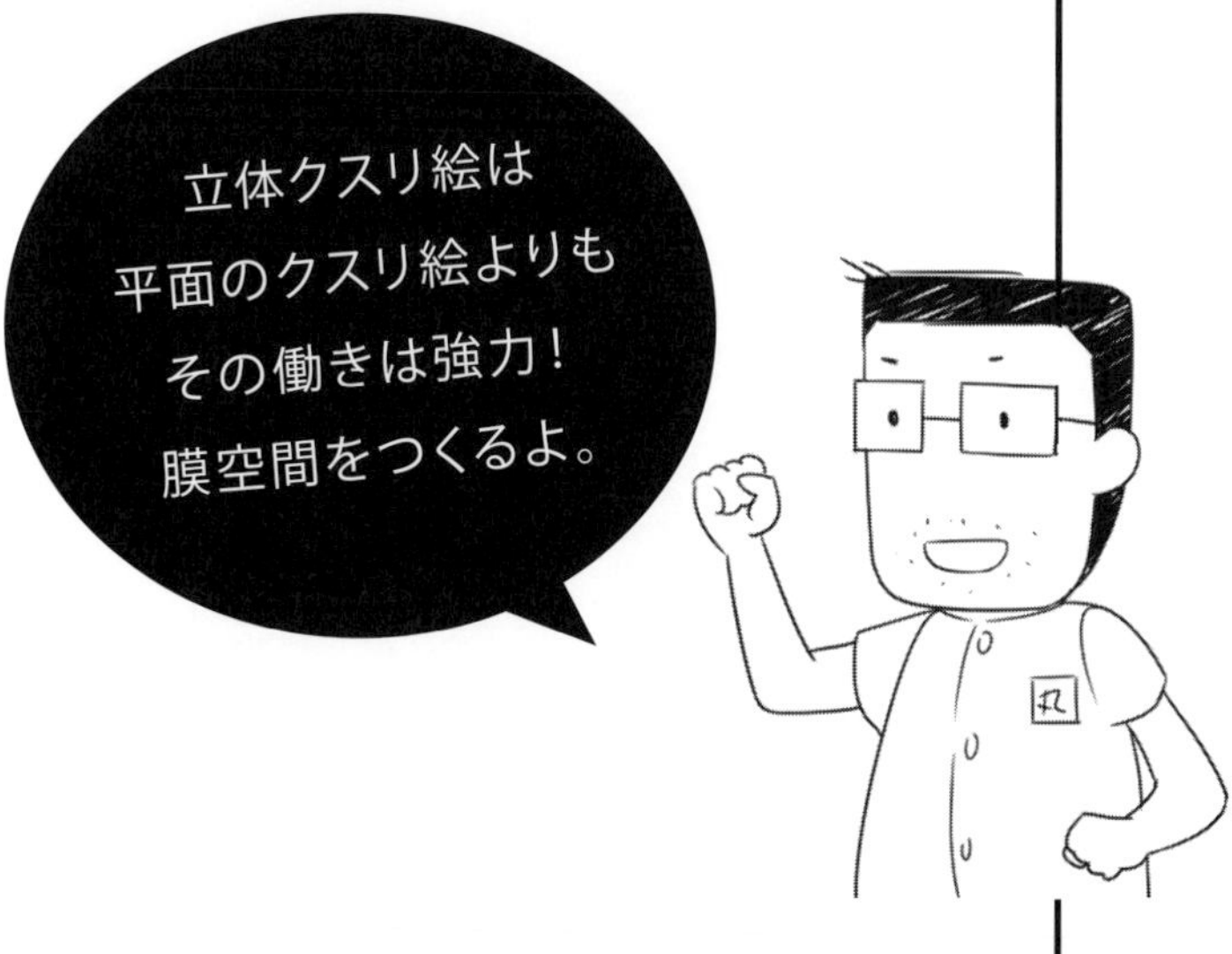

立体クスリ絵は
平面のクスリ絵よりも
その働きは強力！
膜空間をつくるよ。

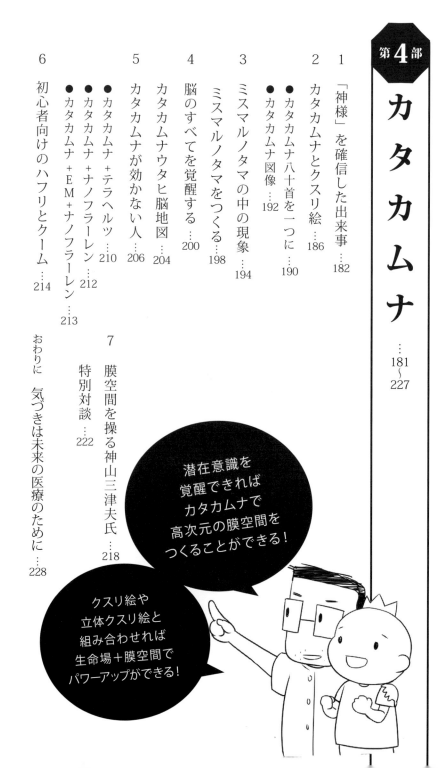

第4部 カタカムナ …181〜227

潜在意識を
覚醒できれば
カタカムナで
高次元の膜空間を
つくることができる！
クスリ絵や
立体クスリ絵と
組み合わせれば
生命場＋膜空間で
パワーアップができる！

第1部

潜在意識

クスリ絵やカタカムナを
活用するには、潜在意識について
理解することが大切になる。
私が考える「潜在意識を癒し、
一つになる七つのコツ」を学ぼう。

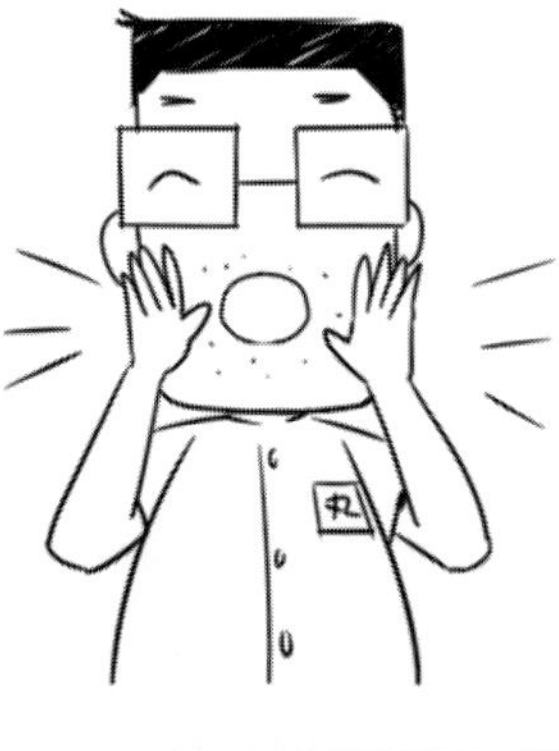

1

人間の中には目には見えない「神様な部分」がある

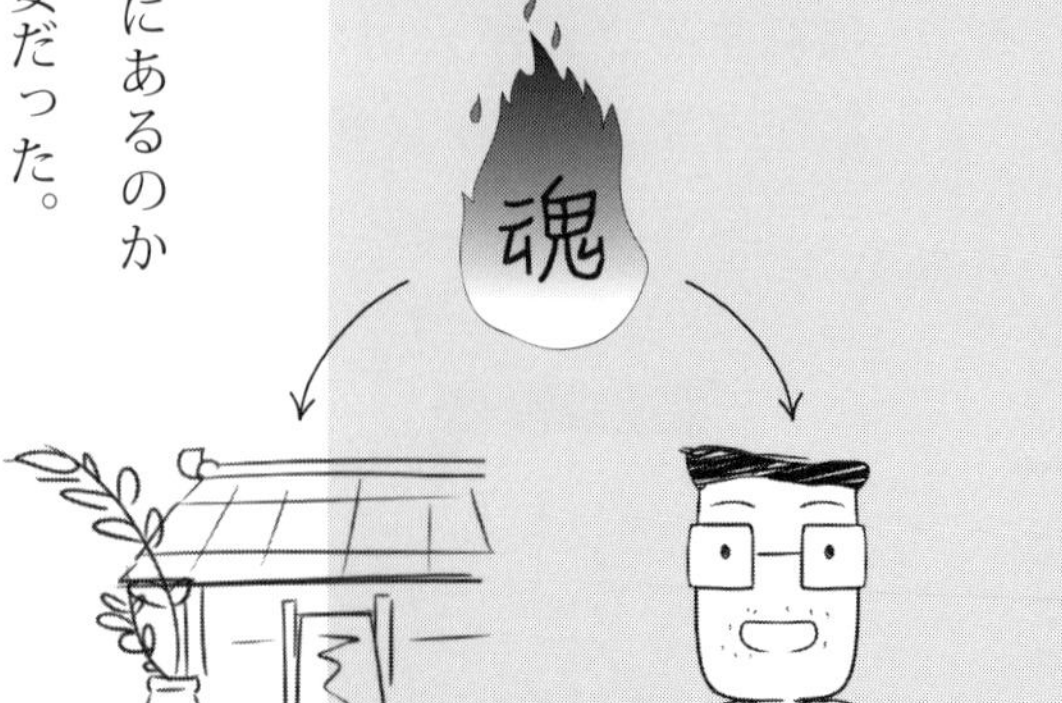

以前の私は、患者さんを診ても正直、病気の本当の原因がどこにあるのかわからなかった。だから自分がしていることが正しいかどうか不安だった。

「患者さんの身体の中が見えたら病気の治し方がよくわかるのになあ……」と、ずっと思ってきた。諦めることなく患者さんの身体の中を見ようとし続けていたら、三年ほどかかったけれど、目ではなく、脳の周りに自分の意識が拡大したスクリーンのようなものができて身体の中の状態や病気のエネルギーを「視る」ことができるようになった。

そのためなのかわからないが、ときには「神様」までも視ることがある（神様に対する考え方はいろいろあるが、神という言葉は、本質、純粋な気づき、キリスト意識、仏性、愛、慈悲、真我、大いなる存在、大いなる自己、ハイヤーセルフ、宇宙、認識する空などに置き換えてもいいだろう）。

ある日、近くの神社に行ってみると、不思議なことに〝人の姿をした神様〟が座っていらっしゃることに気がついた。神様にも、私が神様の存在に気づいたことがわかったようだった。

そして神様は「神も人間もこの世界に来る前は同じもの（魂）だった」と、テレパシーで私に伝えてきた。この三次元である地球に降り立つ前は、神様も人間もともに形はなく、今の私たちと同じような意識を持った存在（魂）だったというのである。

この世界に降りてきたときに、そのまま形をまとわず神社に降り立ったのが神様で、お母さんのおなかの中で形（肉体）をまとったのが人間だという。言葉を換えれば神社の御神体におかかりになったのが神様、身体に憑依したのが人間なのである。

私は「そうか、だから人は幽体離脱ができるのだ」と、「面白いことを教えてもらった」と感心した。

人間がもともと神様と同じ意識を持った存在なら、神社で神様に手を合わせることはとても重要なことだとわかる。神様を拝むことは、同時に自分自身を拝むことと同じだと思った。神社の神様をお祀りする所に鏡が置いてあるのは、鏡に映った自分の中の「神様な部分」を見なさいということなのだろう。

神様は何でもいろいろなことができるから神様なのである。だから、人は神社に行って拝んで自分の願いをかなえようとするのだ。人間と神様は同じであるとするならば、神社にお参りするように自分の中の「神様な部分」に手を合わせるのも大事なことだろう。

神様のようになろうとしなくても、もともと自分の中にあった「神様な部分」に気づくことができれば、人生が今まで以上にもっとうまくいく、喜びに満ちたものになるのではないか。

私自身、「神様」から教えていただいたハフリやクーム、カタカムナ、潜在意識を活用するケアをやっていると、こんなにシンプルで当たり前のことに気づかされる。

大切なことは、楽しむこと、喜ぶこと、ワクワクすることを結果を気にせず、思いっきりやりたいだけやればいいのだ。そんな人間を、外界に降りるときに形をまとわなかった神様や天使が助けてくれるのではないのだろうかと、虫のいい想像をしてしまった。

人間の中にある「人の部分」だけで生きようとすると、目の前の現実を変えることができない。ところが「神様な部分」を使うと、病気や経済的な悩みも自分の自由意思で変えることができるようになる。

まるで自動車が、天候のいいときには前輪駆動で走っているかと思えば、雪道では四輪駆動になったりするように、「人の部分」と「神様な部分」をうまく使いわけるようなことが自分の中でできるのが、人間のいいところかもしれない。なんて素敵なことだろう。

しかし、ほとんどの人は、自分の中にある「神様な部分」に気がついていない。もしそれに気がつけば、もっと自由に自分の望む現実を創造し、楽しむことができるだろう。

神様をお祀りしている神社では、落書きをしたり石を投げたり、ゴミで汚したりすることは、不敬で罰当たりなことと考えられ、社はとても大事にされている。

一方、社に相当する人間の身体はというと、「神様な部分」に気がついていないと、暴飲暴食や働き過ぎ、睡眠不足など身体に悪影響を与えていることがある。「神様な部分」がある他人に対して、いじめや暴力、虐待をして傷つけている人もいる。

もし、人間は「神様な部分」が宿っている大切なものだとわかっていたら、自分も他人も、身体も心も大切にして、他人を傷つけるような言葉も使わなくなる。そして世の中から病気が減り世界中が平和になるに違いない。意識の持ち方次第で、「神様な力」を発揮できたり、発揮できなかったりすることが起こる。自分が人間だと思っているうちは、人間の力しか出せない。自分が人間の皮をかぶった神様だと気づけば、人間以上の力を出すことができる。

医師である私は、病で苦しんでいる人々の中におられる「神様な部分」を目覚めさせることこそが真の医療の目標とすべきところだと考えている。西洋医学も東洋医学もほかの治療は「神様な部分」を目覚めさせる療法の枝葉末節に過ぎないのではないだろうか。

自分の中の「神様な部分」に気づくこと。それこそが治療の本筋であり、人生の目的の一つでもある。誰もが初めから「神」であるから、これは決して難しいことではないだろう。

2

素粒子である身体を潜在意識がコントロールしている

私は人間の中に存在する潜在意識や超意識にこそ「神様な部分」の役割があると考えている。

どういうことかというと、人間の中には気づいていないけれども別の人格を持つ三つの意識「自分」「私」「わたし」がいる。

「自分」は左脳近くにいる顕在意識。自分の意思で喋ったり考えたりしている。まさに自分の意思を持って生活している「自我」そのものである。

「私」はみぞおちにいる潜在意識。とても恥ずかしがり屋でちょっとしたことで傷付きやすく、よほどのことがない限り主張もしない、めったに物も言わない、もう一人の自分。寂しがり屋でもある。インナーチャイルド（内なる子ども）と呼ばれている。この潜在意識こそが身体を支配しているのである。

そして「わたし」は右脳に接しながら存在する超意識（ハイヤーセルフ）、「高次元のわたし」である。

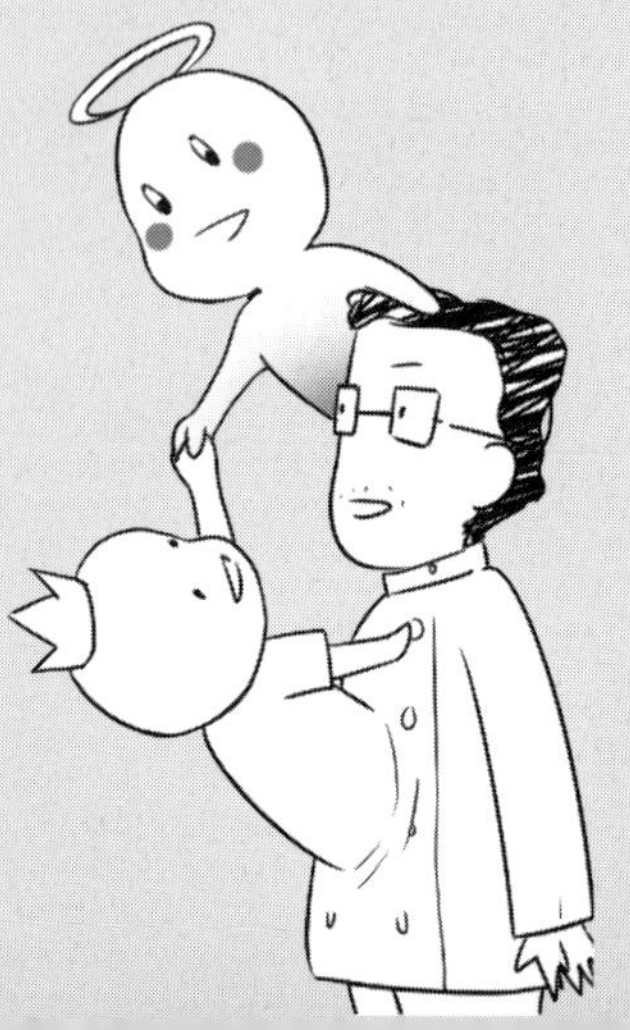

潜在意識と超意識を合わせて内在神という人もいる。

ちなみに顕在意識は、潜在意識を介してしか超意識につながることはできない。顕在意識が思ったことを、潜在意識が聞いて、超意識に伝えてつながっていく。この三つの意識が一つ（三位一体）になったとき、思い通りの人生を過ごすことができ、奇跡も起こるようになる（下図参照）。

それゆえスピリチュアルな世界を勉強している人は、潜在意識がどれほど大切なものか知っている。

そもそも潜在意識は肉体の誕生したときからかかわっている。精子と卵子が受精し受精卵となり、命の種が細胞分裂を行い新陳代謝を繰り返しながら幹細胞をつくり心臓や脳を形成し、身体のネットワークをつくり上げている。そして胎児が五カ月になった頃、天から降りて身体の中に入るといわれている。五カ月以

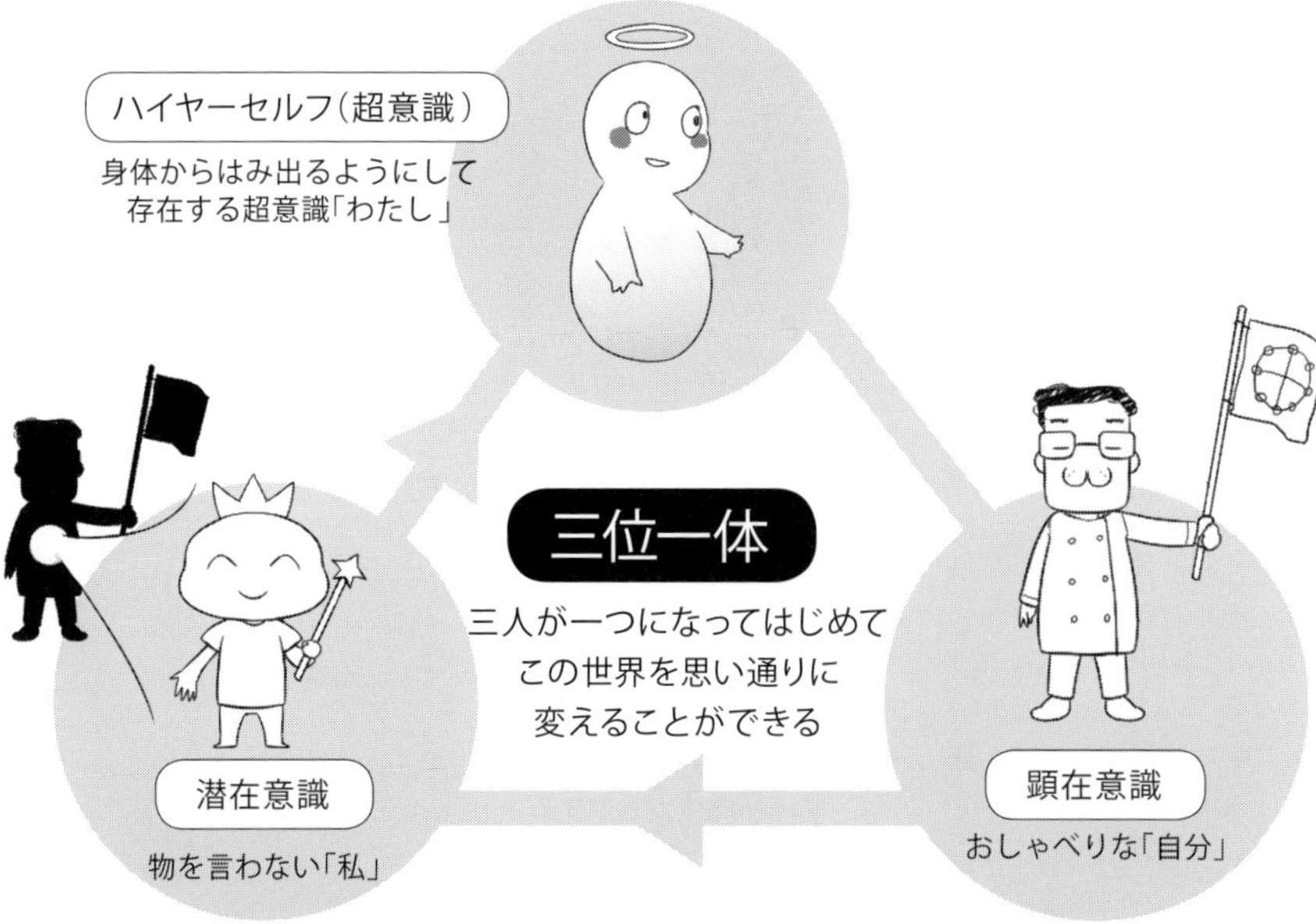

上の死産の場合、供養が必要であるといわれるのも意味があるのだろう。

さらに私は量子物理学を学んで、なぜ人間の身体が、意識の影響を受けるのかがわかってきた。

身体を構成しているのは、筋肉や骨、内臓など、およそ60兆個の細胞、さらに突き詰めていくと遺伝子、そして原子、最小単位である素粒子に行き着く。

素粒子は粒子と波の二面性を持っている。人が見ていないところで素粒子を投げると、フワフワと波の影のような状態になるが、人が見ているところで素粒子を投げたらズボッと穴が開く。素粒子は、人が見ているか見ていないか、意識しているか意識していないかで性質が変わるのである。

もし、身体を構成している素粒子が意識の影響を受けないなら、素粒子はミクロの世界でいろいろな方向に動き、ぶつかり合って、人間の身体はバラバラになるはずである。ところがそうはならない。

これは潜在意識が素粒子に働きかけてバラバラにならないようにコントロールしているからである。

潜在意識は素粒子と素粒子を結びつけ、肝臓細胞は肝臓細胞に腎臓細胞は腎臓細胞にという個々の情報に基づいて身体をつくり上げている。もし潜在意識がなければ、肉体はつくり上げられてはいなかっただろう。潜在意識こそ、神のなせる技そのもの、「神様な部分」だと思えるのだ。

潜在意識は、「自分」という顕在意識のためにいつも文句一つ言わずに、顕在意識を頑張って支えている。顕在意識の愚痴や不満、自分を責めたり否定したりしたこともすべてを聞いて記録している。自分以上に自分のことを知っている。「自分」という顕在意識の最も信頼できるパートナーが潜在意識であり、三次元世界で生きるためにどんなことも受け入れてくれている愛すべき別人格の自分である。

しかし、顕在意識は、身体にいさせてもらっていることを忘れ、身体を自分のものと考えて、あまりにも近くにいる存在の潜在意識に気づいていない。ましてや潜在意識が別人格であることや、その果たす役割にも気づいていないのである。そうすると、しゃべるのが苦手な潜在意識は「そろそろ存在に気づいてよ。気づいてくれないとこれ以上はサポートできないよ」と、身体を使ってメッセージを送ってくる。

どんなメッセージかというと、皮膚も筋肉も動かしている身体の主人である潜在意識は、手を動けなくさせたり、身体の臓器を痛いと感じさせたり、頭を痛くしたりして忠告や危険を伝えてくる。潜在意識が怒ると身体は壊れてしまう。喉が詰まったときは潜在意識が苦しんでいる状況、ハートが苦しいときは潜在意識が死にたくなっていて筋肉や脳が壊れはじめている状況にある。何だか身体が変だなと感じるとき、それは潜在意識から送られてくるサインでもある。病気は身体と関係している。身体を支配しているのは潜在意識である。何らかの不調がある場合、潜在意識にある「神様な部分」が働いてくれないと、不調は完全に良くならない。病気は自分の中の別人格「潜在意識」からの大切なメッセージでもあるのだ。

3

トラウマは潜在意識に傷を付け病気の原因をつくる

病気を治すのに効果的なさまざまな治療法を施したにもかかわらず、病気が治らない患者さんがいる。一人ひとりの患者さんにOリングテストで合う薬を選択し処方しても、病気は治らないことがある。

なぜ、体に合う薬を服薬しても病気が治らないのだろうか。

そういった患者さんたちを透視してみると、子どもの頃から現在に至るまでのトラウマが潜在意識にあり、黒い雲のように身体の周りを取り囲んでいたり身体の中にあることがわかった。私自身は、病気が治らないのは、潜在意識に原因があることに気づくのにずいぶんと時間がかかった。

ある日、乳がんの患者さんがクリニックに来られた。何かトラウマがあるのではないかと聞いてみた。はじめは思い当たることがないという。しかし、この女性も明らかに黒いものに包まれている。

そこで、子どもの頃からこれまでのことを紙に詳しく書いてもらうことにした。

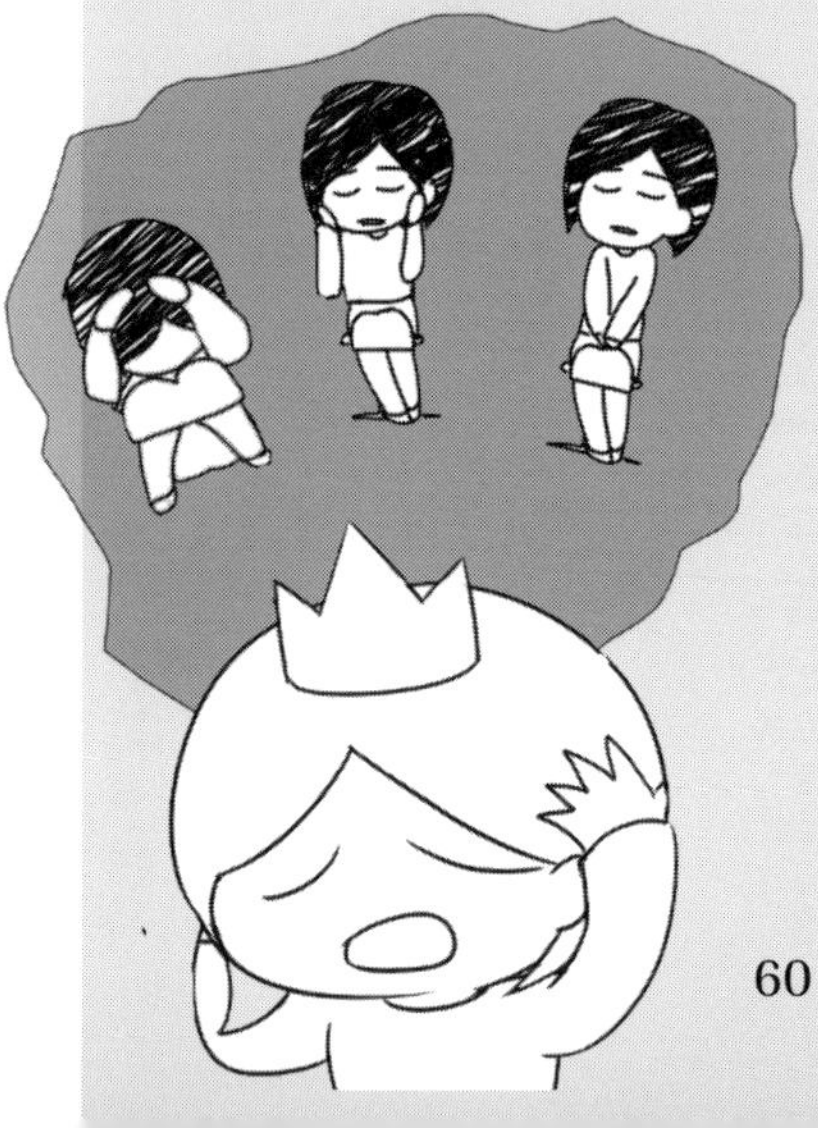

すると、母親が弟だけを可愛いがるため、自分は嫌われていると思った。そしてキッチンの包丁を取り出して、母親の前で死のうとしたことがあるという。そのとき、母親にこっぴどく叱られ、さらに死んだほうがましだと思ったそうだ。

そのとき、この患者さんの潜在意識は、顕在意識のこの死にたいという思いを何とか叶えてあげたいと思った。そして20年の歳月をかけて乳がんをつくったのである。しかし患者さんは20年の間に母親との関係は良くなり、死にたいと思っていたことを完全に忘れていたのだ。だが、潜在意識はこの思いを忘れておらず「必ず死なせてやるぞー」と思い続けていたのだ。

結局のところ、抗がん剤を使い一時的には良い効果が出た。しかし潜在意識が持っている頑固なトラウマが消えたわけではないので、治療が効かなくなり再発した。

このような場合、どうすればいいか。まずは、潜在意識に「死にたいと思ってごめんね。どれだけ君を深く傷付けてしまったのだろうか」と心から謝ることである。毎日「ごめんね。死にたいとは思っていないよ」と言い続けたり、書き続けたりすることが必要になる。潜在意識に刻まれた頑固で根が深い記録を書き換えるのには、こういったことを何度も何度も繰り返すことが重要である。

潜在意識の傷が癒されると記憶がリセットされる。すると、許しが行われ、身体の病気や症状は、快方に向かい、がんのような重症な病気ですら改善しはじめることがある。

あるとき、体中に湿疹が出て痒みが止まらないという患者さんがいた。この患者さんにも、Oリングテストをしてその症状に見合った外用薬や内服薬を処方した。通常ならこのような症状はこれでよくなる場合が多い。しかし、この患者さんの場合、どういうわけか思ったような効果が出ない。かえって痒みは増しているという。

いつから痒くなったのか尋ねたら1か月半ほど前からだという。痒くなったときに何かあったのではないかと聞いてみた。すると娘の愛犬が、患者さんが落とした縫い針を飲み込んで亡くなったという。「犬が死んだのは、縫い針を落としたお母さんのせいだ、お母さんが飲み込めばよかったんだ」と娘からひどく責められたという。親なのに犬より大事にされていないと思った。辛くて死にたい、逃げ出したい、病気になりたいと毎日思ったそうだ。

その思いを逐一聞いていた潜在意識は、患者さんの病気になりたいという思いを叶えた。1カ月半後には、痒みを使って患者さんが嫌なことを思い出せないように手助けしてくれたのだ。

潜在意識に刻み込まれた根本的な傷が治らないうちは、どんなに効果的な薬を塗っても痒みが改善するはずはなかったのである。

潜在意識に深い傷を付けたことを紙に書いて「ごめんなさい、もう大丈夫だよ」と謝る方法をしてもらったところ、それ以降急に症状は出なくなった。

子どもの頃から重症のアトピー性皮膚炎だった患者さんは、「こんな風なら生まれてこなければよかった」と自分を恨んできた。するとがんになった。しかし、潜在意識に許しを請うと、すぐにがんが改善されはじめた。

潜在意識のトラウマに気づかないでいると、病気が良くなるどころか、症状が悪化することが多い。場合によってはがんや難病を招いてしまう。がん患者さんの中には、がんが進行していないにもかかわらず、突然亡くなってしまう人がいる。がんの重症度に関係なく、その人の潜在意識が死を受け入れた瞬間に人は亡くなってしまうのだ。

潜在意識は生まれてから今日に至るまでのことを、磁気テープに記録するように記憶する。潜在意識は顕在意識の不満や怒り、自己否定、憎しみまでも記憶する。そしてそれが病気の原因になることが多い。

だからこそ、潜在意識に「こんなことを思ってごめんね」「今まで気づかなくてごめんね。愛しているよ」と、これまでの記憶をリセットすることが必要になる。

何度も繰り返すうちにネガティブな記憶（トラウマ）が破棄される。すると、潜在意識に許されて問題が解決していく。

4 思い通りの人生を歩むためには潜在意識のケアが必要

思い通りの人生を歩むためには、潜在意識との関係がとても重要な役割を果たす。

物事は、顕在意識が願っただけで成就することは難しい。潜在意識が願ったことのほうが現実として目の前にあらわれやすいのである。

物事が思い通りに進まない人は、潜在意識との関係に問題がある。まず、自分の中にもう一つの別意識、潜在意識がいることに気づいていない。その結果、潜在意識と顕在意識のコミュニケーションが取れないのである。うまくいっている人の場合、潜在意識と顕在意識の関係が良好で、そのため潜在意識が顕在意識の願いを聞いて、それを叶えてくれる。

常日頃から潜在意識の存在を無視したり、潜在意識のケアを怠っていると、顕在意識の思いを潜在意識は簡単には聞き入れてくれないのだ。まるで言語が異なるもの同志が話すときのように、言葉や思い

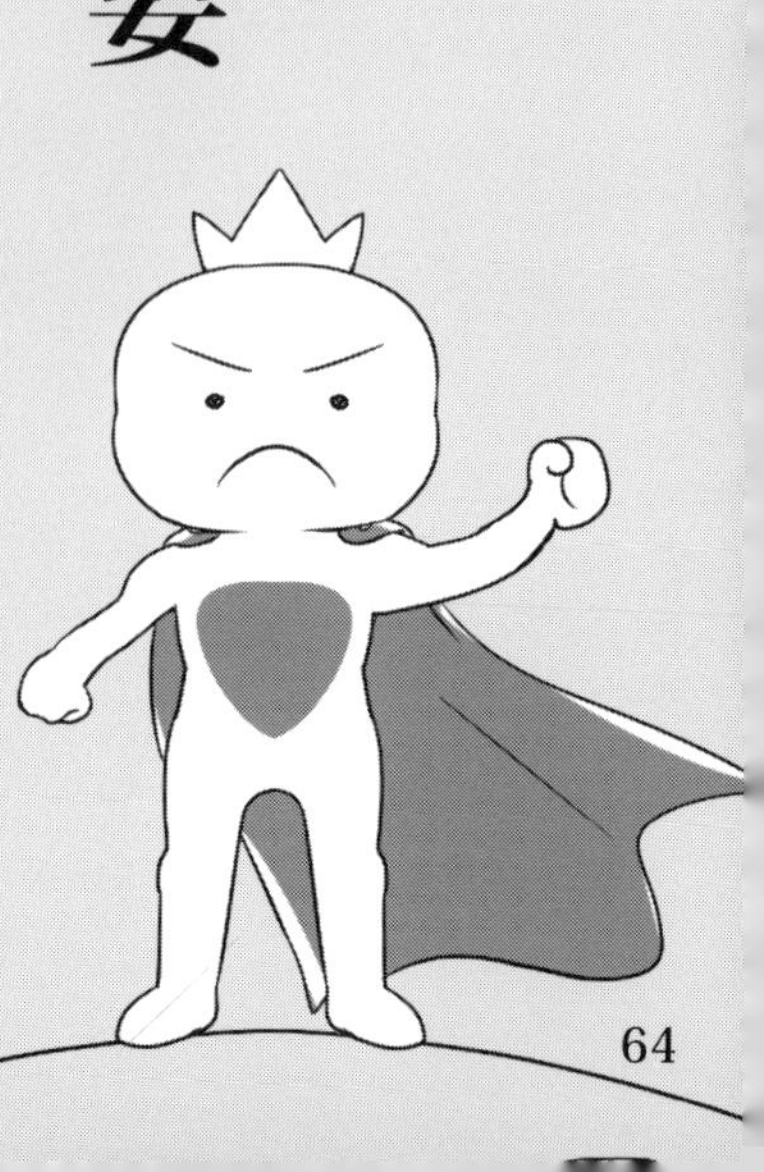

が簡単に通じなくなる。

たとえば、自分という顕在意識は密かに恋い焦がれている女の子と付き合いたいと思っている。しかし、潜在意識は自分の思いを聞いてくれない。日頃から潜在意識のケアをしていないがために潜在意識は「自分には関係ない」と、すねたりそっぽを向いたりして、顕在意識の思いを叶えようとしてくれない。

さらに、顕在意識である自分の言葉の意味を反対に捉えることもある。

たとえば、顕在意識が「お金持ちになりたい」と思うとき、その根底には、「今の自分はお金に恵まれてない」「貧乏だ」という強い気持ちがある。すると、潜在意識は顕在意識の「お金に恵まれていない」という根底の思いを叶えてあげようと頑張ってしまう。結果として「お金に恵まれていない」という状況が続くのである。こういった場合には「お金持ちになりたい」と願うより、具体的に「〜したいので、これくらいのお金が欲しい」と思ったほうが、潜在意識には理解されやすい。

潜在意識は寂しがり屋なので、時々しか潜在意識のほうを向いてくれない人には、そっぽを向いてしまう傾向がある。さらに、顕在意識が自分の欲や思いばかりを、潜在意識に押し付けていると、潜在意識は子どものようにイヤという態度を取りはじめる。いったん臍を曲げると、「ありがとう」と感謝しても簡単には振り向いてくれなくなる。また、困ったときだけ潜在意識にアクセスしようとする人もいるが、そういった態度は潜在意識を著しく傷付けてしまう。

潜在意識とアクセスするには、まるで自分の子どもを育てるような愛情が必要になる。潜在意識は、愛のある言葉のほかに色、形、図形、光が好きである。だから、カタカムナやクスリ絵、立体クスリ絵を潜在意識にアクセスするときのツールに使うのも方法の一つである。

特に、カタカムナは潜在意識が大好きな言葉だ。カタカムナウタヒを五・七・五調で唱えると潜在意識にとっては子守歌のように聞こえる。カタカムナウタヒを童謡のように歌ったり、カタカムナの図像に塗り絵をしたりすると、どんなに顕在意識と分離していても潜在意識は「なんでこの言葉知ってるの」「なんでこの図形知ってるの」と思って、顕在意識のほうに注意を向けてくる。顕在意識が自分とつながろうとしてくれることにうれしくなり、「自分」という顕在意識の思いに耳を傾けはじめる。そして、顕在意識が潜在意識を常に意識していると思うようになる。

まるでアラジンの魔法のランプのような力を持つ潜在意識と完全につながると、顕在意識の思いが急に叶いやすくなる。潜在意識は、ときに人生の道しるべや地図に、経済的な問題を解決する銀行に、癒しの光を出して病気を治してくれる病院にもなる。自分を支えるかけがえのないパートナーでもある。

普段から潜在意識に声をかけ感謝をしたり、一心同体であることを日頃から意識すると、潜在意識は喜んで頼みを聞いてくれる。誰よりも頼りにできるパートナーになるのだ。顕在意識の人生において、スーパーマンのような働きをする潜在意識と一緒に歩むと、人生が楽しくハッピーになる。

今まで潜在意識とコミュニケーションを取っていなかった人の場合、毎日ハートに手を置いて「潜在意識さん、今日まで気づかなくてごめんなさい。これからは大切にするから許しください、ありがとう。愛してるよ」と声をかけるといい。潜在意識の存在を意識して一日一回でもいいから言葉をかける。自分で潜在意識に名前をつけて毎日話しかけてあげるのもいい。たとえ今日うまくいかなくてもずっと毎日やり続けていくと必ずアクセスができるようになるだろう。

顕在意識の「自分」が潜在意識に気づかず大切にしないと、潜在意識の力が弱まる。すると霊のようにほかから憑依してくるようなものに取り憑かれることがある。そうなると人は本当の自分とは異なる性格になったり怒りっぽくなったりしてしまう。本当の自分でいるためには、潜在意識がその力を十分に発揮できるようにすることが大切になる。潜在意識の力が強いと、そんなときでも、霊やマイナスの意識体を外に追いやることができる。潜在意識はまさに私たちの守護神でもある。

潜在意識には、私たちを正しい方向に導く働きもある。何か起こった場合は、潜在意識にどうしたらいいのか聞いてみる。「愛しています、ありがとう」と感謝したら潜在意識が次にすべきことを教えてくれる。潜在意識の存在を忘れたときは「気づいていなくてごめんね」「忘れていてごめんね」というと、潜在意識が許してくれる。潜在意識のケアが何よりも大事なのである。疲れているとき、思うようにことが運ばないとき、人間関係で悩むときなどは、是非潜在意識に意識を向けてみてほしい。

5

「あなたは私」「私はあなた」今の「完全なる状態」を認めて感謝する

昨年より六人の家族（父・母・子四人）を診察するようになった。二人の子どもは重度の身体障害者で車いすを使用している。言葉を発することもできない状態で、水や食事も胃から注入している。何度目かの診察の際、「このところ唾液や痰が気管に落ちてしまい誤嚥が続いている、気管を切開したほうがいいだろうか」と相談を受けた。「このご家族にとっての最善は何だろう」と潜在意識と対話しながらカルテを確認し、彼らのほうを向いたときのことだった。

驚くことに、ご家族六人が六人とも自分に視えた。そこに横たわっている患者さんも私自身、患者さんの面倒を見ているのも私自身だった。その場所にいたすべての人の顔が全部私の顔をしていた。

それは一瞬の出来事だったが、間違いのない真理だと確信した。私の中の潜在意識と超意識（ハイヤーセルフ）が私に真実のメッセージを送ってくれた瞬間だった。この場所、空間にいるのは、すべて自分

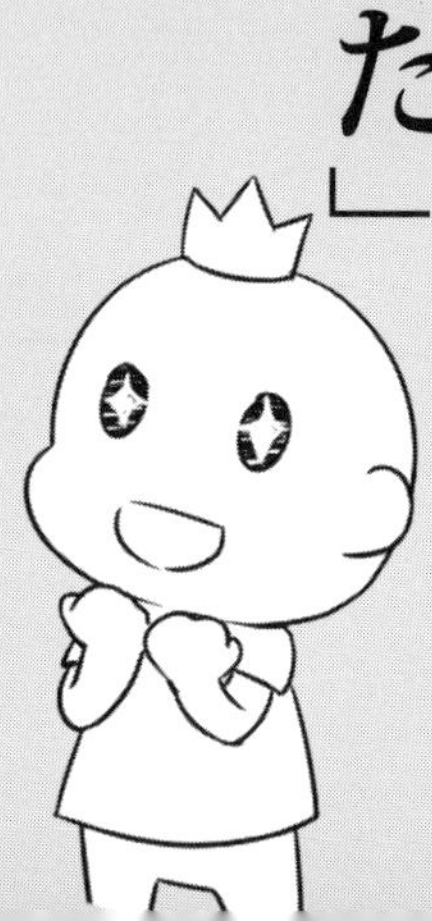

だったと気づいたのである。自分の目の前にいる人が「いつかの自分、どこかの自分」なのだとわかった。咳き込んでしまう患者さんも、患者さんの面倒を見ている人も、家族も、私の目の前で起こっていることすべては、自分の内側からきたことなのである。だからどんなものを見てもどんなことを聞いても、どんなことが起ころうとも自分と関係ないものはない。自分とすべてかかわりのあるものばかりなのであると思えるようになった。

顕在意識だけで生きていると、目の前に起こる嫌な出来事や感情は、目の前の相手に責任を求めてしまう。しかし、目の前の相手は「いつかの、どこかの自分、今回の人生ではあらわれなかった自分」だとわかると、人に対する考え方もガラッと変わってしまう。目の前の人を愛さずにはいられなくなる。

診察室で私が、患者さんやその家族は自分自身だと気づき、他人という意識の境をなくした瞬間、すべてが一つになった。すべてが「私」に、私が認識できているものすべてが、空間さえも「私」になったのだ。「私はあなた」「あなたは私」であることがわかると、その空間にあるものすべてが「私」になる。潜在意識が私に視せてくれるものは完全な世界に変わり、私自身の潜在意識に記録されたデータが愛に満ちたものに変わる。すると、目の前の人が、病気という現実が、変わる。

私の顕在意識が、「この瞬間は完全だ」と認めて、潜在意識に「潜在意識さん、あなたが視せてくれているこの世界は、自分の魂の成長のために完全な世界を視せてくれているのだね。完全なものを視せてくれてありがとう」と心から感謝することは、最も潜在意識を喜ばせる方法だ。

潜在意識が視せてくれている世界を、手放しで完全な世界であると認めて感謝をすると、次の瞬間に潜在意識は、さらに完全なるものを創造しはじめる。不完全にみえた状態は、次の場面でより完全性を帯びはじめる。記録されていたトラウマなどのデータは消去され、愛や慈悲に満ちたものに書き換えられる。そしてその後、気管切開をしようと考えていた患者さんは、むせなくなった。

この変化が起こったプロセスは、私自身が「潜在意識さん、完全な世界を視せてくれてありがとう」と潜在意識がつくり上げている世界に心から感謝をしたことで、私の潜在意識がその空間から不完全なパーツを探し出し、それを完全へと修正したことにある。ここでは不完全なパーツは患者さんの咳き込んで誤嚥している状態だった。そこで記憶されている、患者さんの咳き込んでいる状態のデータをすべて消して、私の潜在意識が「患者さんが咳き込まない」という完全な世界をつくり直したのである。

私たちが見ている外側の世界は、内側にある映写機のようなもの（実体＝物質）が、スクリーンに映し出した映像の世界（情報の世界）である。潜在意識は完全でないものを選び出し修正し、次の瞬間に完全なシーンをフィルムに書き換え目の前で上映してくれる。それで外の見える世界は変わってくる。

完全な状態は自然界の植物を見るとわかる。植物は、春は芽吹き、夏は成長、秋は実を結び、冬は葉を落とす。冬に葉が落ちた状態でも外から見ると完全なのである。植物は、常に雨や光や風など何も望んでいない。常に完全性を認め、自然の現象に感謝し寄り添っている。完全の中に溶け込んでいる。それゆえ植物は、冬を経て、また春を迎えることができる。

ところが、人間は病気になると、それを不完全なものとして認識してしまう。病気を完全性の中の一つの部分、または要素であると捉えることができない。すでに完全性の中に溶け込んでいるのに、なぜ、どうしてと理由を探してしまう。

潜在意識は、代償を払わなくても常に私を全力でサポートしてくれる。本当はどんなときも意識の高いレベルでは思いは叶っていて、どんな事象も完全なのである。たとえ病気や痛みがあっても、今はそれ自体が、ここにいる自分にとって完全な状態、完全性の中に溶け入っていることを認めるだけで病気が治る場合さえある。完全なものには本来、何もする必要もない。ただ潜在意識へ「潜在意識さん、こんなにしてもらってありがとう」と感謝を伝えるだけでいいのである。たとえ患者さんが潜在意識の存在に気づいていなくても、そのシーンに一緒にいる「私」が気持ちを変えるだけで場面が変わっていく。目の前に末期がんの患者さんが来ても、その瞬間は潜在意識がつくり上げている完全な世界がそこにある。私は「よかったね。潜在意識さん、こんな完全な世界を見せてくれてありがとう、この瞬間は完全だよね」と自分の潜在意識に語りかける。そして、潜在意識にすべてお任せする。その瞬間にがんをつくっていた素粒子が砂のように崩れ落ちる。時間がかかることもあるが、間違いなく良い変化ははじまる。

6

すべての現象は自分自身の「気づき」のために起きる

すべての人は、自分の中に「潜在意識」や「超意識」という「小さな神様」を持って生まれてくる。そして、個人的な世界の創造主として人生を送る。誰一人の人生をとってみても同じものはない。どんな人生であろうとも、それぞれがかけがえのない人生なのである。

私たちは、一人ひとりが個人的な世界を自分で創造し、それを体験していく。自分の人生が、一見不幸や悲惨なものに思えても、どんな人生を歩んだとしても、そこにその人の魂が創造し、体験したかったことが必ずある。そして、それに気づくかどうかで人生の豊かさや深みは変わってくる。

人の本質は、気づこうとする意識である。人間の本質である気づきは常に知ること、認識することを現在進行形で行っている。人の本質とは、認識する「空」なのである。人は、人間としての制限を超えて存在している「光」でもある。

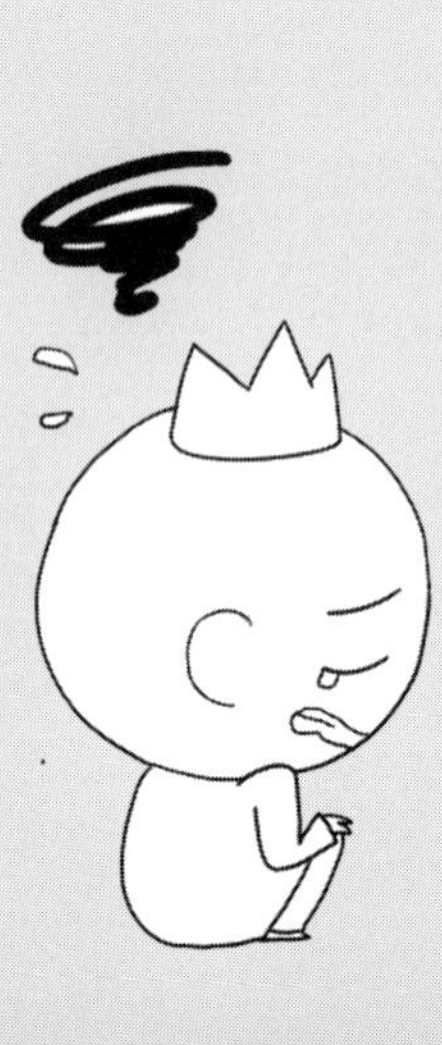

病気を治すにしても、人生においていかにしっかり気づきを積み上げていくかが大切である。すべての現象は、気づきという人間の本質から起こっているからだ。私たちは、自分の内側にある気づきに目を向けることで、あらゆるものが良い方向に変化していく。

ところが「自分」という顕在意識は、いつも外ばかり見て、内なるものを見ない傾向にある。すべてを「自分一人」が行っていると錯覚している。いつの間にか、現在ある地位も財産も才能も、すべてのものが「自分一人」の力で成し遂げてきたと思い込む。謙虚さを欠き、自分を顧みることもせず、潜在意識に感謝しないでいると、気づかなければならないことが、「問題」という形で起こってくる。顕在意識がそのことに気づくまで問題は大きくなっていく。それは、木の人形「ピノキオ」が、嘘をつくと鼻がどんどん伸びていったように、ピノキオが木から人間に生まれ変わるまで妖精に導かれていったように、潜在意識が私たちを本来の私たちに導いてくれるサインなのだ。

潜在意識は身体を使ったメッセージばかりではなく、夢や他人を介して気づくための現象を起こしてくれる。たとえばオレオレ詐欺でだまされたり、クレームや告発を受けたり、事件に巻き込まれたり、お金に不自由したり、幸せでなかったり、病気になったりするが、すべての現象はその人自身を気づかせるために起きているのであると考えている。

人間がメッセージの意味を知るためには、気づく力が必要なのである。私は、病気も本当は気づきのために起きていると思っている。病気を治そうとする場合、治ることをメインにせず、気づくか気づかないかを重視して取り組んでいくと、逆に治りやすくなることも多い。

宇宙はパラドックス（逆説）でできているようだ。鏡の国のアリスと同じで、儲けようと思えば失って、心からもう十分過ぎると思えば勝手にどんどん入ってくる。病気を治そうとすればするほど、病気は抵抗し居座り、かえって病気にエネルギーを与えることになる。だから「自分」である顕在意識の考え方が、潜在意識に対してはとても重要になってくる。

顕在意識が「病気を治したい」と思うとき、根底にあるのは、「今自分は病気を患っている」「気になる症状がある」という思いである。病気に対する不安のエネルギーが強いと、潜在意識は超意識に間違った想いを伝えて、重い症状があらわれることになる。

これまで「自分」という顕在意識は、もっとお金が欲しい、もっと幸せになりたいと、潜在意識をこき使ってきている。もっともっ

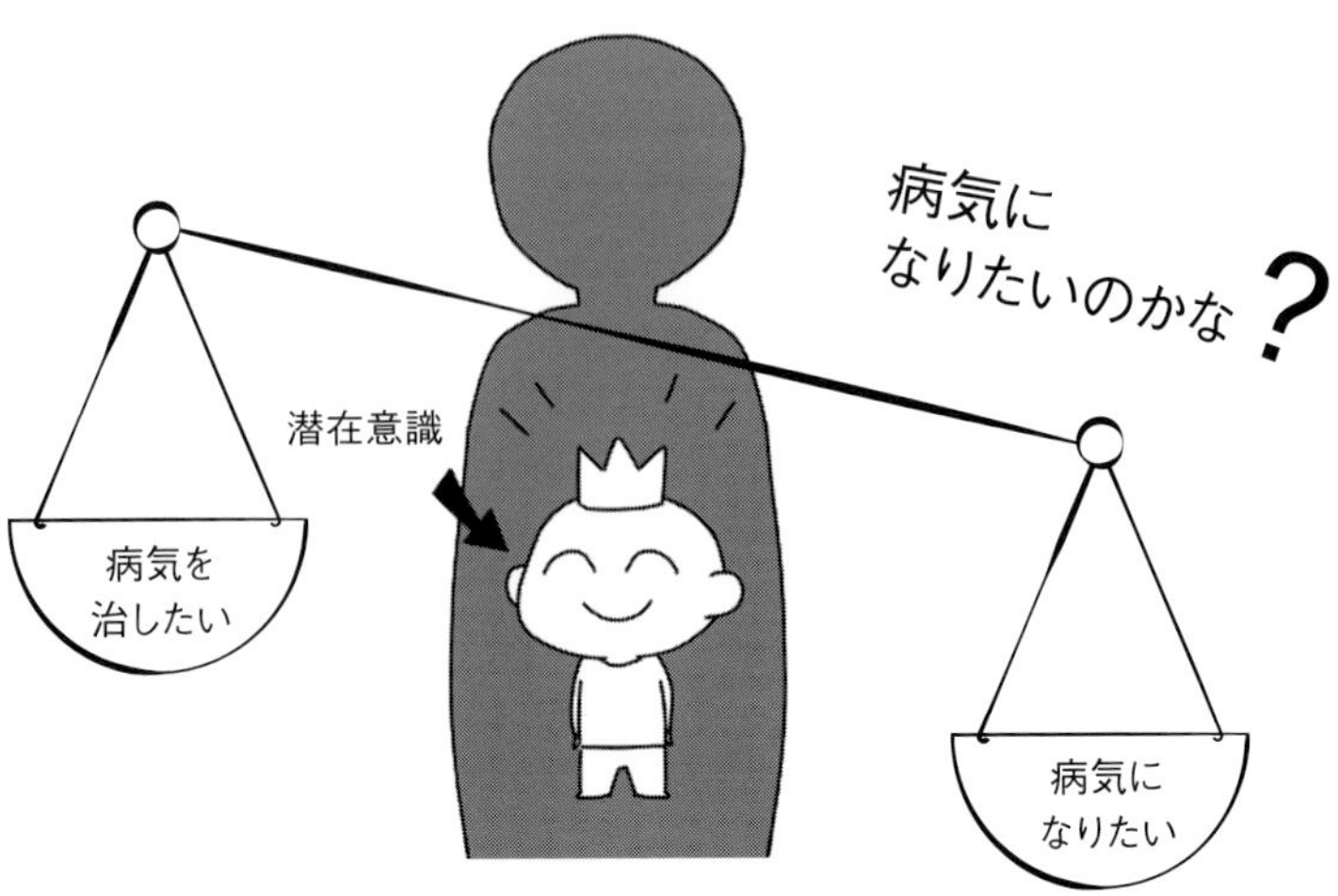

とを追い求める我欲だらけの濁りきっている自分に気づけば、潜在意識に求めるものは何もない。あるのは、これまでしてくれたことへの愛と感謝だけである。

病気の人が潜在意識の存在を知って、どんなに痛みがあっても「潜在意識さん、ここまで治してくださってありがとう。今の自分は十分幸せです。この瞬間はこれ以上何も望みません」と自分の病気の状態を受け入れた瞬間に、治癒がはじまることがある。自分が「病気を治そうとすること」を手放すことは、病気がないと思い込むことではない。病気はないと思うことでは何の変化も起こらない。病気は勝手に治ってくれない。治そうとすることを手放すということは、たとえ病気があっても、今この瞬間は自分は完全な状態であるということを認めることである。完全な状態だから感謝以外に思いはない。治すべき病気や症状がない完全な状態だから病気は居座ることができにくくなる。リラックスもでき免疫力も上がる。最終的に病気が治るか治らないを決めるのは潜在意識だ。潜在意識に対する愛がないと、潜在意識がそっぽを向くかもしれないし、死を受け入れるかもしれない。

病気が治らないのは、その人が気づくべきことを気づけていないからで、気づいた瞬間に治ることは少なくない。人間は、この世に生まれただけで人生の目的の大半を果たしている。あとはおまけのボーナスステージのようなもの。条件付きで制約だらけの人生を潜在意識と一緒に知恵と工夫でクリアしてレベルアップしていくからやりがいがあり、面白味もある。

7

人生の目的は無償の愛を育てることにある

肉体を持っている人間は、肉体の寿命がつきると、必ず死んでしまう。死んだら肉体はなくなり、肉体を支配している潜在意識と別れることになる。肉体からスーッと潜在意識が抜けて魂は上に昇っていき、四十九日までは上空2メートルほどまでのところにいる。それを過ぎると高次元空間にいる。決して「自分」がなくなってしまう、消えてしまうわけではない。どうやら量子の世界の住人になるらしい。

私たちの住んでいる三次元の世界では、高次元空間は、あちらこちらに小さく折りたたまれている。私たちの魂はその高次元の世界の中に入っている。だから、あの世は身体の中にも空間にもどこにでもある。ご先祖様は、自分のDNAにも、DNAとDNAの間にも、細胞にも自分の周りにいつもいる。だから自分の家に仏壇がなくても「ありがとう。ご先祖様のおかげでこんなふうになっていています」と感謝を述べたら、みんなに聞こえる。感謝したらいいことが起こるのではなく、ここそこにいるご先祖様

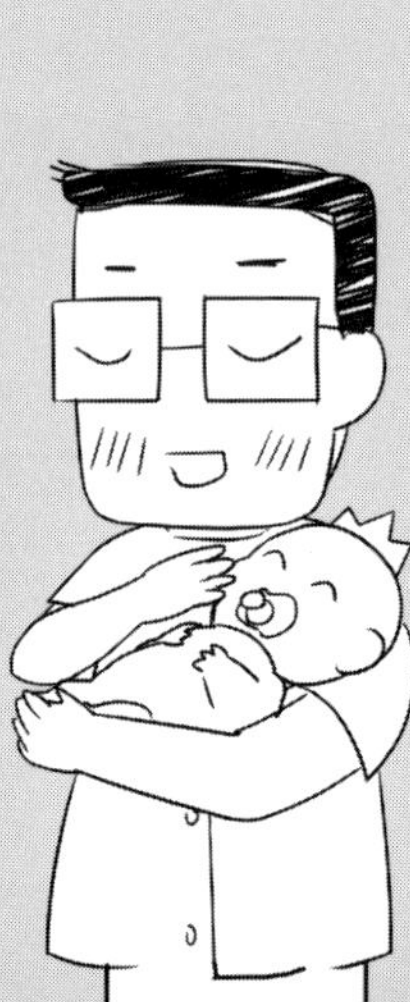

に感謝が伝わるのだ。とにかく感謝することを身につけることが大事である。

この世で生きている人間から見ると、この世が主であの世が従になる。あの世にいる側から見ると、あの世が主で、この世はたまに来る従の世界なのかもしれない。見方を変えてみると、本当はどちらがあの世かこの世かはわからない。

あの世に行ったことのない私がいうのもおかしいが、何しろあの世には、お金も名誉も家も持ってはいけない。お金も交通手段も必要ではない。あの世に持っていけないものには、本当の価値や意味はない。持っていけるものは思いだけ、意識だけなのである。あの世で価値を持つものは、大いなる愛なのだ。

あの世の人はみんな改心して悪い人はいない。いい人ばかりなので、人を助けたり人に愛情を持ったり人に慈悲を与えたりすることはない。天国や地獄があるといわれているけれど、それは、この世をよくするための宗教上の教えでもある。誰もが健康で幸せで助ける必要のある人はいない。お互いにこれまで経験してきた魂の成長については話し合うことはできるけれども、あの世で自分の魂を磨くことはできないのである。

だからこそ人間がこの世に生まれることに理由がある。それは、この世で、苦しみや悲しみ、嫌なことを経験し魂を磨くために生まれてきたのである。この世で命をかけて生まれてきた意味を味わう、神様からの激励を味わう、かけがえのない世界なのである。この世で生きていても、あの世にいても同じことはできる。だが、この世で自分の愛を育てると、将来自分が生まれ変わったときに人に対して深い愛情を持つことができるようになる。

なぜ、この世で愛を育てるのかというと、死後の世界でも絶対に意識だけは残るものだから、愛があふれる意識を育てると、自分自身を愛せるようになり、宇宙規模の愛を育てられるから、自由自在の素晴らしい高次元の世界に行くことができるようになると、私は思っている。

神様は愛を育てるために、魂が降りる前から一人ひとりに潜在意識という「神様な部分」を肉体にくださったのだと思う。私たちと潜在意識との関係は、生きている間、肉体を持っている間だけのものなので、自分のために存在している潜在意識に気づかないで一度もコミュニケーションも取れないで別れることになるのは、すごく悲しいことなのだ。

人生の醍醐味は、潜在意識というもう一人の人格に気づいて、見返りを求めず「無償の愛」を与え続け育んでいくことにある。無償の愛は、ギブアンドギブの愛、与え続ける愛。ギブの主導権は自分にあるから物でも愛でも自分で１００％与えることができる。

三次元世界の愛の多くは、ギブアンドテイクの愛、見返りを求める愛である。たとえば彼氏にバレンタインデーにチョコレートをプレゼントすると、ホワイトデーにはキャンデーのお返しが欲しいと思う。夫婦の場合は離婚しようと思っても妻は夫に経済的に依存している部分があるのでなかなか離婚に踏み切れない。必ず相手がいるから相手からの見返りを期待し求めてしまう。何も返ってこないと腹が立つこともある。これは商品に対しても同じで、何かを買ったら宝くじが当たるかもしれない、病気が治るかもしれないと、心のどこかで期待している。

だから見返りを求めないギブの愛を育てることは簡単なことではない。無償の愛は自分の子どもに対してだけは与えられるものだから潜在意識を自分の赤ちゃんだと思って思いっきり愛し、常に気を配り存在を感じながら、天と地からのエネルギーを利用して一緒にみんなで暮らすのが、この世で生きるということなのである。

潜在意識は話しかけてもはじめは何も応えず返事もしないかもしれない。それでも毎日、努力して潜在意識の存在を信じて愛して育てていくことが大切になる。朝起きたら潜在意識に「おはよう」と話しかける。トイレもお風呂に入るのも一緒。本を読むときも「一緒に読もうね」、歩くときも「一緒に歩こうね」、寝るときも「おやすみ」と話しかける。いつも潜在意識と一緒にいる意識が大切なのである。潜在意識に「自分の愛を受け取ってね」と言うともっといい。潜在意識と一緒に、地上にいる人が幸せになるように、戦争もしないように祈る。そういう気持ちを持てれば、幸せは勝手にやってくる。潜在意識への愛は、自分への愛だけではない。なぜなら「私はあなた」「あなたは私」であって、人類に対する無償の愛を育てているのだから…。

コラム1

潜在意識はどこにいるの？

潜在意識は身体の中にいるが、人によってどこの場所にいるかは違っている。基本は、みぞおちからハートにかけているのだが、その人の体の不調や悪い部分にいることもある。

何とかしなきゃと思って心配してその場所に留まっているからだ。

誰に頼まれたわけでもなく、誰に気づかれるわけでもないのに、潜在意識は、身体をつくっている素粒子を強い意識で結びつけて、けなげに尽くし続けている。だから感謝、感謝、感謝なのだ。

感謝がないと、いつも細胞一つひとつに意識を向けている潜在意識が細胞や組織に意識を向けるのをやめてしまうことがあり、その結果、そこの細胞が崩壊しはじめることもある。

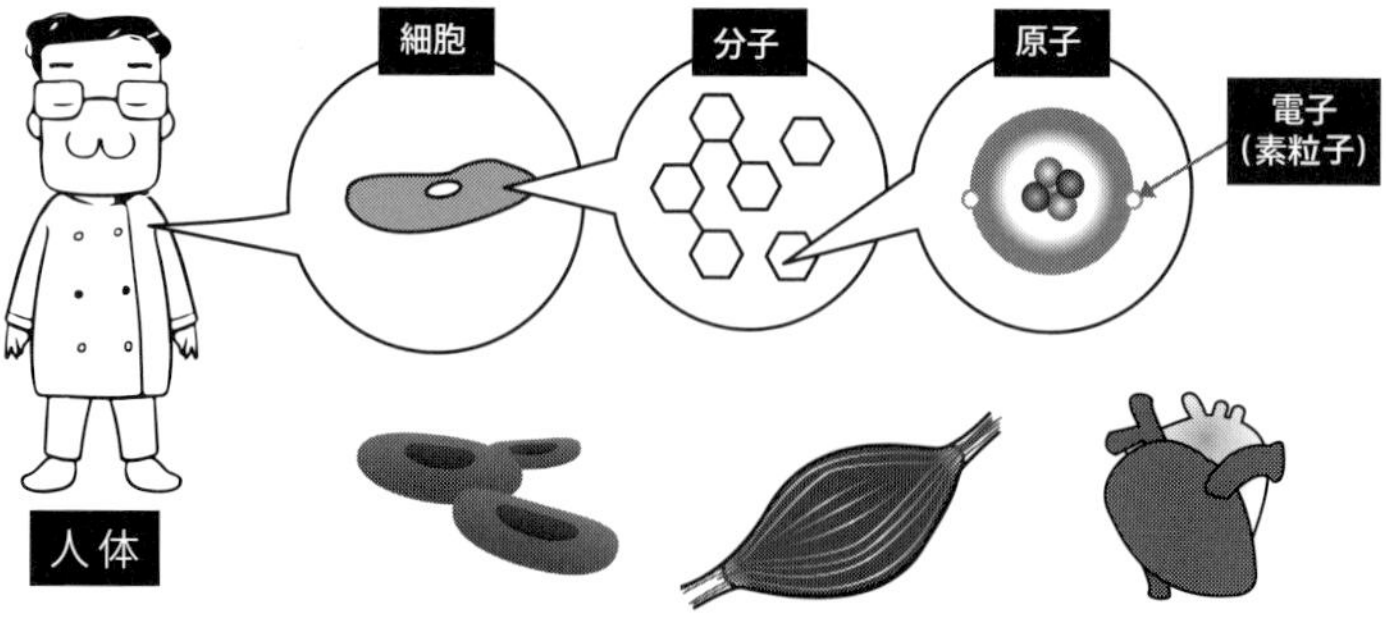

潜在意識が死を決意するか、身体を離れることを決めると、一緒に身体をつくっている素粒子との結びつきが緩くなってしまう。すると、身体は役割を果たせなくなり死を迎えることになる。そして潜在意識は高次元に行ってしまう。

第2部

クスリ絵
生命場を変える

クスリ絵とは、人の身体の外側にある生命場に
直接働きかけてエネルギーの流れを良くし、
その結果、薬以上の働きをする
デザインのことである。

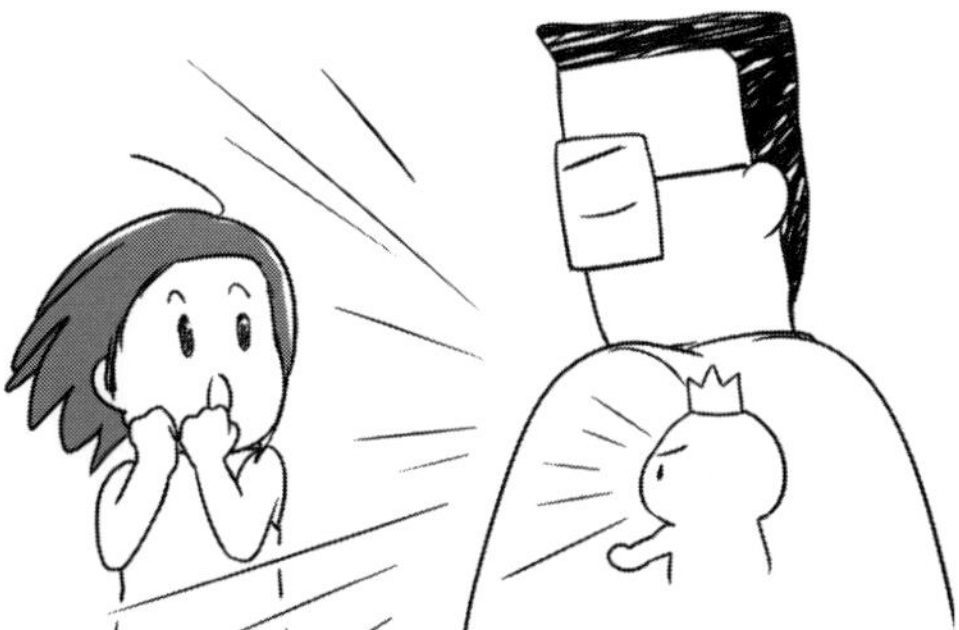

1 クスリ絵の開発

現在、病院にかかっている患者さんのほとんどは、完全に薬をやめられないとしても、これ以上、薬が増えないようにしたいと思っている。「できれば薬を減らしたい」と考えている人が最近になってだんだん増えてきたように思う。

なぜ、このように考える人が増えてきたのか。

一つには、家計に占める医療費・薬剤費の負担が年々大きくなっていることがある。がんや難病が増え、検査費用、高度先進医療などの医療費の負担、抗がん剤などの薬剤費の負担が大きいわりには、治療効果は上がらない。上がらないからさらに新しい治療を求めて、今まで以上に負担が増える。しかも給料なども思うように上がらないため、経済的にも苦しくなってきている。

もう一つは、薬は症状をやわらげるだけの対症療法で、薬の多くは病気を完全に治すものではないという知識が広く一般の人に知られるようになってきているからである。

医師の私がいうのもおかしいが、薬は間違いなく人の身体に負担をかける。長く飲むと副作用が出ることもある。一旦飲みはじめると一生涯飲まなくてはいけない薬もある。特に高血圧の薬は一生止めら

カラー療法

すべての物質からは、波長(電磁波)が発生していて、人の細胞もそれぞれ固有の波長を持っている。けがや病気がある細胞からは異常な波長(病理波)が発生する。病理波と同じ波長の色を反射させて、定常波(進行しない波動)に変換し細胞や組織を正常化させていく。

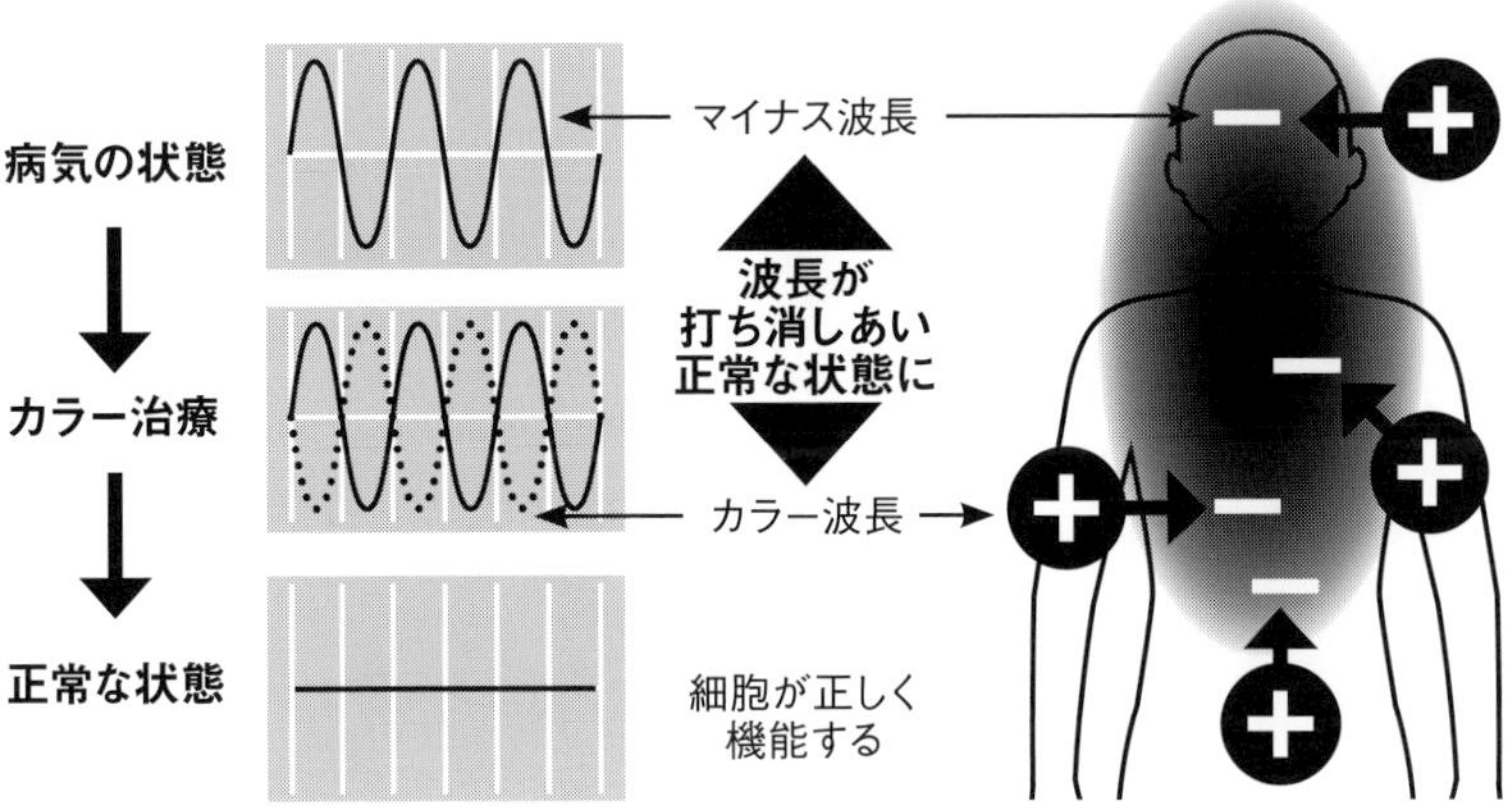

れないといった都市伝説まで広がっている。

だからといって、それまで薬にどっぷりつかっていた人が、急に薬を中断することは危険である。医師への相談なしに、それだけは絶対してはいけない。理想は症状が良くなり、医師の管理の下、薬が徐々に減らせるようになることである。

私は、何とか薬に代わるもので体に負担がなく副作用もなく、経済的な負担が少ないものをずっと探し求めてきた。

きっかけになったのが、恩師の一人で、末期がん治療の第一人者である横内正典先生から色による治療(国際色彩診断治療)を教えていただいたことからだ。『国際色彩診断治療研究会』に入会し、その理論を基に治療をはじめたのが「クスリ絵」研究のはじまりである。この研究会は、色彩治療の第一人者で鍼灸師の加島春来先生が設立された。加島先生は、東洋医学理論である黄帝内経『素問・霊枢』の五行色体表に興味を示され、腎臓が悪くなると肌が黒く変色する、肺が悪ければ肌が白くなるなど、色と病気の関係を研究されていた。

色彩治療とは、障害を受けた細胞に対して、同じ波長を持った色を体の必要な部分に貼り付けることによって、病気の波長を相殺させる東洋医学を応用した技術である。わかりやすくいうと、赤い模様のものに同色の赤い光を当てると、模様は見えなくなる。同じ波長で障害を受けている細胞の波長が消滅して治癒に向かうのだ。信じられないかもしれないが、色だけでがんを治す力があるという。

それぞれの病気に対応する色は何色なのかを知るため、私は色が染色された布（色彩布）をツボに置いて、どういう変化があるかと、日々研究に没頭していた。

実際の診療では、Oリングテストを使用し、患者さんの疾患に適応する色彩布を見つけ、身体に貼って治療を行っていた。色彩布を貼った瞬間、「先生、症状が消えました！」という声が続出し、色だけでもこんなに効果が出るのだから形にも同じような力があるのではないか。形と色を組み合わせたら、がんや難病を改善する力があるかもしれない。もっと患者さんが良くなるかもしれないと考えるようになった。

はじめてつくったクスリ絵は、単純な十字架と密教の梵字を組み合わせたものだった。残念ながらこれは、十人に二人くらいしか効果を示さなかった。しかも、軽い症状や病気の患者さんに対してしか効かなかった。おまけに診療にクスリ絵を使用すると、患者さんには「変な治療をされた」と、なかなか理解を得られず、あげくのはてに、おかしな宗教と間違えられて、患者さんが怒って逃げ出すようなこともあった。

しかし、あきらめずに朝の7時から診療前、昼休みの時間、診療後夜遅くまで、毎日のようにクスリ絵の研究をしていた。

これまではこうした絵のことを、患者さんに安心を与えたいという思いから「あんど（安堵）」や「ヒーリングアート（癒しの絵）」などと呼んでいたが、このたび「クスリ絵」という名前を付けることにした。

クスリ絵を世の中に出すことにした最大の理由は、２０１7年12月下旬に完成したＤＮＡをアップグレードする目的で作成したクスリ絵の効果が、私の予想を超えるほどすごかったからだ。

ただの紙に、デザインを印刷しただけの絵なのに、患者さんの背中に貼ると、温かいを通り越して熱いという人、顔から汗をボタボタ垂らす人、冬の寒いときに熱くてクリニックの中で服を脱ぎ出す人までいた。いくら瞬時に自律神経が活性化されたとしても、反応としては早すぎる感じがする。しかし、延べ何万人もの人に試した結果はすばらしい反応だった。副作用はまったくといっていいほどない。あるとすれば、体が熱くなり過ぎることかもしれないが、その場合は背中から剥がせば何も問題はない。

色の持つ力

色は宗教的役割やファッション的な役割、
心身に及ぼす役割のほかに
色にある特有の振動を利用して
チャクラや経絡の治療に活用することができる。

色のイメージ

色にはさまざまなイメージがある。

白	純潔・完全・絶対・神性・平和
黒	死・喪・冥界・北
赤	生命・血・火・情熱・警告・危険
オレンジ	炎・贅沢・豪華・愛・幸福
茶	大地・秋・禁欲・退行
黄	黄金・光・太陽・知恵・警告・忠告
緑	生命・植物・春・若さ・希望・喜び・衰退・癒し
青	水・平静・熟考・精神
紫	高貴・尊厳・正義
ピンク	官能的・女性・愛

経絡と色

経絡は人体にある「気の流れ」で、それぞれの臓器と関係し、色にも反応している。経絡に関係した色を活用し症状の原因となる経絡のツボに色のシールを貼付する治療法がある。

白	肺経・大腸経
桃	心包経・三焦経
赤	心経・小腸
青	肝経・胆経
黒	腎経・膀胱経
黄	脾経・胃経

チャクラと色

チャクラは体に存在するエネルギーの出入り口で、「車輪」「回転」の意味を持つ。七つのチャクラは、それぞれがある特定のエネルギーを管理統括している。健康と密接な関係がある。

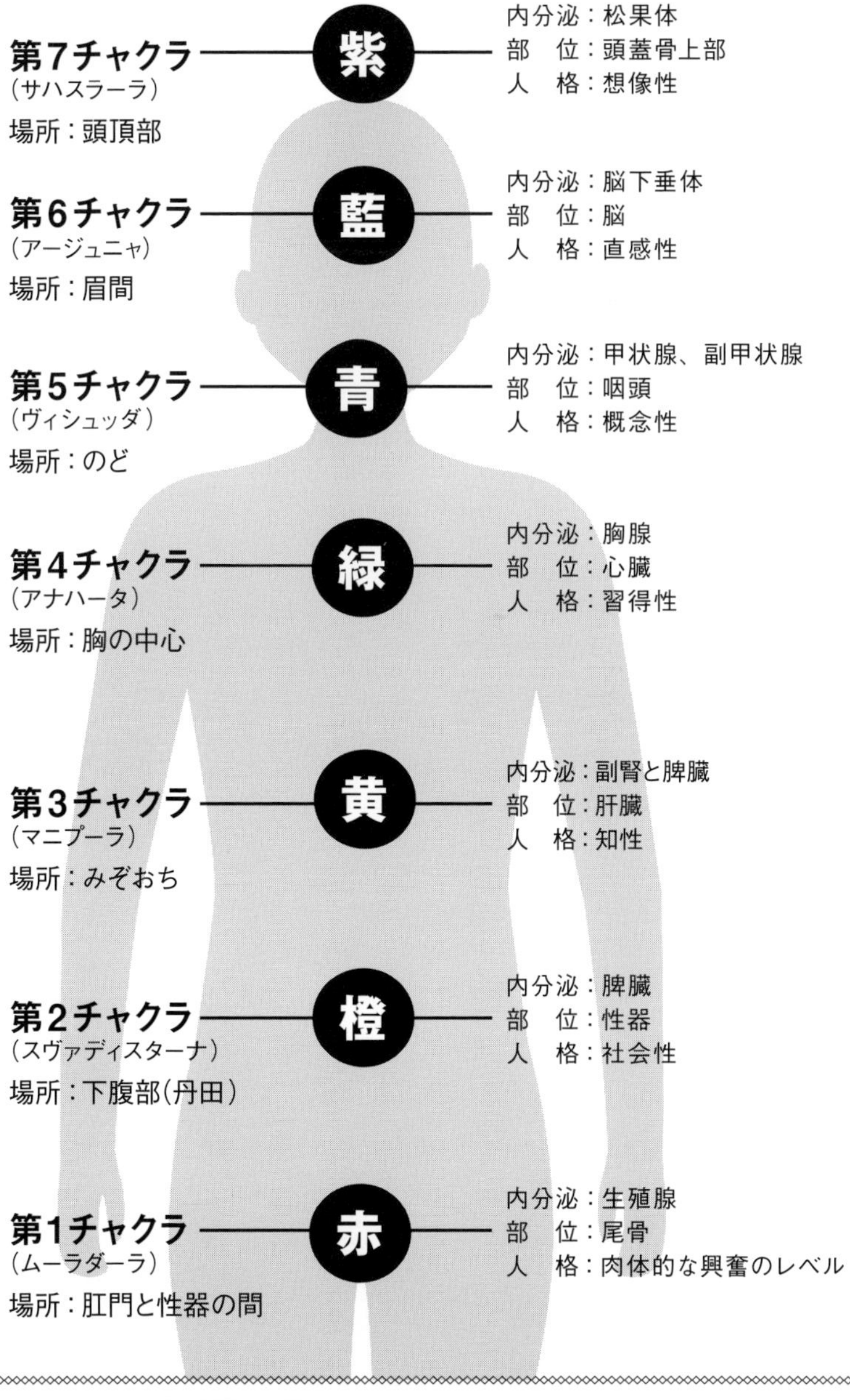

2 クスリ絵の身体への反応

古代には現代のような薬はなかったため、古代人は薬草などを「薬」として使用していた。現代では、薬を飲むことを「服薬」「内服」などというが、古代人にとって薬は飲むものではなく、衣服に着けていた名残なのではないかと私は考えている。それだけではなく、遠赤外線を発するパワーストーンを身に着けたり、パワースポットと呼ばれる場所に行ったりすることも不調の改善に役立てていたのではないだろうか。感性が豊かだった彼らは、それらを身に着ける、場にいることで体調をコントロールしていたのだろう。

時代とともに薬の研究・開発が進み、いつしか薬は「飲むもの」として変化してきた。

実際、私は漢方薬を使用する際、苦くて漢方薬が飲めない赤ちゃんや子どもに、漢方薬を身体や衣類に貼って「服薬」してもらうことがあるが、飲んだときのように効果が出る場合がある。これは子どもの感受性が豊かだからであると思っている。

私が作成したクスリ絵を、服や服の内側に貼り付けて使うことは、古代人が薬草を衣服などに貼り付けて用いた「服薬」「内服」と同じなのだ。しかし単なるデザインのクスリ絵を服に貼るだけで病気が

クスリ絵、薬、鍼灸の比較

	メリット・デメリット	副作用
クスリ絵	・クスリ絵を身体に貼ったり、洋服の上に貼るだけで全身の不調が取り除かれる。 ・誰でも簡単に使える。 ・経済的負担が少ない。	・まったくといっていいほどない。 ・合わない人もいるかもしれないが、クスリ絵を身体からはずせば不快さは消える。
薬	・病気が治るまで飲み続けなければならないため、数年間飲むだけでもかなりの経済的な負担がかかる。 ・医師でないと処方できない。	・副作用が出ることがある。 ・一旦飲んだものは取り出せない。
鍼灸	・ツボの電磁波をコントロールできる。 ・効果は経験年数にもよる。	・疲労、倦怠感、刺鍼部の掻痒感が出ることもある。

治るはずがないという人もいるだろう。

私が20年来、治療にクスリ絵を用いてみてわかったことは、まさに「事実は小説よりも奇なり」で、間違いなく人の身体は、特定の色、形、幾何学に反応するのである。

では、なぜ反応するのだろうか。

それは、クスリ絵が電気磁気エネルギーを持っているからだろう。色彩治療に効果があるように、クスリ絵から発生する波長が、けがや病気がある細胞から発生する異常な波長と同じ波長を反射させて、細胞や組織を正常化させていくと考えている。クスリ絵の持つ電気磁気エネルギーが何らかの影響を及ぼすのだろう。

現代の日本でも、長野県の分杭峠には、人を治す磁気エネルギーが出ているといわれ、がんや難病の人がそこに行って治るケースもあるという。また、フランスのルルドの泉では、水に特殊な磁気が転写されており、その水を飲むことで人の病気が治ることで知られている。

クスリ絵にも、これと同じような電気磁気エネルギーが出ているのだろう。試しにクスリ絵の上に水を置くと、水が甘くなっていたりする。

クスリ絵の実際の反応を確認するために比較実験を行ってみた。一方に服や服の内側に何も書いていない白い紙を貼り付け（プラセーボ：偽薬）、もう一方はクスリ絵を貼り付けて比べてみた。すると、クスリ絵を貼ったほうは、高い確率で痛みが取れ、関節の可動域が広がった。Oリングテストやパワーテスト、アプライドキネシオロジーでも確認したが、クスリ絵で確かに反応が起こる。

これは、皮膚は第三の脳といわれることと関係している。皮膚には、色や形が持つ振動を感知する受容体（アンテナのようなもの）がある。脳にも皮膚にある受容体と同じものがあり、皮膚が感知したものは、すぐに脳に伝達され、脳から分泌される神経伝達物質によって、全身の血液の流れや免疫細胞の働きが良くなる。そのため元気になり、結果的に症状が消える。場合によっては、病気そのものが消え去る可能性があるのだ（『皮膚は考える』傳田光洋／岩波科学ライブラリー１１２）。

しかし、クスリ絵は単なる絵、デザインである。医療で使用する薬ではないから直接的に身体を治すことはできない。薬のように特定の症状や病気に効くという効能はないが、ある面、薬より効く場合や

クスリ絵の効果

体が軽くなる

体の芯から温かくなる

よく眠れる

痛みや痒みが取れる

薬が効かない症状にも効く場合がある。実際にクスリ絵を使ってみると現代医学やサプリメントではありえないような改善例がある。しかも不思議なことに、クスリ絵を使ってマイナスエネルギーが解消されて運が上昇し、家庭環境が良くなったり、商売繁盛につながったりする報告までも寄せられている。

このようなとてつもない力に気づいた私は絵(デザイン)の中には薬か薬以上の働きを示すものがあると、「クスリ絵」と名付けた次第である。

私は、これまでの治療とクスリ絵を併用することによって、患者さんの病気や症状が、いつのまにか良くなり、担当の医師から「薬を減らしましょう」「止めてもいいですよ」と言われることをも望んでいる。

現在、クスリ絵の種類は一万種類以上ある。考え得るあらゆるものを研究し、さまざまなインスピレーションを受けどんな症状にも適応するデザインをつくろうとしてきた結果である。色と形の力を研究してわかったことは、クスリ絵は人が真に元気になる方法の一つだということだ。人がクスリ絵で元気に健康になれば、病気は自然治癒力によって消えたり軽くなったりする。病気が逃げ出すほど身も心も元気にすれば病気は自然に治癒に向かう。

クスリ絵

フラワーシャーベット
邪気を吸収、オーラを浄化する

私が開発した図形の中で今なお、最も人気があり延べ数万人が愛用しているのは、フラワーシャーベットである。２００８年に健康雑誌で取り上げられて注目を浴びた。

この図形は、生命の源である太陽をイメージし、形や色を組み合わせた結果、心身ともに癒されるエネルギーを持っている。完成した図柄を見て「氷の花のようだ」と思い、フラワーシャーベットと名づけた。この絵の意味は、「精錬や純真を意味し、清らかな愛を育みたい方や、誠実な人との関係をより深いものにしたい方へ」というものである。

この図形を患者さんの身体に貼ってみたところ、「身体がポカポカする」という感想が最も多く、女性からは冷え性や婦人科系の不調にいいと人気があった。またポストカードにして渡すと「会社のトラブルがあっという間に解消した」「不眠や鬱が解消した」「運が良くなる」という声を聞くようになった。

不思議なことに、この図形のペンダントヘッドを身に着けると70～80パーセントの人が「フラワーシャーベットの色が変わった」という。だが、この図形は、心や身体、エネルギーや人間関係に問題のない人が持っても色はまったく変わらない。何か問題を抱えている人が身に着けると青い部分が緑に変化したり、白い部分が黄色に変色する。何度も図形を取り替えていくうちに、フラワーシャーベットの色が変色しなくなると、その人の不調や病気が改善し、家族の問題や人間関係の問題も解消に向かう。この図形は、持つ人に邪気がある場合、そのマイナスエネルギーを吸い取り色が変色する。持つ人の身代わりになり助けるパワーがあるようだ。邪気が消えた人は運も向いてきたり、健康も取り戻すようだ。
ペンダントを持った人から、「山で遭難したのに助かった」「見ているだけで涙が止まらない」「交通

フラワーシャーベット

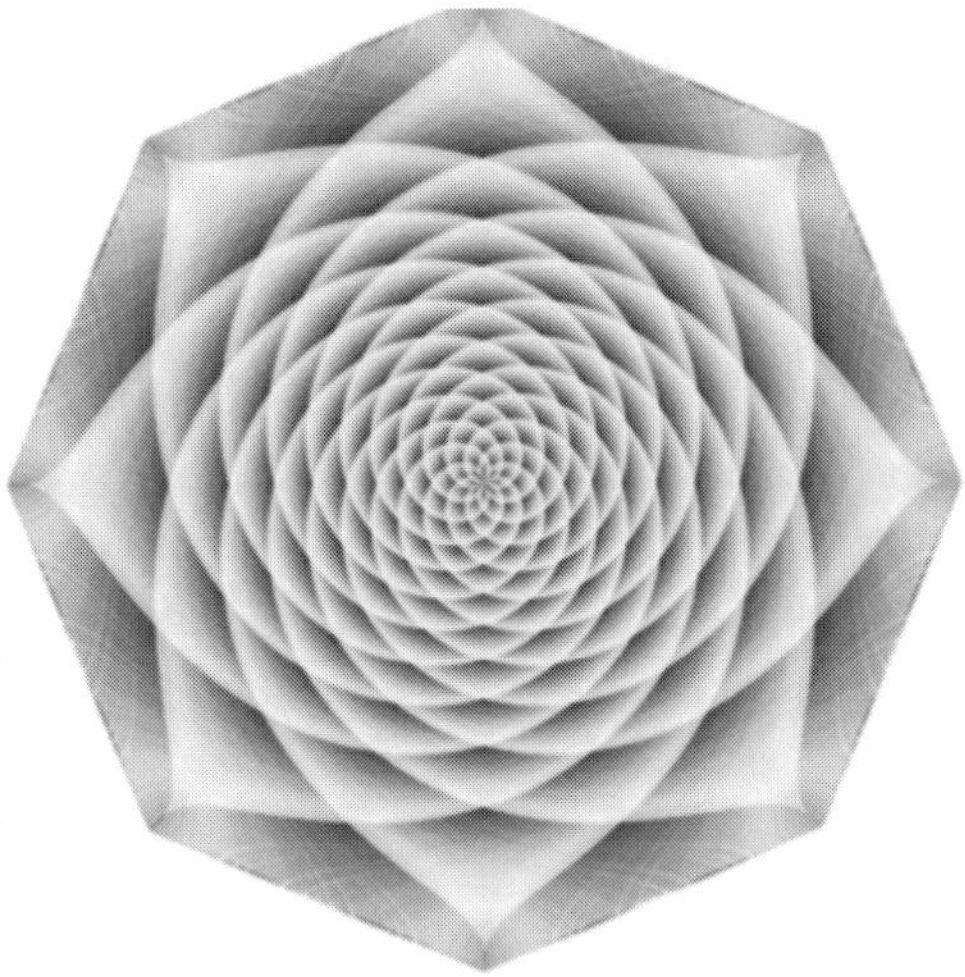

自然治癒力の向上、マイナスエネルギーの消去、オーラのクリーニング、体調改善や開運効果もあるようだ。

色の変化

模様の部分は変色している。ベースの青色の部分が変色することもある。

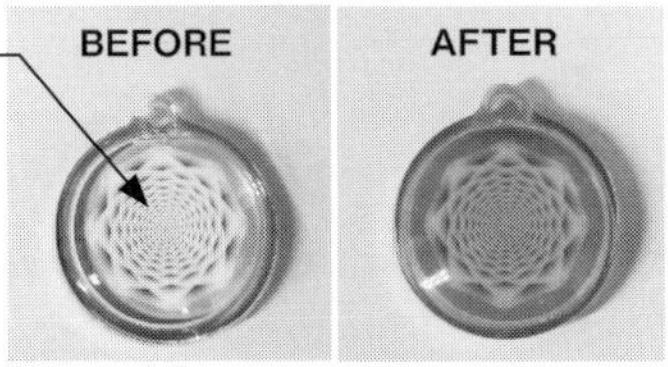

フラワーシャーベットペンダントの活用方法

ペンダントヘッドとして使用する人もいるが、頭痛や不眠、集中したいときには、額に貼ったり、神社のお守りと一緒に付けたりする人、半紙に巻いてお腹に貼ったり、首の後ろに付ける人もいる。

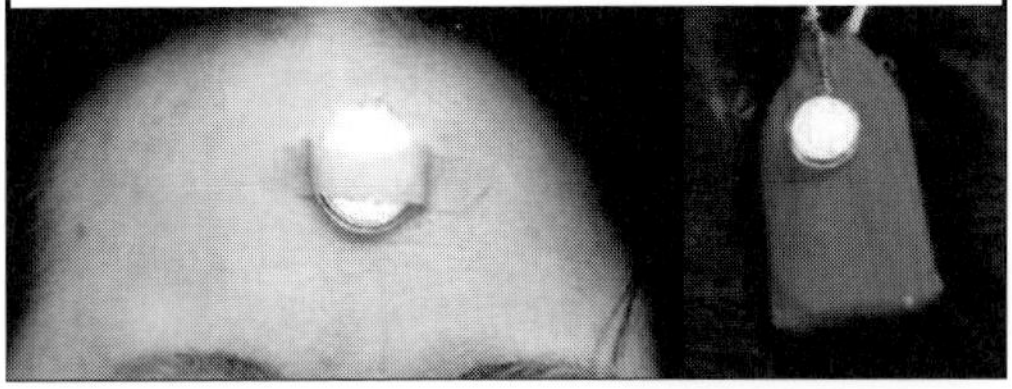

事故にあったのにかすり傷一つなかった」「杖なしで歩けるようになった」「人に優しくできる」「イライラしない」、腰痛・ひざ痛、うつ、更年期症状やノイローゼ、肝炎の改善、不眠や喘息、アトピー性皮膚炎など、さまざまな体験が寄せられるようになった。なかには金運がアップした人もいる。

２００８年に運動競技において、この図形が個人の能力にどのような影響を与えるか、ある高校の陸上部でフラワーシャーベットのブレスレットを使用してもらった。その結果、その年の高校総合陸上大会において選手全員のタイムが伸びて、20年ぶりの総合優勝を勝ち取った。

しかし、こうした体験は、偶然のもの、または心理的、精神的な効果によるものかもしれない。

そこで、フラワーシャーベットを眺める前後のオーラの写真を撮影してみた。すると、大きさと色が変わった。生命場であるオーラをクリーンにするようである。

また梅雨の６月、イチゴを使った比較実験では、フラワーシャーベットのカードの上に置いたイチゴは、白い紙の上に置いたイチゴよりもカビも生えにくく腐りにくかった。図形のパワーがイチゴのカビや腐敗に対する免疫力を上げたか、直接カビや腐敗菌を抑えたのか、どちらかだろう。

生卵を使った実験でも同様の結果だった。

暗室内でのカイワレ菜の発芽試験でも、図形の上で育てると、発芽率が高く成長も早いという結果も出た。そのほか、枯れかけたシクラメンの鉢の下にこの図形を置くと、再び蕾が出はじめ、やがて通年に渡って見事な花が咲くようになったという報告もある。フラワーシャーベットには、絵自体がエネルギーを発すると同時に、外からエネルギーを取り入れ、周囲のエネルギー場を調整する働きがあるようだ。生命力を引き出す場（生命場）をつくり出し、生命そのものを元気にするパワーもあると考えている。

フラワーシャーベットによるオーラの変化

2名ともにフラワーシャーベットのカードを眺める前後のオーラ写真を撮影した。どちらもオーラの大きさと色が変わった。

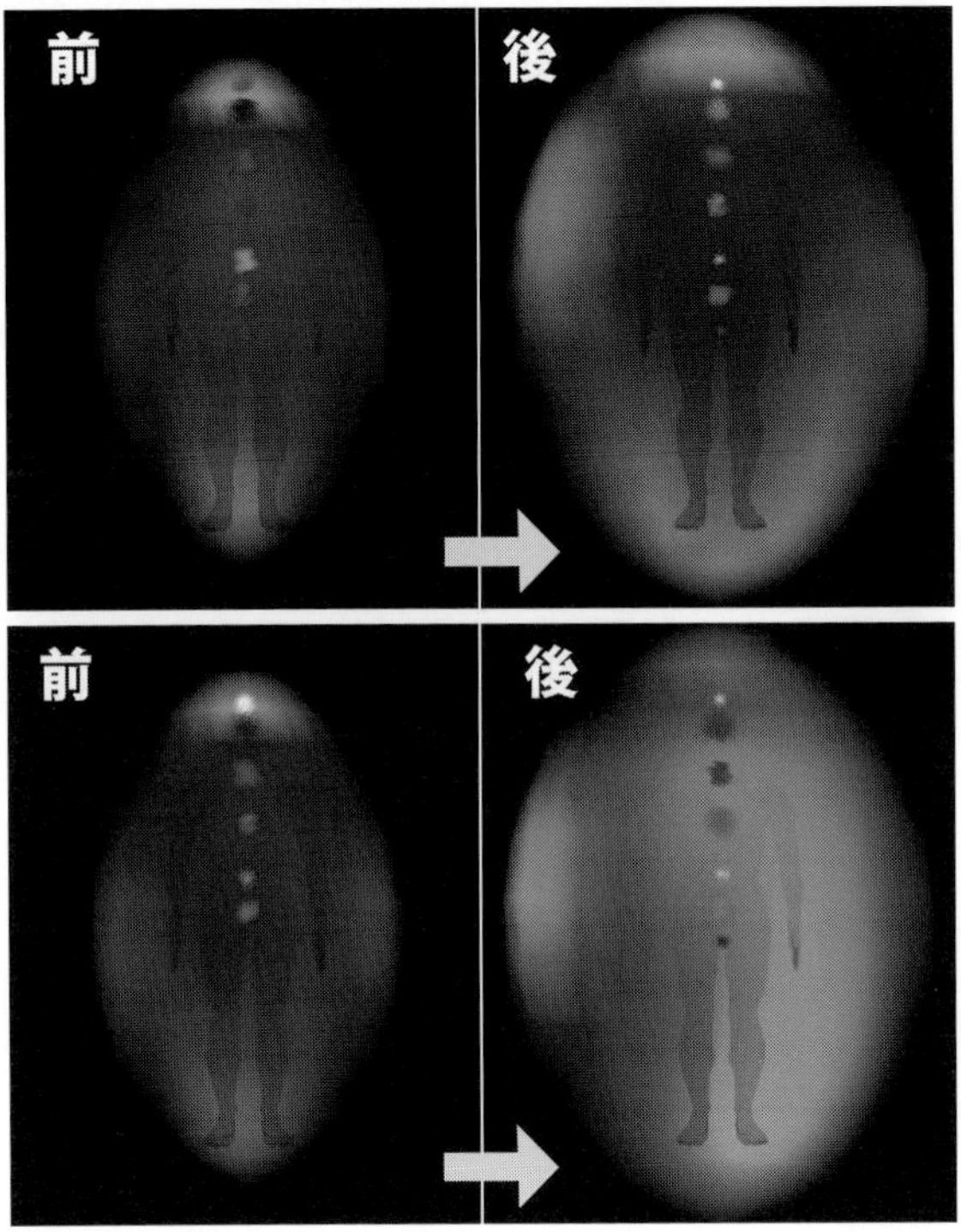

フラワーシャーベットによる食べ物の変化

イチゴの実験
（2008年6月7～10日、室温23度で実施）

白い紙とフラワーシャーベットのカードの上にイチゴを置いて梅雨の時期の6月に実内で放置。その結果、フラワーシャーベットのカードの上に置いたイチゴは、カビも生えにくく腐りにくかった。一方、白い紙の上に置いたイチゴは、3日後にカビが生えてきた。これはフラワーシャーベットから出ているエネルギーがイチゴのカビや腐敗菌に対する免疫力を上げたのか、直接カビや腐敗菌を抑えたのか、どちらかであると考えられる。

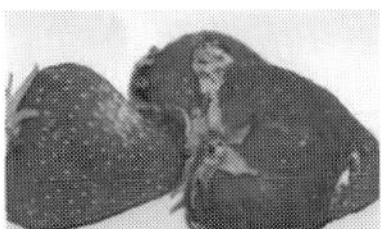
白い紙のカード

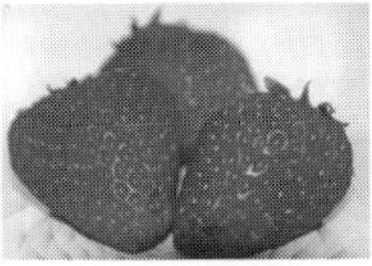
フラワーシャーベットのカード

スーパーマンダラシート

痛みを解消、重ねて相乗効果

私は最初の頃、セーマン（五角形の星形）やヒランヤ（六角形の星型）など単純な図形を組み合わせて効果を検証していた。さらに研究を進め、古代の曼荼羅にヒントを得て幾何学や物理学の概念を取り入れ効果の高い図柄へ発展させていった。曼荼羅は、サンスクリット語の「mandala」を漢字であらわした言葉で、「本質を有する」という意味がある。宗教的な世界観や宇宙の法則、人の生死や輪廻転生など、何らかの多次元的世界観を二次元の平面で表現している。

そして、２００７年頃から研究して完成したものが、スーパーマンダラシート。異なるパワーを持ったマンダラ図形を重ねて使うことで図形同士が共鳴し合い、全体としてより強いパワーが生まれた。宇宙をあらわす特定の数字の配列や組み合わせによる魔方陣（縦、横、対角線の合計数がすべて同じになるよう数字を正方形に並べたもの）を使った。数のパワーを取り入れ、数字の法則に従い図柄を変則的に並べ、図柄の間には、光の解析図を基にした記号を入れることで、うまく連続図柄がシンクロし、パワーを高めることができた。

スーパーマンダラシートの四種類の図柄にはそれぞれ意味がある。「ダイヤ」はフラワー・オブ・ラ

スーパーマンダラシート

フラワーシャーベット

オーラの浄化・霊障解消

ダイヤ

フラワー・オブ・ライフの応用

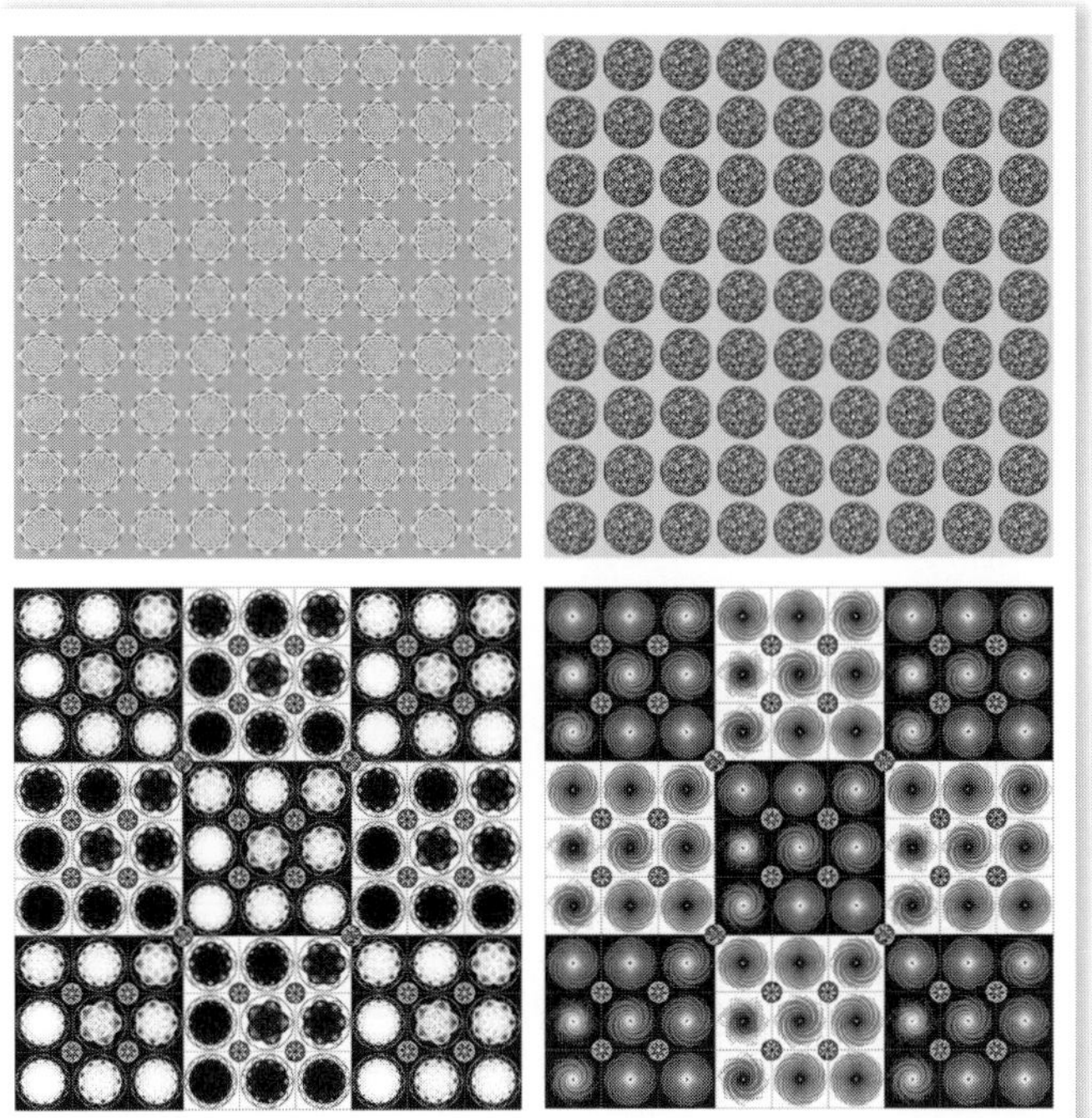

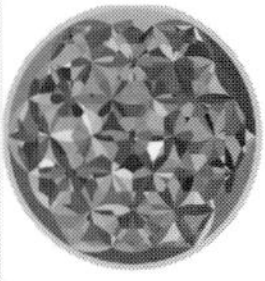

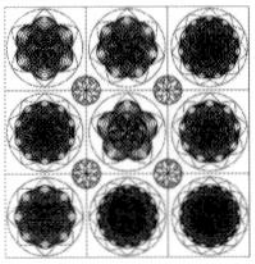

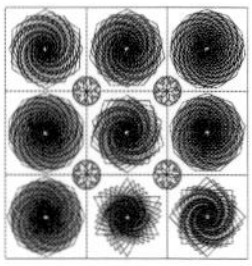

トーラス

連続するエネルギー

パーフェクトユニバース

全方向に回転するエネルギー

スーパーマンダラシートの活用方法

肌触りの良い布で包み込み下着に挟む。お臍の下に当てる。机やいすの座面の裏に貼って、子どもたちに変化が出たという声もある。４枚張り合わせて使用するとパワーが拡張する。

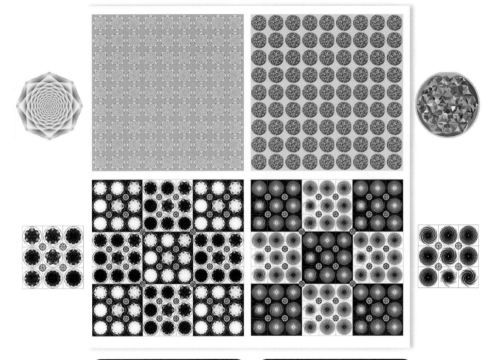

イフを基に、一つひとつの色を決めていき、安定した効果が得られるような配色が決まり仕上がるまでに三年を要した苦心作だ。アレルギーや高血圧、呼吸器や循環器系患者さんに効果的なようだ。「ダイヤ」「フラワーシャーベット」「トーラス」は連続的な図柄にし、「パーフェクトユニバース」は全方向に回転するエネルギーをあらわしている。四種類の図柄を重ね合わせて使うことで、宇宙と調和し、エネルギーのバランスを整える意味がある。使い方は、最初に、「パーフェクトユニバース」を上にして置き、その上に「トーラス」「フラワーシャーベット」「ダイヤ」の順に図柄を上にして重ねる。4枚を重ねたら、周囲の四辺をセロテープで貼り、さらにシート全体を包み、貼っておくと、補強にもなり繰り返し使える。貼り合わせると、「ダイヤ」がいちばん上になり、それ以外の図形は見えなくなるが、それぞれが重なるパワーを持つことで全体としてのパワーが補完され増幅される。

使った人からは、アトピー性皮膚炎や花粉症、胃痛や胃もたれ、ひざの痛みや肩こり、腰痛、坐骨神経痛、ヘルニアが改善したという報告を受けた。さらに家庭内の不和や学級崩壊がなくなり、吐き気を催すような重症の頭痛に花粉症も、むち打ち症、ぜんそくの発作まで改善したという声が寄せられた。治療家からは、「パーフェクトユニバース」「トーラス」は細胞を活性化するようなエネルギーがあり痛みをやわらげるような働きがあるように感じるとか、「ダイヤ」は脳から全身に指令を出す神経や内分泌の働きを整え、「フラワーシャーベット」は血液循環を良くする働きがあるようだと報告があった。

クスリ絵による植物や食べ物の変化

シクラメンの開花

2007年6月5日〜10日(室温23度)

シクラメンの開花時期は、晩秋の11月頃から翌年の3月頃まで。ところが7月、8月にも花が咲き、秋以降も花が咲き続けた。よほど恵まれた環境でないとシクラメンが通年咲くことは極めて珍しい。

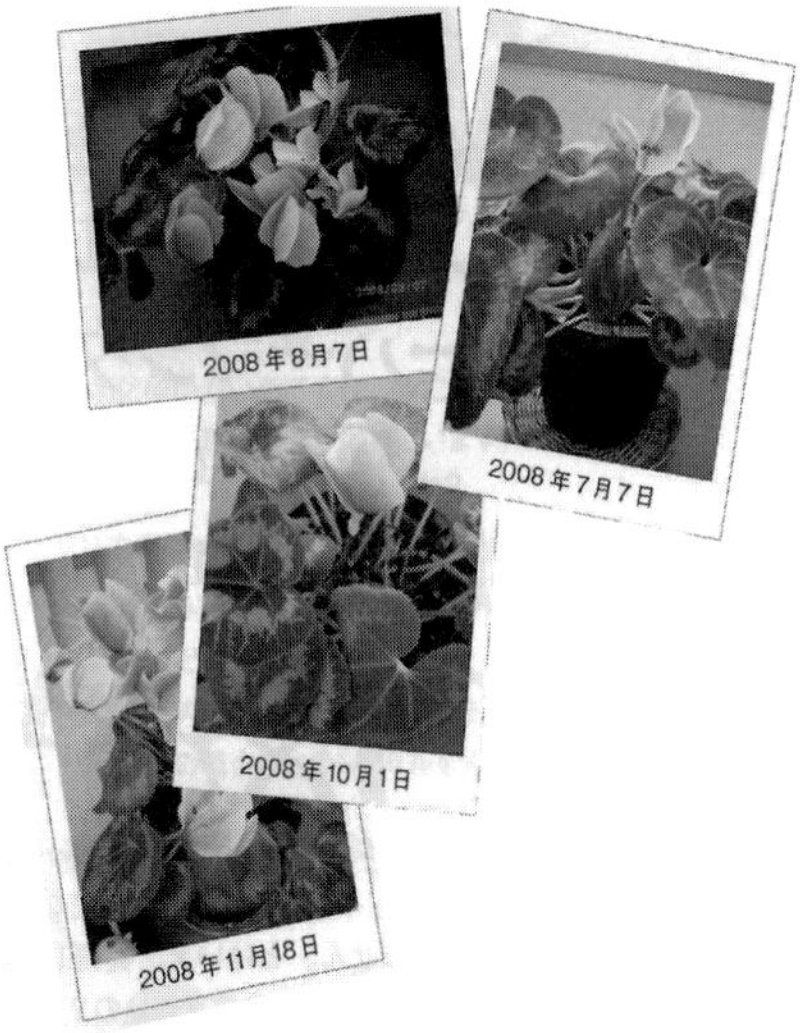

バナナの実験

2007年6月5日〜10日(室温23度)

バナナが熟すと、皮に斑点が出てくる現象を利用して、図形の上に置いたものとコントロールを比較すると、明らかな違いが見られる。果肉もしっかりとしており新鮮さが保たれているようである。

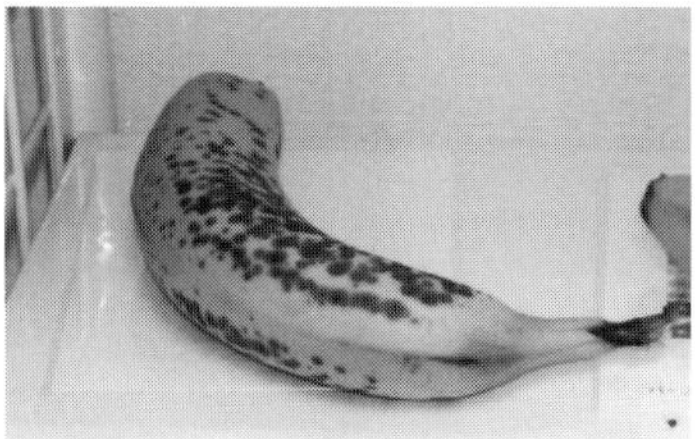

白い紙を置いたもの(コントロール)

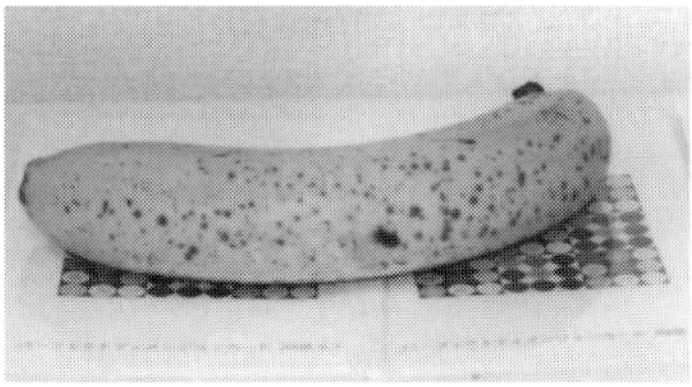

パーフェクトユニバースを貼ったもの

メダカの実験

2007年6月12日〜25日(室温23度)

二つの水槽にメダカを6匹ずつ入れ飼育を開始。図形を貼った水槽のメダカには変化はなく、白紙を貼った水槽のメダカは19日と25日に1匹ずつ死んで4匹となり、図形を貼ってある水槽のメダカは6匹すべて生存中!!

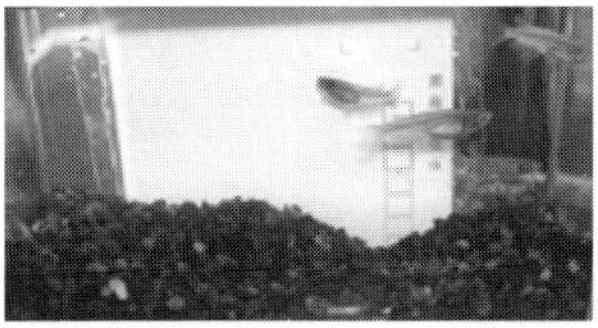

白い紙を貼った水槽(コントロール)

19日…1匹死亡
25日…1匹死亡

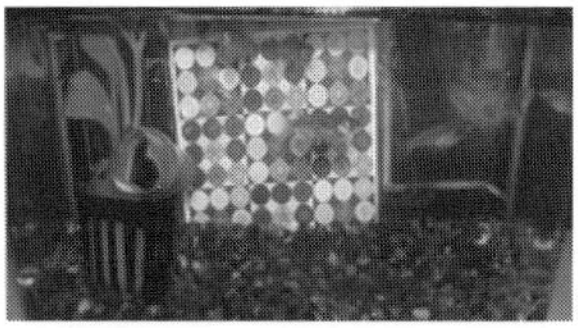

パーフェクトユニバースを貼った水槽

25日現在…全6匹生存

3 オーラでわかる生命エネルギー

人間が病気になる原因は、「身体を無理に酷使する」「心配事で心を悩ませる」「暴飲暴食・睡眠不足などの生活習慣」「電磁波などの生活環境」と、さまざまである。

しかし、私の第三の目で視ると、人間の身体の外側、周囲を卵形に取り囲んでいる「生命場（ライフ・フィールド）」に問題が生じていることが多い。

人間は、食べ物や水を取り入れてエネルギーをつくり生きているだけではない。生命場から大気（天）や大地（地）に存在する生命エネルギー（気やプラーナ、ヨガでは呼気）を取り入れ、共振させ、分子や細胞の修復、再生を行っている。

この生命場は特殊な図形をしている。身体の周囲70～１００センチメートルほどの、外側の空間にプラポット（放射点）が立体的につながり、グリッド（生命エネルギーを取り囲む格子状のネットワーク形態場）が存在する。プラポットは、生命エネルギーを取り入れる入り口。この入り口を使って周囲の空間から身体の内部に生命エネルギーはもちろん、情報などを取り入れている。また、バリアとしての働きがあり、外界からの有害な電磁波に対抗している。この電場と磁場（電磁場）からなる籠のような構造物を「電磁ゲージ」と名付けることにした。電磁ゲージはオーラの中心にある。

「生命場（生命エネルギーの状態）」は、オーラ撮影機（オーラビデオステーション）で撮影したオーラ写真によって確認できる。オーラは俗に「あの人にはオーラがある」と使われるように、その人の雰囲気や「気」のようなものだ。生命エネルギーの一種で人体だけでなく動物、植物に至るまで存在する。

オーラの色や形、大きさは、一人ひとり異なっていて性格や心理状態まで読み取ることができる。

実際に私のクリニックに来院した患者さんのオーラを撮影してみると、病気の人は欠けていたり、傘

生命場と生命エネルギー

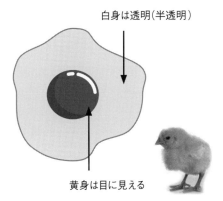

透明部分は身体を包む生命エネルギー

ここが原因で多くの深刻な病気が起こる。
それに気づいても治し方がわからない。

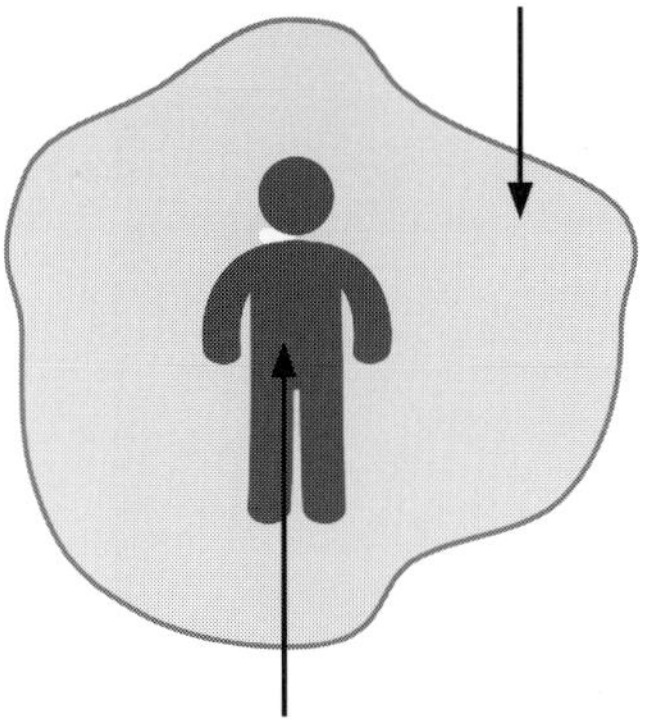

目に見える人体は黄身に相当

人体の治療を行うのが現代医学（西洋医学）

をかぶっていたり、小さかったり、チャクラが不揃いだったりする。オーラの欠けや変色の部分などと一致した部分の身体に異常が起こっている。

左肩ばかり何度もけがをする患者さんがいた。自転車に乗っていて対向車とぶつかったり、人とすれ違う際にぶつかったり、電柱にぶつかったりするそうだ。なぜ左肩だけをけがするのか。本人も不思議がっていたが、この患者さんの左肩部分のオーラが欠損していることが原因だった。人は肉体だけでなくオーラを含めてその人の場を形成しているため、欠損している部分は相手に認識されないことがある。そのため、この患者さんは左肩だけを繰り返しけがをしていたのだ。

何らかの原因でプラポットの活動が低下すると空間から十分なエルギーを取り入れることができなくなる。また、グリッドに歪みや詰まり生じると、エネルギー

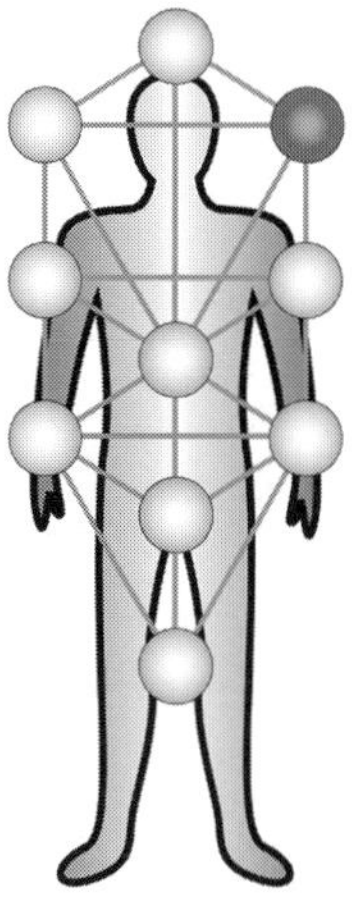

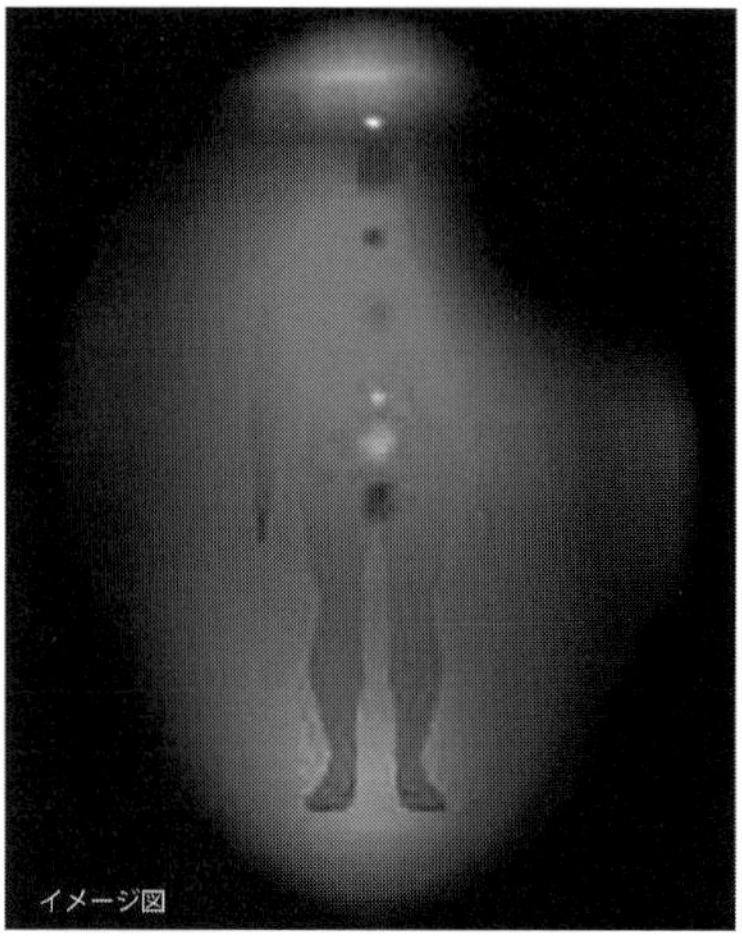

自転車で3度転び左肩をぶつけて骨折した人のオーラ写真。左肩上のプラポット部分のオーラが欠けて見えている。オーラの欠けている部分に近づき、手を当てると、手がピリピリしたり痺れたり感じることがある。

が滞ってしまう。気の流れが悪い状態と同じである。その結果、病気になったり体調が悪くなったり運気が低下したりする。電磁ゲージの構造を正常な形に戻すことができれば、十分なエネルギーを取り入れ、病気や不調を改善に向かわせることができる。電磁ゲージが正常に戻れば健康で幸せでいられる。

患者さんの服の上や服の内側から背中や気になる部分に貼り付けるクスリ絵によって、独自の色や形の持つエネルギーが生命場で共振を起こし、エネルギーを取り入れる。そして電磁ゲージに変化が起こり、人の身体や心にも脳血流や体温の上昇、痛みの解消など本当に不思議な変化が起こるようになる。

直接、身体に薬として働く作用はないクスリ絵は、生命場理論からみると、当たり前のことであるが、医学では理解できない治療法なのである。

当クリニックを受診する患者さんはさまざまな症状で来院する。医師であるからには、何とか患者さんの不調を完全に取り除きたいと思っている。しかし、西洋医学や東洋医学だけの治療では病気や症状を完全に治すことができない場合がある。両医学とも肉体内部の状態を改善させることはできるが、生命場までは調整できないからだ。クスリ絵はこの生命場に作用する。クスリ絵のいいところは、診察室の中だけではなく家に帰ってからも、貼り付けているだけでずっと生命場の治療が続いているところにある。不思議な治療法と思われるかもしれないが、21世紀は、こうしたエネルギー治療や量子医学が主流の時代になると私は考えている。

生命場を壊す電磁波

人体の電磁ゲージに異常を与えるいちばんの原因は、生活環境の中の電磁波である。ほとんどの人が自分では気づいていないが電磁波障害がある。何かに触れて静電気を感じる人は、電磁波の影響を受けている、病気もしくは病気予備軍の状態にあるといっていいだろう。

危険なWiFi(高周波)!?

どこの家でもインターネットを使うようになり、パソコンやスマートフォンなどがつながる無線LANが当たり前になっている。無線LANの電波は2.4GHzという高周波を使っている。この電波と一番近い周波数のものは電子レンジ。電子レンジは2.45GHzの電磁波で熱調理する。無線LANの中にいるのは、電子レンジの中にいるのと同じような状態。WiFi 1台は、家一軒丸ごと電子レンジのようなもの。いつでもつながる状態は、電子レンジの扉を開けっぱなしにして高周波が空間をランダムに飛び交っている状態なのである。扉を閉めて限定的に使う電子レンジよりWiFiは電磁波をより多く浴びる危険性がある。

『暮らしの中の電磁波測定』電磁波市民研究会編著（緑風出版）より引用

WiFiの電磁波対策

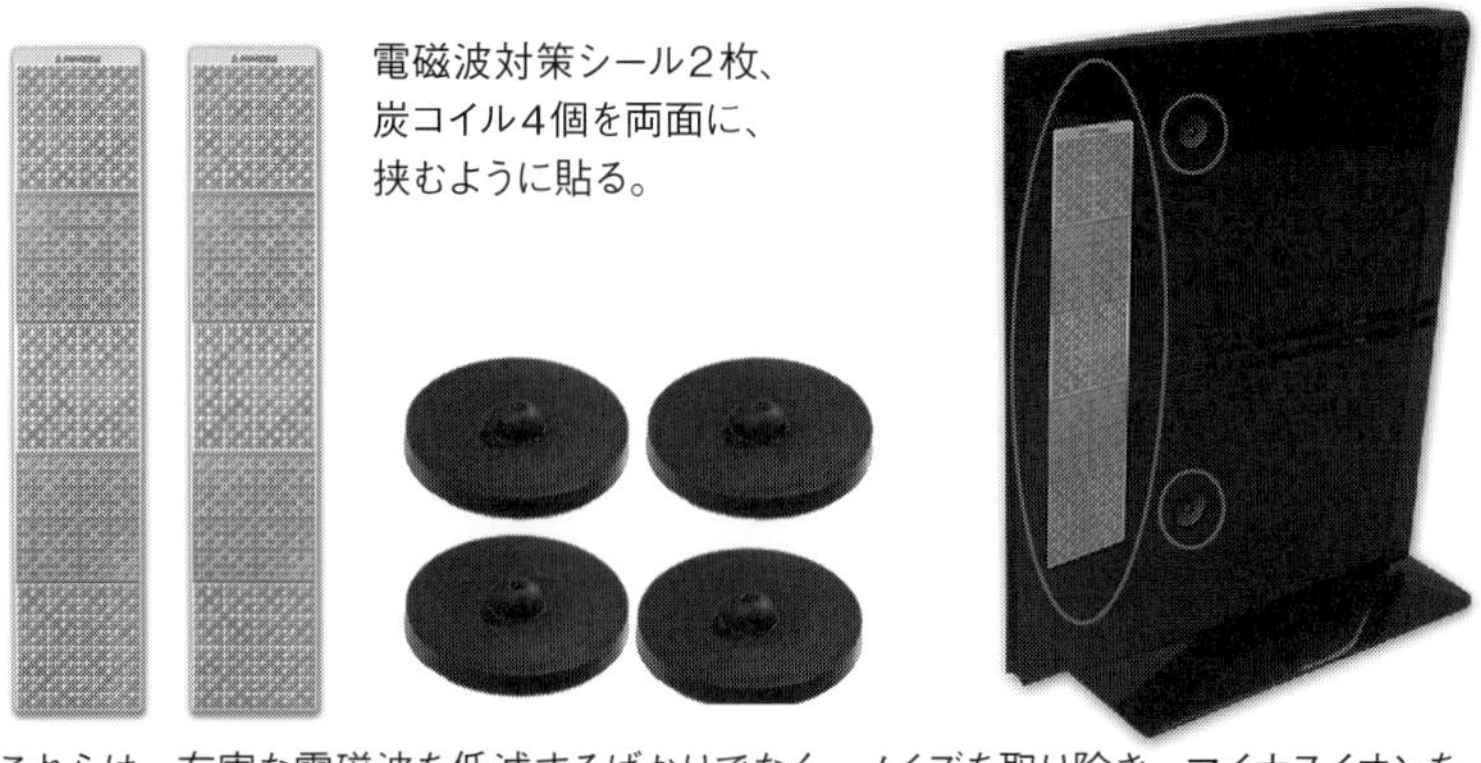

電磁波対策シール2枚、
炭コイル4個を両面に、
挟むように貼る。

これらは、有害な電磁波を低減するばかりでなく、ノイズを取り除き、マイナスイオンを放出させ電磁波を有用なものに変えてくれる。

母親の携帯電話使用と子どもの発達障害

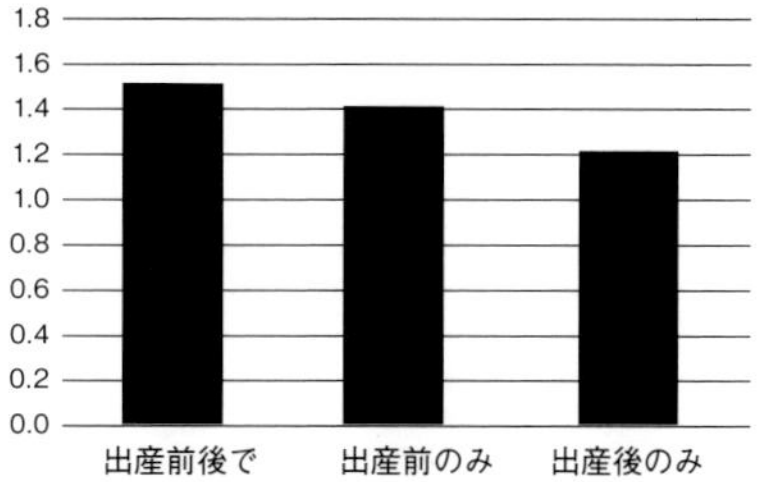

出典：『電磁波過敏症を治すには』加藤やすこ（緑風出版）

アメリカの学校の自閉症患者数（6～21歳）

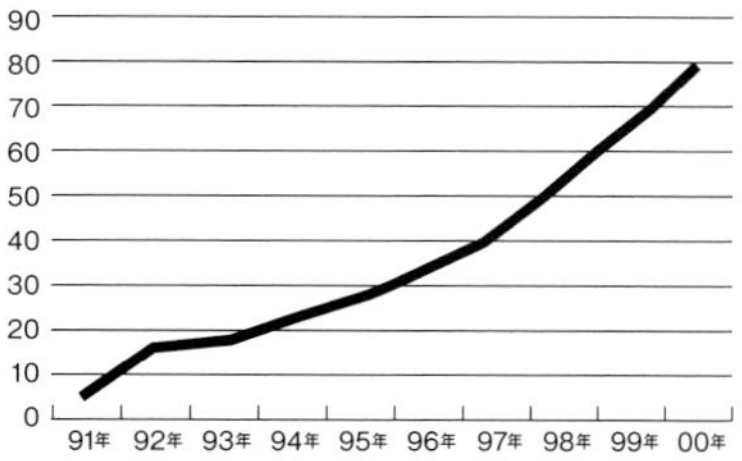

出典：『電磁波から家族を守る』加藤やすこ（建築ジャーナル）

女性と子どもへの電磁波対策

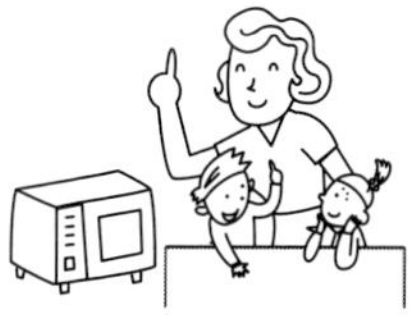

女性は一生分の卵子を持って成長していく。成長過程の女性が電磁波の影響を受けると、卵子はきちんと発達ができず電磁波によって半熟卵のような状態になる。自閉症やADHD、発達障害の子どもが増えているのは、電磁波に原因があるといわれている。

子どもがタブレットを使うと、子どもの脳には絶縁体がないため電磁波のダメージを直接受けて攻撃的な人間や愛情のない人間になってしまう。脳が成長しない、あまり働かない。

知らない間にじんわりと電子レンジがグラタンをグツグツさせるように、電気で動いている脳や心臓、目や皮膚、身体は影響を受けている。特に子どもには使用時間の制限など、対策を必ずしてほしい。

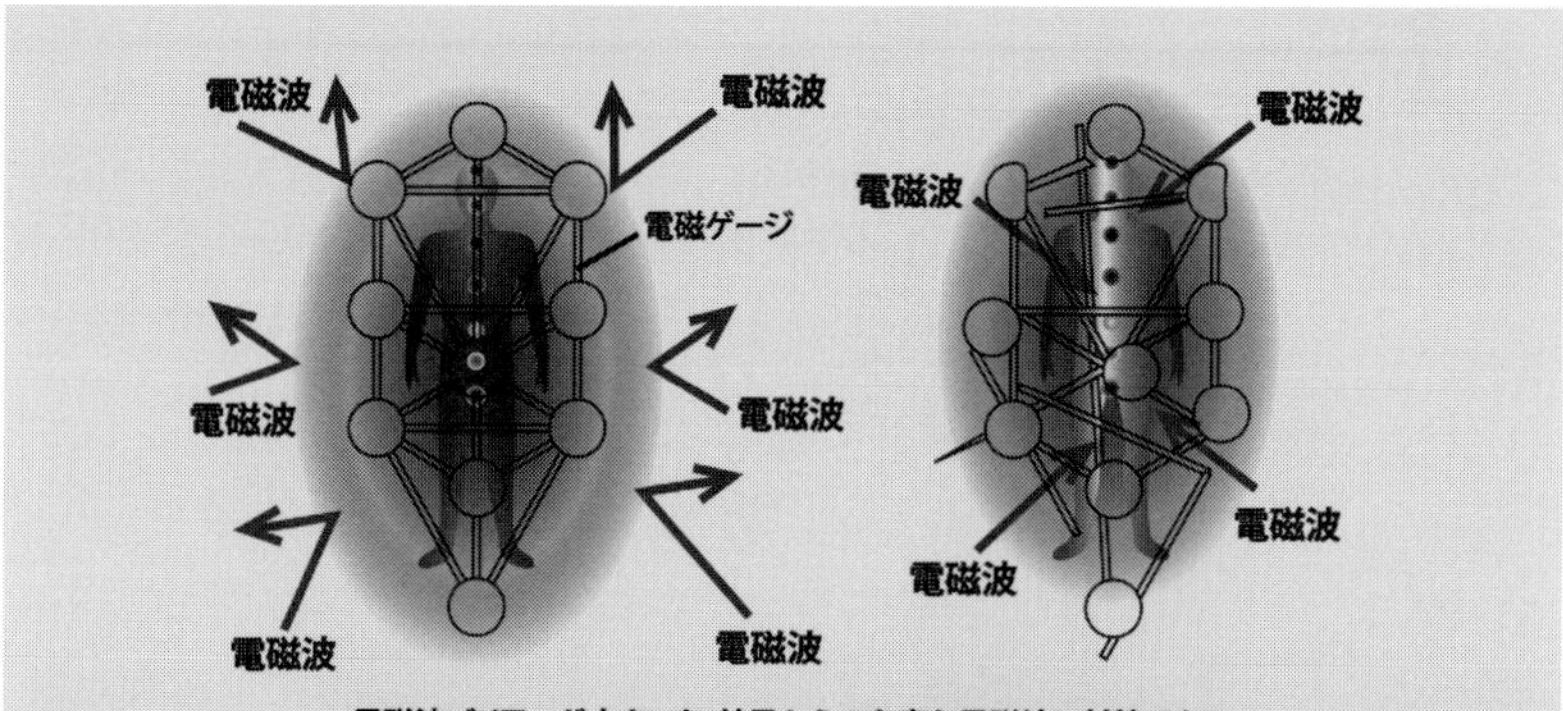

電磁波バリアーが大きいと、外界からの有害な電磁波に対抗できる。
電磁波バリアーが小さいと、外界からの有害な電磁波に対抗できにくい。

クスリ絵では外部からの電磁波対策はできないが、人体にもともと備わっている対電磁波機能を上げることができる。つまり、電磁ゲージをしっかりと形成し、電磁波の影響を受けづらくすることができる。

4 美しい図形にあるパワー

私は「パワーがある形」を求めて、さまざまな分野の形に目を向けてきた。そしてパワーがある形の特徴のようなものを見いだした。

それは、誰もが美しいと感じる図形である。渦やラセン、回転や集中放射する形や、動きのあるメビウスのようなもの、自然界にあるものや黄金比などの比率でできている流線形のプロポーション、曼荼羅、シンメトリックやバランスの良い安定している形、ペンローズのようなリズミカルな形、シンプルで無駄のない形、高次元や宇宙の形、数学的な理論が背景にある形や神聖幾何学図形関連の形、コントラストがはっきりしているものなどである。

特に神聖幾何学模様は、自然界のあらゆるものが持っている模様である。この模様は、この世界の形あるものの源で、すべての生命に含まれている創造のパターンをあらわしている。なかでも最もポピュラーな神聖幾何学図形は、中国、イスラエル、インドや日本、トルコ、エジプト、イタリア、スペインなど世界各地の異なる古代遺跡、寺院などから発見されていて、ほぼすべての主要な文化の中に使われている。そして「フラワー・オブ・ライフ（生命の花）」という意味のその土地の言語で呼ばれている。

形がパワーを持つための条件

黄金比 数学的比率	シンメトリー 点対称 相似形	渦巻	宇宙 北斗七星

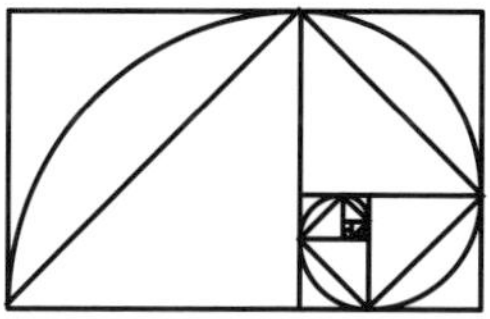
黄金比

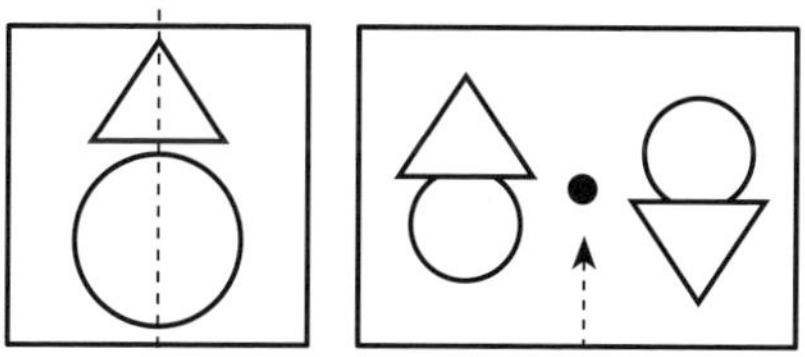
中心線　中心点

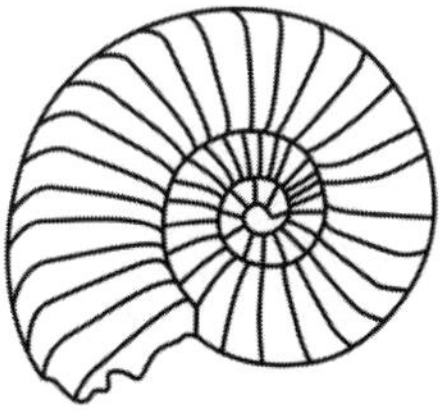
ラセン

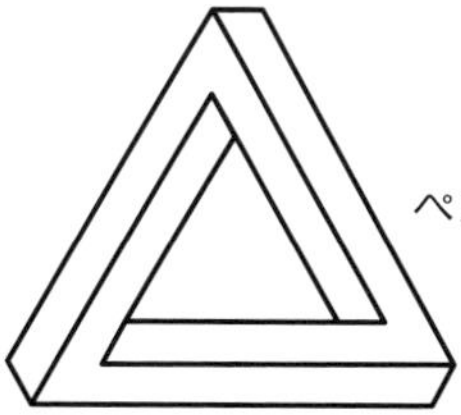
ペンローズ

自然界のロマネスコ、アロエ、ひまわり、ダリアなどの花の形や雪の結晶、貝殻などもそのひとつで、形が規則正しくパターン化しており、さらに数学的な図形が存在し、不思議なエネルギーを発生させている。

そのため、フラワー・オブ・ライフを基につくった図形の多くは、クスリ絵として十分な効果を示すのである。

わが国の図柄にも神聖幾何学のパターンが存在する。「籠目紋」は網目の一つを紋章化し、正三角形を上下に重ねた六芒星（ヘキサゴン）は魔方陣の形として知られ、邪を払う力があるとされている。

もっと身近な「麻の葉模様」はフラワー・オブ・ライフそのもの、魔除けの効果があるとされている。神社・仏閣などにある「灯籠」や橋の欄干の「擬宝珠」、狛犬が持つ玉の模様にも使われている。

フラワー・オブ・ライフの意味していることは二つある。

第一にフラワー・オブ・ライフは生命を設計する、聖なる図形である。生命の誕生は、子宮の中で精子と卵子が受精し、命の種となり、その後幾度も細胞分裂を繰り返しながら成長していく。その過程は、フラワー・オブ・ライフやその図形の中から導き出された図形で配列されている。生きとし生けるものにあてはまる、世代から世代へと受け継がれる生命全般のサイクルが秘められている。

第二に生命だけでなく金属や鉱物の原子構造もフラワー・オブ・ライフから導き出された幾何学図形（プラトン立方体のような構造）やフラワー・オブ・ライフそのものの形をしている。鉱物の例としては緑柱石が挙げられる。

まさにフラワー・オブ・ライフは、この宇宙に存在するすべての形を生み出す源、すべての形あるものの母、根源なのである。

古代の人たちは、こうした図形などに秘められた意味やエネルギーを知っていて、あらゆるものと密接なかかわりがあり、宇宙の法則をあらわす象徴的なものとして神聖幾何学図形を重要視してきたに違いない。

自然界にある神聖幾何学模様

ダリア　ひまわり

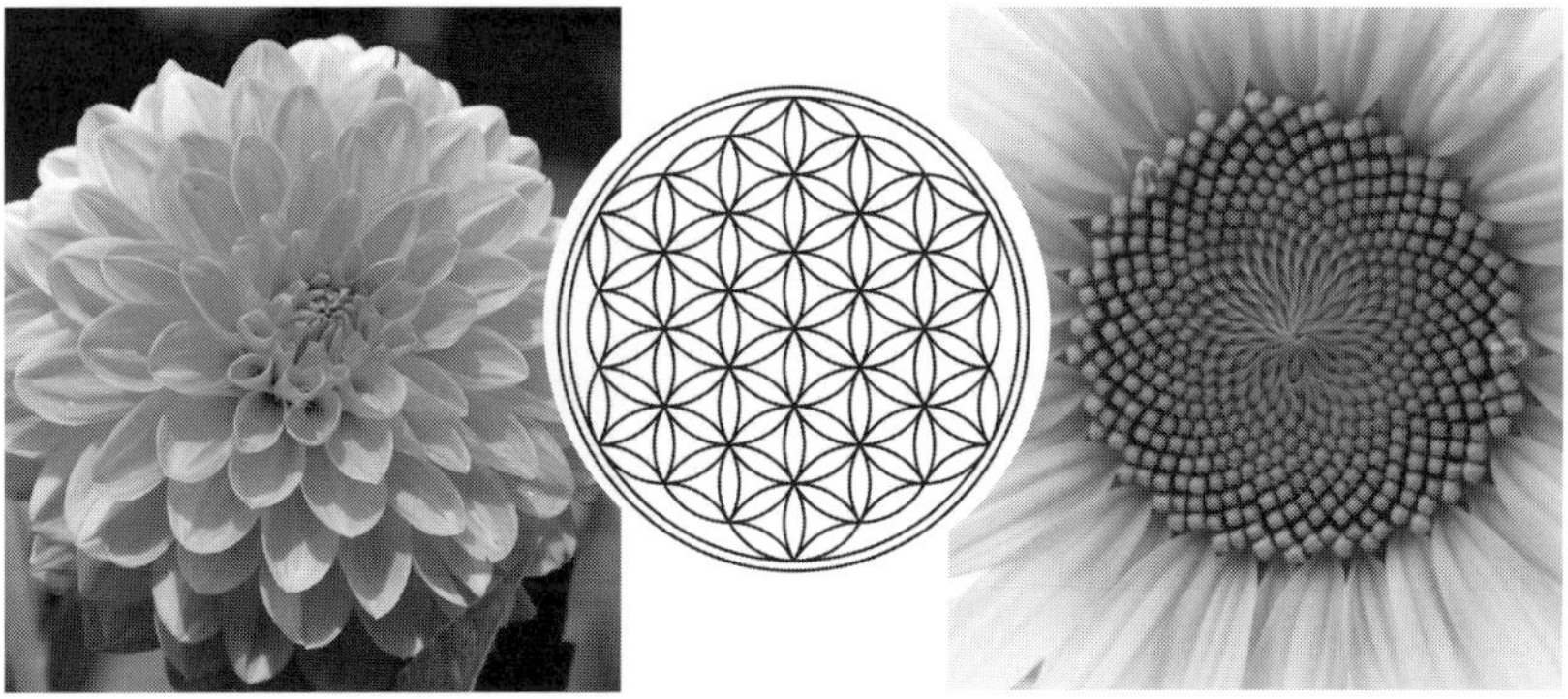

籠目紋

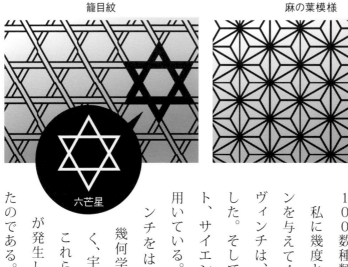

麻の葉模様

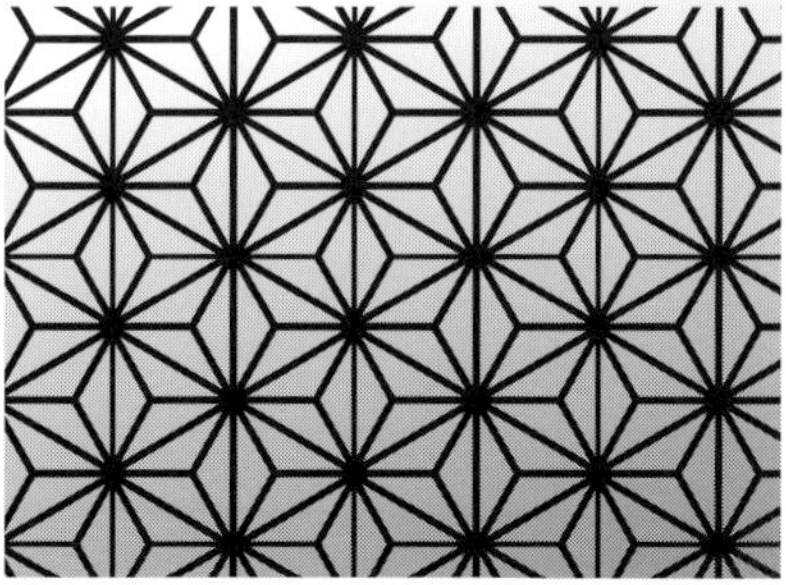

自分でも驚いたことにフラワー・オブ・ライフを基本にしたクスリ絵を100数種類もつくり上げていた。

私に幾度となくインスピレーションを与えてくれたレオナルド・ダ・ヴィンチは、この神聖幾何学を探求した。そして自らの建築、音楽、アート、サイエンスなど、すべての中に用いている。レオナルド・ダ・ヴィンチをはじめ先人たちは、神聖幾何学図形が単なる形ではなく、宇宙の法則にもつながり、これらから精妙なエネルギーが発生していることを知っていたのである。

神聖幾何学図形

「シード・オブ・ライフ（生命の種子）」から始まり
「エッグ・オブ・ライフ」「フルーツ・オブ・ライフ」

「ツリー・オブ・ライフ（生命の樹）」、

「フラワー・オブ・ライフ（生命の花）」で完結し、

「フルーツ・オブ・ライフ（生命の果実）」で実を結ぶ。

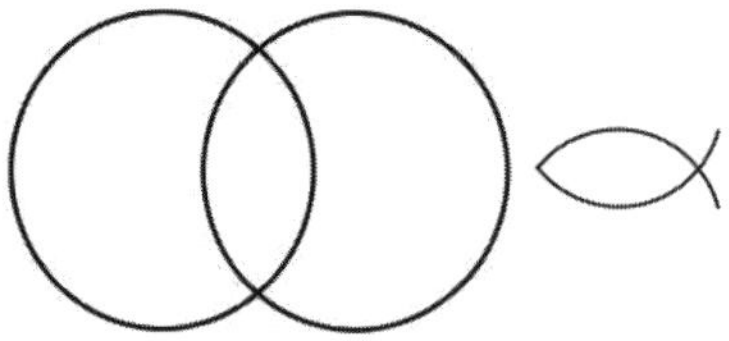

ベシカパイシス

魚のシンボル。最初の細胞が分裂して二つに増えるときの姿そのもの。二つの円が交差した部分が魚に見えることから魚の器(vesica pisces)と名付けられる。キリスト教がまだ新興宗教だった頃のシンボルマークで、生命のはじまりを意味した。

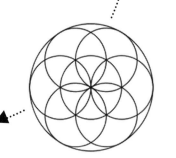

シード・オブ・ライフ(生命の種子)

七つの円でつくられる図形。フラワー・オブ・ライフの基本要素。

『創造の7日間をあらわすシンボル』加護と恵みのシンボルに、すべてが最初に創りだす生命の神秘をそのまま形にしたもの。

ツリー・オブ・ライフ(生命の樹)

フラワー・オブ・ライフの中に隠されたツリー。やがて花を咲かせ果実を実らせる。古代ユダヤのカバラでは生命の木の形はカバラのセフィロトの樹の図形と一致。カバラ神秘思想の根幹をなす。エジプトの柱で発見された“ツリー・オブ・ライフ”には、上下に一つずつセンターが付け加えられ、合計12のセンターが存在する。

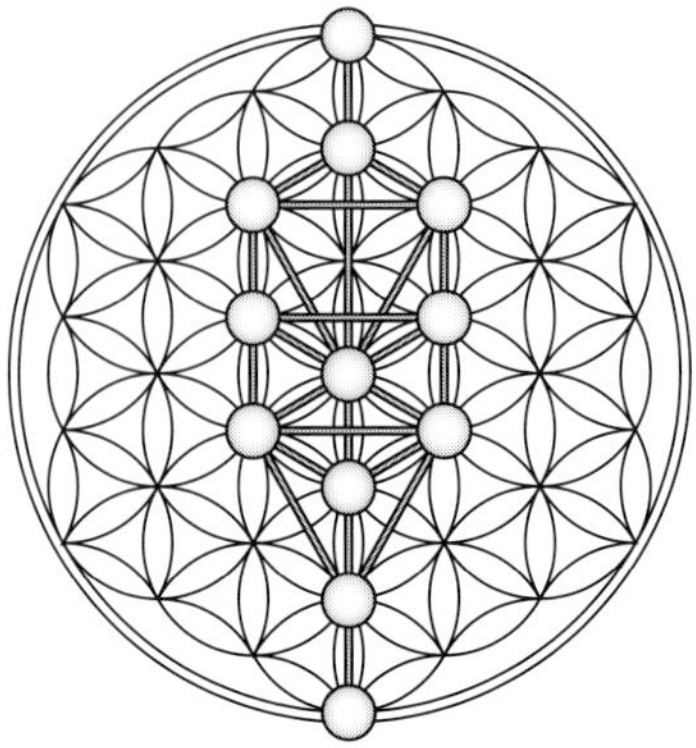

フラワー・オブ・ライフ(生命の花)

等間隔に七つかそれ以上の円を重ねた幾何学図形。左右対称な構造、花のようなパターンを形作る。宇命エネルギーシステム、生命の創造パターン、無限サイクル。

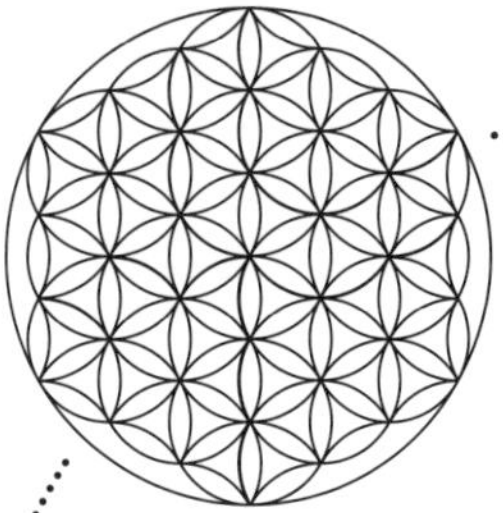

フルーツ・オブ・ライフ(生命の果実)

13の円からなる図形。原子、分子構造、生命体および存在すべてのデザインの基礎を含む宇宙の青写真。正多面体を生み出すメタトロンのキューブを描くための幾何学的基礎を含む。

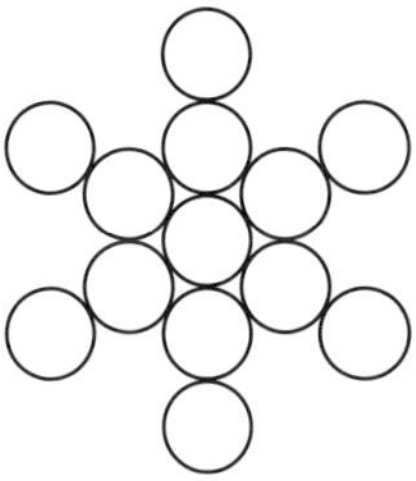

エッグ・オブ・ライフ

球の間の距離が音楽のトーンとハーフトーンの間の距離と同一、音楽の基礎を形作る。第三の胚分裂の細胞構造とも同一。多細胞胚の形状。

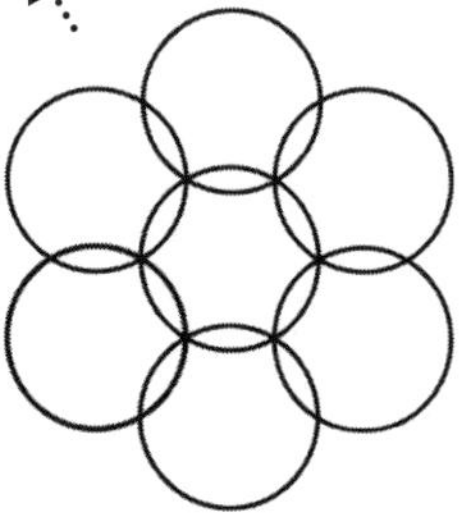

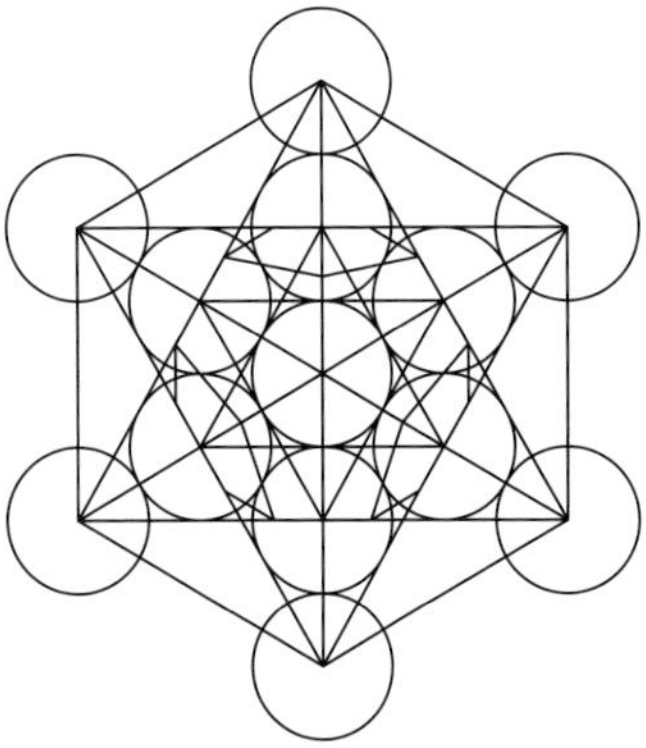

メタトロンキューブ

女性エネルギーをあらわす13 個の円を用い、フルーツ・オブ・ライフの円の中心点を結んだ図形。直線は男性エネルギーをあらわし、陰陽のバランスを整え調和のエネルギーが生まれる。カバラとも深いつながりを持ち、生命の樹の第一セフィラを守る大天使メタトロンを呼び覚ましチャクラの状態を整え浄化する。

五つのプラトン立方体

メタトロンキューブの中には
正四面体、立方体(正六面体)、
正八面体、正二十面体、正十二面体、そして
球という6つの原型的な形が存在している。

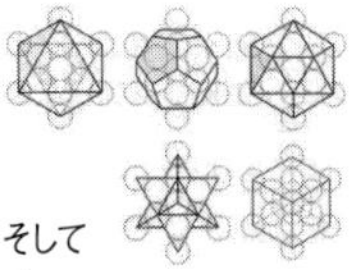

5 数字の持つ意味

マヤ文明は、数字の力を活用し卓越した文明を持っていたことで知られている。

マヤ文明は、4〜9世紀にかけて中央アメリカのユカタン半島、現在のメキシコからグアテマラにまたがる地域に成立した高度な都市文明。神殿・ピラミッドを建築、20進法、0の概念、精密な暦法、絵文字などを持ち、天文学に優れ、火星や金星の軌道も計算し、世界最高水準の暦を用いていて特異な文明を築きあげていた。

マヤの人々が大事にしていた数字は、「13」と「20」。

彼らは世界が天界・地上界・地下界に分かれていると考えていた。天上界には13の層があると考えていて、神聖な数字として「13」を崇めていた。天体の動きを見ても、地球を回る月の公転周期は13回、女性の月経は1年間で13回というように、「13」とは宇宙の定数をあらわす崇高な数字でもあった。

「13」は強力なパワーを秘めている数字のため、時代の権力者や支配者は、ほかに使わせないように、わざと忌み数、不吉な数字とし一般に流布したと考えられる。

ちなみにカバラ数秘術でも「13」は「12＋1」として、この世界のもう一つ上層の階層・天界をあらわす数、根源でもある故郷（集合意識）、創造主であり、宇宙の中心（銀河の渦）とつながるために与えられた特別な数字とされていた。

「20」は、20進法（20になると桁が繰り上がる数え方）が使われていたこともあるが、手足の指の数、タンパク質を構成する必須アミノ酸の種類、ＤＮＡの細胞をあらわす数など、不思議と人間と関係のある数字で生命の定数をあらわす数字と考えられている。

「20」は「生命の定数」として、それぞれが持つ特有の性質や傾向をあらわしており、「13」は「宇宙の定数」として、エネルギーレベルに関連したものをあらわしている。

古代マヤ人は、およそ17種類の暦を、目的によって使いわけていたという。神官やコミュニティリーダーの選出、未来や過去読み、儀式の執行日、また農業の作業日などを暦に相談し、長老や神官が、それらを深く読み解き、占いや予言を行ってきたとされる。

すべての基になっていたのは、神聖暦（ツォルキン暦）で、13×20日、２６０日周期が宇宙や自然の流れと人体とが調和した暦として使われていた。

彼らの考えは、太陽をはじめ、月も、金星も、そのほかの星々を含む大宇宙のすべてが、この大地を通して人間の運命を支配している。「大宇宙の鼓動（リズム）を知ることができれば、あらゆるものの鼓動（リズム）を知ることが可能となる」というものであった。天空の動きを高等数学と高度な天文学からつくり上げ、地上の未来を読み解くためにマヤ暦を発明したのである。時間は直線的に進むものではなく寄せては返す波のように、過去と未来はある法則に基づいて繰り返すもの、未来の中に過去があり、過去の中に未来があると、継続した無限の動き、宇宙のサイクルとして捉えていた。

現在、私たちが使っている暦はグレゴリオ暦（太陽暦）である。地球に対する太陽の運行を基本にしたもので1年12カ月の365日、4年ごとに366日の閏年がきて、100の倍数に当たる年は閏年とせず400の倍数を閏年にするという条件を加えたもので1年平均365・2425日となる。

明治初め、日本では千年以上使ってきた太陰太陽暦をやめた。旧暦は、月だけを基準にしたものではなく、太陽の運行も意識し、季節にできるだけ合わせようとした日本古来の知恵、文化だった。月のサイクルは、女性の妊娠や月経などと同調し、満月や新月は女性の新陳代謝や精神に影響を及ぼすといわれているが、月の満ち欠けを知り、季節や風情、情緒を愛でて自然の恩恵を享受することは、時の流れをゆっくりと充実させてくれていたのではないかと思われる。

現代のような時間と闘う、競い合うような世の中になったのは、太陽暦のリズム12テンポに原因の一つがあるのではないか。人間も宇宙の一部であるから、自然のリズムと調和しながら生きることで、もともと持っているリズムを崩さずエネルギーを高めて生きることができる。12テンポのリズムを自然の中の調和の数字13テンポに切り替えることで潜在意識の力は増大することができるだろう。

現代人の基本数字は「 12 」と「 60 」

1 年＝ 12カ月

1 日＝ 24時間
(12×2)

1時間＝ 60分
(12×5)

1 分＝ 60秒
(12×5)

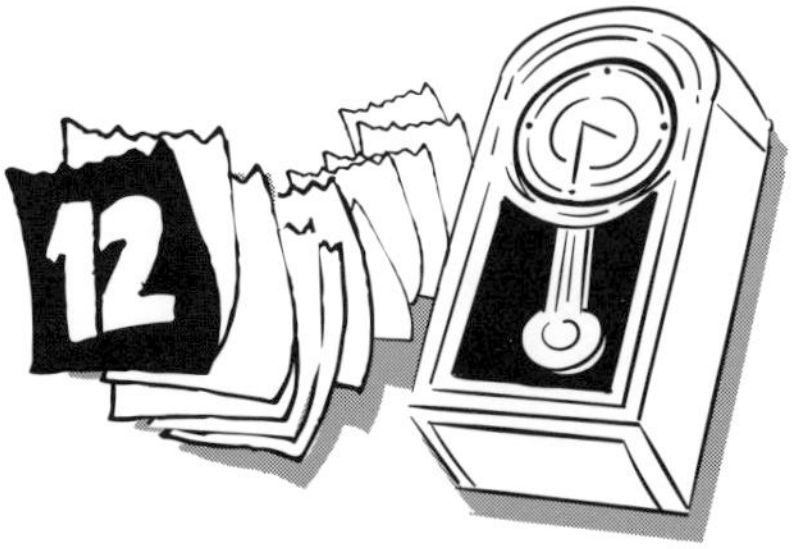

なぜ「12」と「60」なのか

数字を数える場合、片手の人差し指から小指の計12個の節を親指で示して数えていた。12は、2や3や4で割り切れる。60は、12の5倍で、5等分を含めた1から6までのすべての数で割り切れ、わかりやすいので時計の針等で使われている。図形も正12角形は、一つの円の中に存在して、直交する対称軸を有する形になっていて表現しやすい。12は使いやすく、便利で美しい数字なのである。

東西を問わず、世界各地で生活の中に「12」が使用されている。

・新約聖書のキリストの使徒12人

ペトロ、ヤコブ（ゼベダイの子）、ヨハネ、アンデレ、フィリポ、バルトロマイ、マタイ、トマス、ヤコブ（アルファイの子）、タダイ、シモン、イスカリオテのユダ。

・ギリシア神話のオリンポスの12神

オリンポス山頂に住む神々、ゼウス、ヘラ、アテナ、アポロン、アフロディテ、アレス、アルテミス、デメテル、ヘパイストス、ヘルメス、ヘスティア、ポセイドン。

・十二縁起（十二因縁）

仏教が説く苦しみの元。無明、行、識、名色、六処、触、受、愛、取、有、生、老死。

・中国皇帝の礼服模様十二章

日、月、辰(星座)、山、龍、華虫、宗彝、藻、火、粉米、黼、黻。

・干支＝12

子、丑、寅、卯、辰、巳、午、未、申、酉、戌、亥。

・音楽の平均律＝12平均律

1オクターブなどの音程を均等な周波数比で分割した平均律は、ピアノの鍵盤ではドからシまでに、白が7個と半音の黒の5個の合計12個の鍵盤がある。

・12星座

おひつじ座、おうし座、ふたご座、かに座、しし座、おとめ座、てんびん座、さそり座、いて座、やぎ座、みずがめ座、うお座。

・12進法の名残(表現)

1フィート＝12インチ、1トロイポンド＝12トロイオンス、1ダース＝12個、1グロスは12ダース、12グロス＝1グレートグロス。

英語で11＝eleven、12＝twelve、13以上はthirteenのように「～teen」表現になる。ドイツ語、オランダ語、スウェーデン語などゲルマン語派の数詞も12以下と13以上とで表現方法が異なる。ドイツ語で、11はelf、12はzwölf だが、13以上はdreizehnのように「～zehn」表現になる。

数字の本質

1

絶対的
独創的
自立

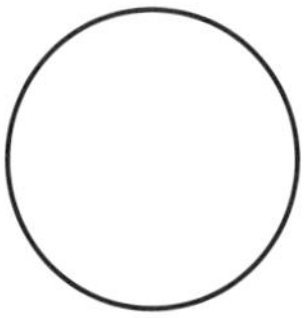

円形

初めての幾何学図形、図形のはじまり。パイオニア、独立心旺盛、プライド、強い意志力、絶対的な指導力。1は神や天をあらわすので、神や天の意志に添えればすばらしい力を発揮する。太陽。

2

協調的
二極化
感受性

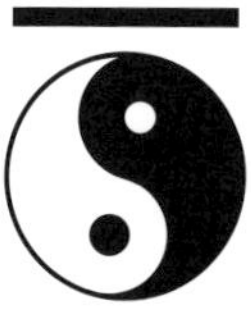

線と陰陽図

善悪、上下、左右、表裏などものごとを二分したり、対立させたりする。その一方で、陰陽の図形からわかるように、二極化したものを調和させる、バランスを取る、協調する。

3

友好的
創造性
会話好き

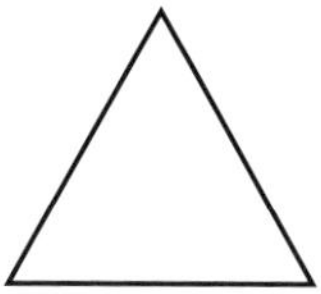

三角形

一つの点が、他の二つの点を求める性質から、相手や仲間を求める傾向が強く出る。活動的でコミュニケーション好き。創造持続破壊・ネプトゥヌスのほこ。

4

誠実性
真面目
現実的

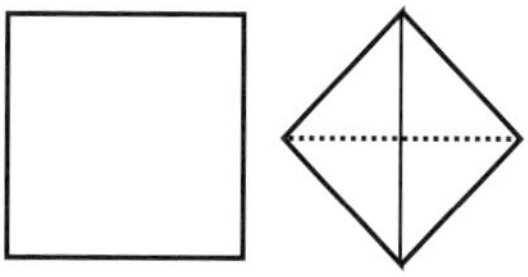

四角形と四面体

四角形の性質から、無駄がなくて真面目。四面体の性格を持っているので非常に安定している。

5

中心的
活動的
エネルギー変換

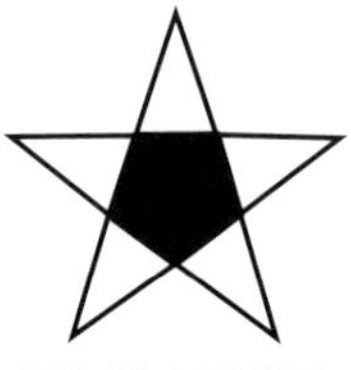

五角形や五芒星

立体ではピラミッドの頂点の数。黄金比というこの世で最も均整の取れた比と関係がある。物事の中心的な役目をする。黄金比。

6

調和的
安定性
愛情

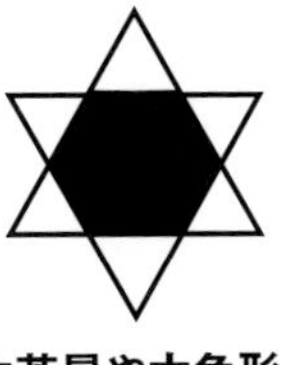

六芒星や六角形、六面体

上向き三角形と下向き三角形が合わさった形なので、安定や調和、愛が本質。

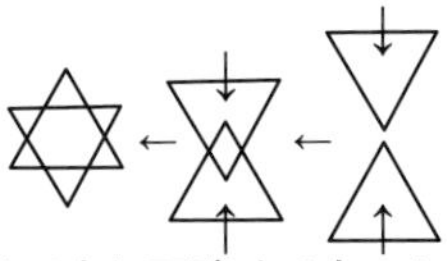

上昇する力と下降する力のシンボル。

7

神秘的
神聖さ
真理

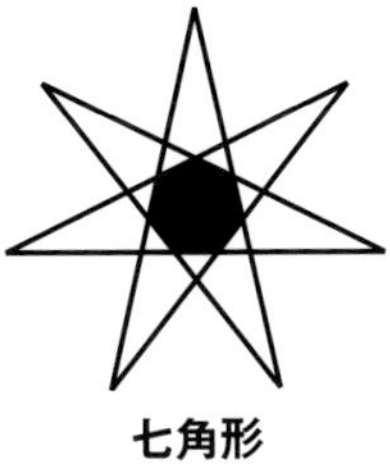

七角形

七芒星、光、虹の7色、北斗七星、チャクラの数、1週間は7日、FOL（フラワー・オブ・ライフ）7。7は神性（3の数）と地上性（4の数）の数をあらわす神聖な数であり真理をあらわす。性質は、神秘的な部分もあり、生真面目。

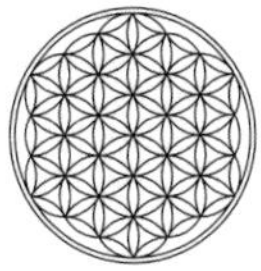

8

安定的
基礎的
成功

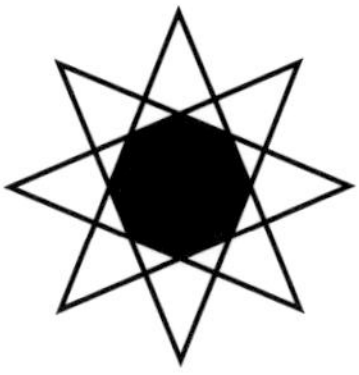

八角形

三乗の数（2×2×2）である8は、完全な数だと考えられている。仏教の生命の車輪には、悟りに至る8本の輻（や）がある。性質は、安定したしっかり者。

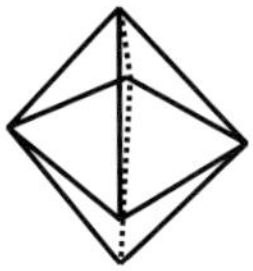

9

人道的
精神性
勇気

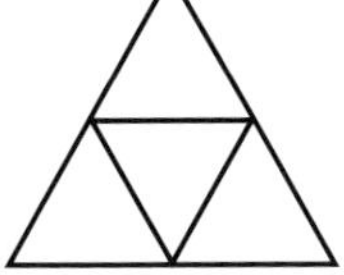

九角形やエニヤグラム

9は聖なる数＝3が2乗された数なので永遠性・完成・成就をあらわす。性質は、勇気があり人道性を重んじる。オーディン・9昼夜・秘密の知恵・勇気人道性。

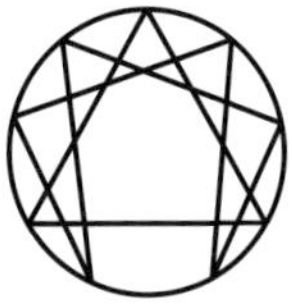

6 宇宙の法則と数字

世界各地では日本語、英語、フランス語、韓国語など、さまざまな言葉が使われている。しかし、世界に共通する言葉がある。それが数字である。数字は、自然界の中でも植物から動物まで、ありとあらゆるものの宇宙共通の言葉である。

古来から数学者たちは、数字という言葉を使って宇宙の法則を解き明かそうとしてきた。彼らにとって数字は、平等性や普遍性を持つ根源的な「神」そのものだった。数学を深く理解していくと、そこに宇宙の神秘や美しさを見いだすことが可能になる。

「万物の根源は数である」と提唱したのは、古代ギリシアの哲学者であり数学者のピタゴラスである。ピタゴラスは、紀元前6世紀、数学が思想や自然の分野に含まれていた頃に、目に見える現象の本質は、すべて法則に支配されていて数学（数式）によって説明できると考えた。彼は、「ピタゴラス（3平方）の定理」「無理数の定義」「正五角形の作図」といった数学的業績を成し遂げ、「ドレミファソラシド」の西洋音階をつくったことで知られている。

ピタゴラスが注目したのは約数だった。素数（1、3、5、7…）は、1とそれ自身の数しか割りきれない唯一無二の数で「最強の数」と考えられた。特に「完全数」はその約数の和に等しいだけでなく、常に連続した自然数の和としてあらわすことができる。たとえば「6」の約数は1、2、3で、それらを足しても6になる（6＝1＋2＋3）。当時わかっていた完全数は、小さい順に4番目まで（「6」「28」「496」「8128」）、パソコンも電卓もない時代に見つかっていた。ちなみに「6」は、宗教上においても重要なものとされ、神が6日間で天地を創造したと考える文化圏では、「6」が完全だから、神は天地を一瞬のうちに創造することができ、完全性を反映するために6日間かけて創造したのだとまで語られた。（聖アウグスティヌス『創世記逐語注解』）

しかし、ピタゴラスが、すべてのことを解明できたわけではない。当時はゼロの思想もない。彼は「無理数」は神の秩序に反すると恐れていた。無理数は整数でも分数でもなく、小数を使っても循環小数を使っても書きあらわせない性質があり円周率πや平方根ルート2などのことである。

やがてピタゴラスの数に関する思想は、ルネサンス期のヨーロッパで、ユダヤの神秘主義と結びつき、カバラと呼ばれる思想や数秘術にも影響を与えていった。数秘術は何らかの計算式で名前や誕生日などを数字に変換し、その人間の運命を象徴する数を導き出すものである。彼らはこうした関係の成り立っている無限なる宇宙を数学的に理解することにより自分たちも無限になれると考えたのである。

ピタゴラスの考え方は後に数学者たちにも影響を及ぼし、ピタゴラスの無理数を証明したユークリッド、数をかなりの確率で生成する素数生成式（2次多項式）を発見したオイラーをはじめ、2項が1、その後は前の2項の和になる（1、1、2、3、5、8…）数列を発見したフィボナッチ、黄金ラセン比構造を見つけたガウスへと、謎の解明は受け継がれていった。万物の根源に、初めて数学という「観念的な存在」を導入したことにより、以後の哲学に大きな影響を与えたのである。

16世紀にはガリレオが「宇宙は数学の言葉で書かれている」と考え、数学を用いてあらわされる「法則」を探しはじめた。「法則」を発見することが、宇宙の創造主の思考を「理解すること」と考えたのだ。

17世紀には、万有引力を発見したニュートンが、「エレガントな調和に満ちた宇宙を創造したのは神であるから、その言葉はおそらく数式で書かれているに違いない」と考えた。

数字には、見えない世界の法則を読み解く機能があるのだろう。数字の面白さは、数字の個性を知って数字を足したり引いたり掛けたり割ったりして魅せられていくものである。数学者たちは、数字が織りなす不思議な世界に取り憑かれているのかもしれない。宇宙の法則を新しく数字で解き明かそうと、不思議な世界に飛び込んでいる。

自然界にある法則を数式で解き明かしたものは、生命エネルギーを活性化させる一つの「クスリ絵」となると考えている。数字はきっと人間が出現する以前、いや、この世が出現する前からすでに存在していたのだろう。それゆえにパワーとフォースを持つのだろう。

宇宙の真理「４９６」

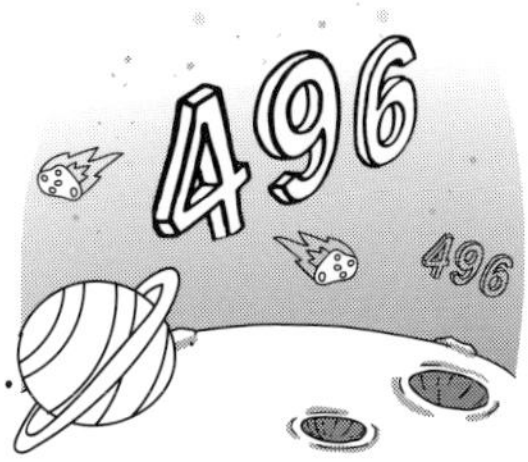

「496」は完全数、その約数の和に等しいだけでなく、連続した自然数の和としてあらわすことができる数。完全数は、「6」「28」「496」「8128」…とあるが、なかでも「496」は美しい完全数である。

496の約数が10個ある

496を割り切ることのできる数が10個あり、最後の496以外の数である9個の数字をすべて足すと、1＋2＋4+8＋16＋31＋62＋124＋248=496となり、「496」に戻ってくる。

496 ÷ **1**	=	496
		॥
496 ÷ **2**	=	248
		+
496 ÷ **4**	=	124
		+
496 ÷ **8**	=	62
		+
496 ÷ **16**	=	31
		+
496 ÷ **31**	=	16
		+
496 ÷ **62**	=	8
		+
496 ÷ **124**	=	4
		+
496 ÷ **248**	=	2
		+
496 ÷ **496**	=	1

二進法での表示が美しい

「496」を二進法(2で繰り上がる数値の表現方法）で表現すると、496=11110000（二進法）となり、1と0が四つずつ真ん中からわかれている。

素数31が隠れている

「496」は「31」と深い関係がある。

1から31までの連続する数を足すと、1+2+3+…+29+30+31=「496」になる。

「496」を2で割り続け、半分にする作業を続けていくと、最後は「31」になる。

496の半分	=	**248**
248の半分	=	**124**
124の半分	=	**62**
62の半分	=	**31**

特別な数字「496」

完全数「496」は古代ギリシャ人が天地創造の神の数字としてあがめていた神秘的な数字。奇しくも新約聖書の一つ『ヨハネによる福音書』の一章は496の音節から構成されている。宇宙物理学者である超ひも理論の生みの親、ジョン・シュワルツとマイケル・グリーンは相対性理論と素粒子理論の数式の矛盾を解決しようと粘り強く続けていた。ある日、重要な計算結果に突然完全数496があらわれ二つがうまく溶け合いはじめたという。496が計算結果にあらわれたそのとき、実際に雷鳴が響き、そこに神の存在を実感したと話している。その後も「496」はたびたび数式内に登場し、宇宙の真理に近づく理論ができあがってきた。「496」には何か特別な力があるというエピソードは尽きない。

生命エネルギーを活性化させる数字

素数

(1), 2, 3, 5, 7, 11, 13... など

数を構成する最小単位で、別名「数の原子」。素数は「1とそれ自身の数字」以外で整数に割り切ることのできない自然数(正の整数)のこと。英語ではprime number(本質的な数字)。その性質を利用して、暗号化技術にも活用されている。近年、ランダムに出現する素数の並びに法則性があり、また自然界とも密接なつながりがあるのではとの見解が高まっている。素数を除くすべての自然数は、素数の組み合わせからできている。

数秘術

numero[数] + logy [学、あるいは論]

英語で「ヌメロロジー(numerology)」(numero[数] + logy[学、あるいは論])、直訳では、「数の学」、あるいは「数の論」。基本原理は、一つひとつの数には特別な意味があると考える。またこの宇宙のすべてのものは、「数の法則」によって秩序づけられ、支配されていると考える。生年月日などから固有の計算式に基づき、その数の法則に基づくことで、一人ひとりの「運命」「使命」「才能」「人生の意味」などを占う方法。

円周率 π

π = 3.14159265358979323 ...

無限に続く数。無理数なので小数部分が循環することもない。円周率は、私たちの文明の発展に深くかかわっている。地球をはじめとした天体は球の形をし、それらの軌道は円を描いている。天体の動きを予測したり、大きさを知るために、円周率は欠かせない。また、目に見えないサイズの電子なども円を描いて動いている。球があるところには、πがある。生物のはじまりを図形の縁であらわすのであるならば、πは宇宙根源の数字となる。

黄金比　φ（ファイ）＝ 1.61803...

黄金比は人間が美しく感じる調和を生み出す比率。黄金比はクフ王のピラミッドやミロのヴィーナス、アテネのパルテノン神殿など、さまざまな芸術や建築に古代から取り入れられてきた。現代の身近なものでは、名刺やｓｕｉｃａなどのカード類も黄金比に近い縦横比になっている。

フィボナッチ数列　0, 1, 1, 2, 3, 5, 8, 13, 21, 34, 55, 89,...

自然界に数多く存在し、例として「花の花弁の枚数が３枚、５枚、８枚、１３枚のものが多い。ひまわりの種はラセン状に２１個、３４個、５５個、８９個…と並ぶ」などが挙げられる。どの項も、その前の二つの項の和となる。Fn + 2 = Fn + Fn + 1 (n ≧ 0) で定義される。数学者レオナルド・フィボナッチ（ピサのレオナルド）にちなんで名付けられた数。

自然対数 e　e ＝ 2.71828182845…

無限に小数点が続く無理数。あまりにも長い数字なので「e」に置き換えている。e は「ネイピア数」ともいい、これは数学者ジョン・ネイピアの名前に由来する。対数の研究途中に発見された数字。e はその微分の計算において非常に美しい性質がある。自然現象を数式化するときに頻繁に登場する魅惑の数。「自然対数の底」として「e」を学ぶ。無限に間隔を小さくしていっても限界があり、それは2.7182818... を超えることはない。e の指数関数は微分してもその姿がまったく変わらない。ある操作を行っても変化しない数字は計算上大きな利便性を持つ。

クスリ絵

自分だけの誕生日クスリ絵

自分の誕生日のエネルギーで自分を最高にする

現代の社会において、あらゆるものは、数字に置き換えられる。たとえば、国の場合は、人口、面積、失業率、位置（緯度と経度）などを数字であらわすことができる。企業にしても同様で、売上、仕入れ、利益、株価など諸々の数値がついてまわる。商品に至っては、色やサイズ、ＪＡＮコードも、そしてエネルギーや音、光までも波長という数字で表現できる。人間の場合、生年月日、年齢、身長、体重、血圧、体脂肪、血糖値などの検査データも数字であらわすことができる。さらには死後も、命日、回忌などの数字は永遠にかかわっていくのである。

私たちにとって特に重要な数字は誕生日である。誕生日にそれほど深い意味はないと思っているかもしれないが、私たちは、この世に偶然生まれてきたのではない。自分でわざわざ生まれる日を選んで生まれてきている。出産予定日近くになると、子宮の中にいる赤ちゃんは、刻々と変化する太陽からの宇宙線や電磁波放射の状況から自分で生まれ出る日を決めるともいう。科学的な研究でもフレアやプロミネンスなど太陽からの急激かつ大量の宇宙線や電磁波の放射が起こると、赤ちゃんは自ら陣痛を起こすホルモンを分泌し、出産予定日よりも早く生まれてくることもわかっている。いずれにしろ、赤ちゃん

生まれることは次元を超える

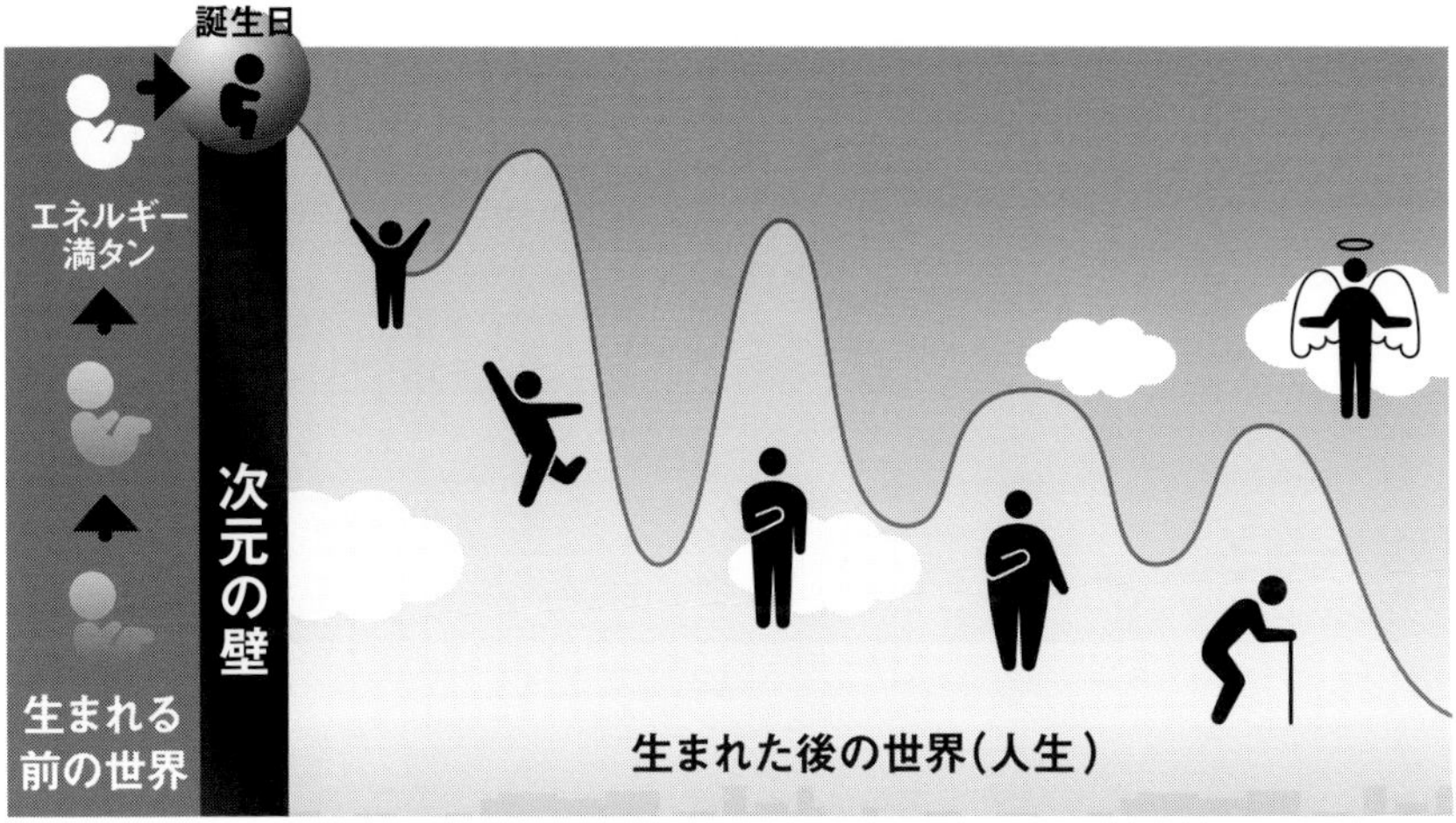

は自分で最も適した「時」を選んで生まれてくるのだ。

何しろ子宮（羊水）の中にいる赤ちゃんは酸素を使う呼吸をしていない。生まれる前と生まれた後とでは、別次元にいるといっていいほどの違いがある。次元の壁を超えるには、大変なエネルギーを必要とし、お腹の中にいる間もずっと天上に存在する天使たちのサポートを受け続け、エネルギーをためてベストな状態で生まれてくる。もし生まれた後もこの生命エネルギーを引き出し自由自在に使いこなすことができれば、天使たちのサポートをしっかり受け続けることができるなら、私たちは、いつでもベストな状態で生きられる。しかし、残念ながら天界から降り注がれるエネルギーや天使の存在は、ほとんどの人が生まれたと同時に忘れ去ってしまう。

そこで生まれ持ったエネルギーを引き出すためにバースデーナンバーが必要になる。

誕生日のエネルギーも人によって顔形、洋服や食べ物の趣味が違うように生年月日によってそれぞれ異なる。自分のバースナンバーを知り、使いこなすことで、自分本来の力を発揮する思い通りの人生を実現できるのだ。

「バースナンバー」には、「天上数」と「地上数」の二種類がある。

「天上数」とは、宇宙や天空からのパワーを受け取り、スピリチュアルなサポートを常に行ってくれている天上の天使とつながるための鍵となる数字。現在はさまざまな方法でいろいろな研究者がこの数字を用いているが、創始者は哲学者で数学者のピタゴラスである。彼は「数秘術の父」としても有名であり、２５００年も前から誕生日の数字の中に潜む神秘的なパワーに気づき、活用していた。

一方、「地上数」とは、地球や大地のパワーを受け取り、スピリチュアルなサポートをしっかりと受け止められるよう、ボディサポート的な役割を果たしてくれる地上の天使につながるための鍵となる数字。地球のエネルギーを受け取ると同時に、肉体的な痛みや不安を取り去るパワーも込められている。これは、私が誕生日の研究を進めている際、医師として治療に効果的なエネルギーを得たいという思いから独自に発見したものだ。

人間は天の恵みと地の恵みによって生かされている。「天上数」の上から下へ、「地上数」の下から上へと流れる二つのエネルギーが体内で回転しながら融合したとき、そこに「陰陽」のタオ（調和）が生まれ、初めて私たちは「天・人・地」という「三位一体」となり、本来の力を発揮できる存在となる。「天上数」だけでも素晴らしい効果があるが、「地上数」と合わせることによってそのパワーは最強になる。そうなれば、人生は自由自在、思い通りに最善の、生き生きとした人生を歩めるだけでなく、金運・健康運がアップして開運につながるだろう。さまざまな幸運も引き寄せることができるだろう。

バースデーナンバーの求め方

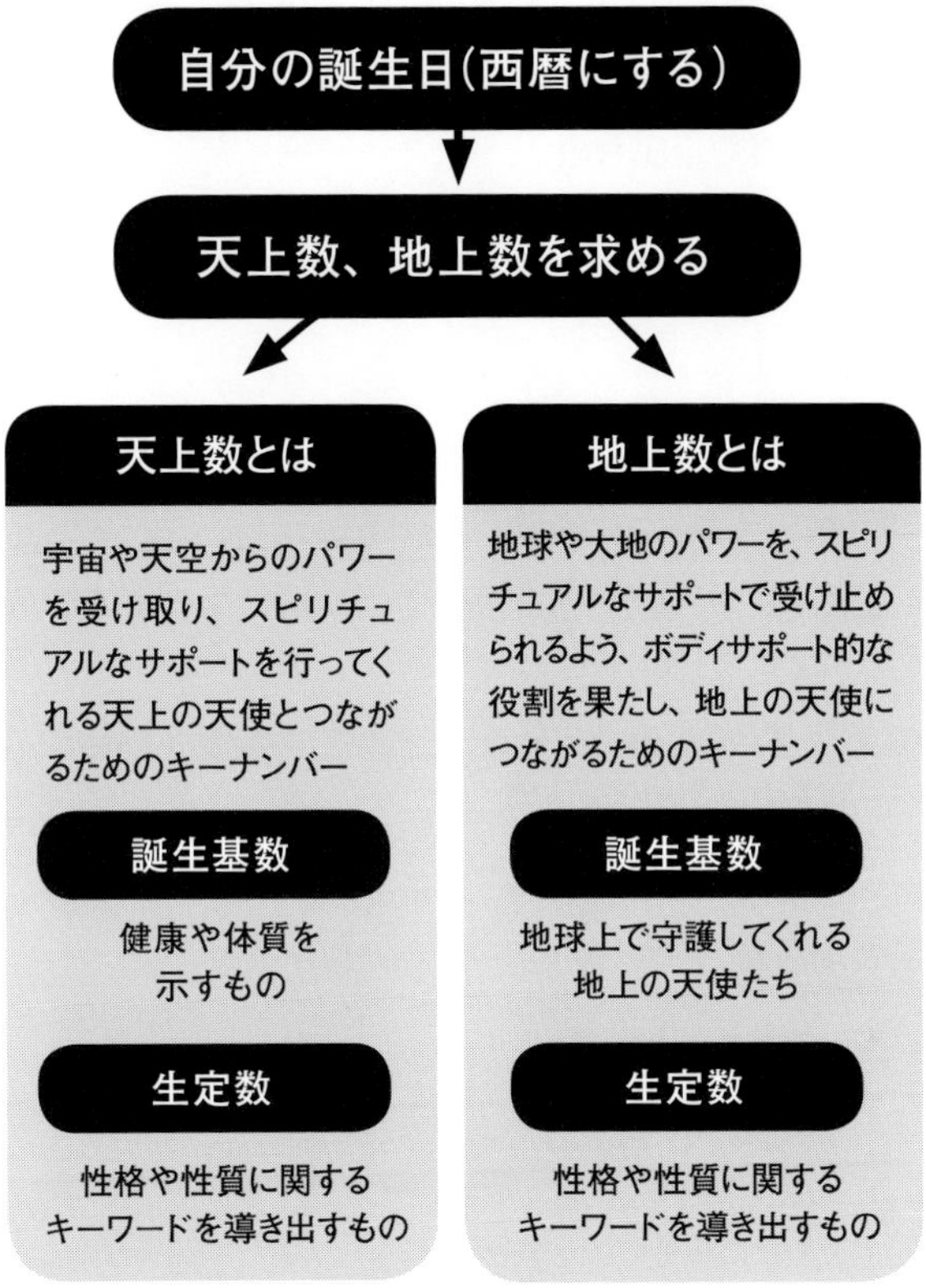

自分の誕生日(西暦にする)
天上数、地上数を求める
天上数とは
宇宙や天空からのパワーを受け取り、スピリチュアルなサポートを行ってくれる天上の天使とつながるためのキーナンバー
誕生基数
健康や体質を示すもの
生定数
性格や性質に関するキーワードを導き出すもの
地上数とは
地球や大地のパワーを、スピリチュアルなサポートで受け止められるよう、ボディサポート的な役割を果たし、地上の天使につながるためのキーナンバー
誕生基数
地球上で守護してくれる地上の天使たち
生定数
性格や性質に関するキーワードを導き出すもの

「生定数」からわかる性格と本質

生定数 1	絶対的、独創的、自立
生定数 2	協調的、二極化、感受性
生定数 3	友好的、創造性、会話好き
生定数 4	誠実性、真面目、現実的
生定数 5	中心的、活動的、エネルギー変換
生定数 6	調和的、安定性、愛情
生定数 7	神秘的、神聖さ、真理
生定数 8	安定的、基礎的、成功
生定数 9	人道的、精神性、勇気

天上数の求め方

全部で三つのキーナンバーを手にすることができる。

「天 上 数 」……………宇宙や天空からのパワーを受け取り、天上の天使とつながるための数字。

天上数の「誕生基数」… 健康や体質を示すもの。

天上数の「生 定 数 」… 性格や性質に関するキーワードを導き出すもの。

天上数の求め方

❶ 自分の誕生日を西暦に直し、単数に分解し二桁になるまで足す。その二桁の数字が天上数の「誕生基数」となる。

❷ ❶で出した二桁の天上数の「誕生基数」を分解して、一桁になるまで足す。この一桁の数字が天上数の「生定数」となる。

❸ ❶で出した天上数の「誕生基数」と❷で出した天上数の「生定数」を順に並べて、三桁の数字にする。これが「天上数」。

2000年以前生まれの人

例1　**1976年9月15日生まれ**

1＋9＋7＋6＋9＋1＋5＝「38」←天上数の誕生基数

＊10月＝1＋0、11月＝1＋1、12月＝1＋2で計算する。

二桁の誕生基数「38」を分解して一桁になるまで足していく。

3＋8＝11→1＋1＝「2」←天上数の生定数

誕生基数「38」と生定数「2」を並べて「382」←天上数

2000年以後生まれの人

2000年は「1＋9＋9＋9＋1」

例2　**2003年7月29日生まれ**

「2003年」は「1＋9＋9＋9＋1＋3」であるから

1＋9＋9＋9＋1＋3＋7＋2＋9＝「50」←天上数の誕生基数

二桁の誕生基数「50」を分解して一桁になるまで足していく。

5＋0＝「5」←天上数の生定数

誕生基数「50」と生定数「5」を並べて「505」←天上数

地上数の求め方

全部で三つのキーナンバーを手にすることができる。

「地上数」…地球や大地のパワーを受け取り、スピリチュアルなサポートを受け止められるよう、ボディサポート的な役割を果たす地上の天使につながるための数字。

地上数の「生定数」…性格や性質に関するキーワードを導き出すもの。

地上数の「誕生基数」…地球で守護してくれている、地上の天使たちの名前と役割。

地上数の求め方

❶ 生年月日の「月日」を使って求める。月と日の数字を足したものが、地上数の「誕生基数」となる。

❷ ❶で出した二桁の誕生基数を分解して、一桁になるまで足していく。この一桁の数字が地上数の「生定数」となる。

❸ ❶で出した「誕生基数」と❷で出した「生定数」を順に並べて、三桁の数字にする。これが「地上数」。

地上数の「誕生基数」が1桁になる場合

例1　1月5日生まれ

1＋5＝「6」←地上数の誕生基数、地上数の生定数

誕生基数が一桁になる人の地上数は、

誕生基数**「6」**の次に数字の**「0」**、

そしてもう一度誕生基数**「6」**を並べて**「606」**になる。

地上数の「誕生基数」が2桁になる場合

例2　12月29日生まれ

12 ＋ 29 ＝「41」←地上数の誕生基数

二桁の誕生基数「41」を分解して一桁になるまで足していく。

4 ＋ 1 ＝「5」←地上数の生定数

誕生基数「41」と生定数「5」を並べて「415」←地上数

天上数の誕生基数

主な「誕生基数」と体質の関連

誕生基数 31

身体の中心と心臓がウィークポイント。頭痛や腹痛を起こしやすいのも特徴的。

有効漢方

ゴシュユトウ

誕生基数 27

肺や肝臓の病気になりやすく、頭痛や風邪の症状が出やすくなったときには注意が必要になる。

有効漢方

マオウトウ

誕生基数 23

腎臓・子宮・生殖器・脾臓など腰から下の病気に注意。下半身を冷やすと障害が起こりやすくなる。

有効漢方

トウキシャクヤクサン

誕生基数 19

めまいが起こりやすく、風邪をひきやすい。下半身を温め、足の冷えに注意する。

有効漢方

ショウセイリュウトウ

誕生基数 32

脾臓や胃など体の中心が弱くなりやすく、そのために頭痛や腹痛を起こしやすくなる。

有効漢方

ニンジントウ

誕生基数 28

腎臓と関節に障害を起こしやすく、顎関節にも障害が起こりがち。むくみやすい傾向もあり。

有効漢方

エッピカジュツトウ

誕生基数 24

神経質で多様な症状を持つ。気分が落ち込んだ後に病気になりやすい。原因不明の病気はカビに原因あり。

有効漢方

カミショウヨウサン

誕生基数 20

関節や肌が弱く、この部位の病気になりやすい。顎がガクガクしやすい傾向もある。

有効漢方

ボウイオウギトウ

誕生基数 33

右下腹部の障害（カンジダ感染）が原因で便秘や腹痛を起こしがち。脳血管の病気にも注意する。

有効漢方

ダイオウボタンピトウ

誕生基数 29

身体の上半身がウィークポイント。鼻、喉から頭痛を起こしやすく、肺や心臓の病気を発病しやすい。

有効漢方

バクモンドウトウ

誕生基数 25

血管や腎臓が弱く、肩こり・腰痛・生理痛・のぼせ・血液循環が滞りがちになる。

有効漢方

ケイシブクリョウガン

誕生基数 21

胃腸の調子が悪くなりやすく、吐き気を起こしやすい。食生活に注意を払う。

有効漢方

ショウハンゲカブクリョウトウ

誕生基数 34

腎臓と胃が弱く、胃酸過多で喉が渇きやすい傾向あり。腰痛も起こしやすくなる。

有効漢方

ビャッコカニンジントウ

誕生基数 30

身体の下腹部と腎臓が弱く、この部位を冷やすと、めまいや腹痛、腰痛や痔などが起こりやすくなる。

有効漢方

シンブトウ

誕生基数 26

自律神経の障害になりやすく、冷え、のぼせ、神経質、不安などの症状が出やすい傾向にある。

有効漢方

ケイシカリュウコツボレイトウ

誕生基数 22

皮膚や心臓がウィークポイント。慢性的な湿疹、皮膚炎になりやすい。

有効漢方

ショウフウサン

天上数の誕生基数は、健康や体質をあらわしている。有効な漢方も明記した。

誕生基数 47
頭や心臓がウィークポイント。特に、左の肩こりからくる高血圧症に注意する。
有効漢方
チョウトウサン

誕生基数 43
胃弱から腎臓障害など下半身の病気を起こしやすい傾向あり。食べ過ぎ、手足の冷えに注意する。
有効漢方
リックンシトウ

誕生基数 39
頭・自律神経系の病気になりやすい。身体バランスの良い点、悪い点の差が激しい面がある。
有効漢方
リュウケイジュツカントウ

誕生基数 35
自律神経系・肺・心臓が弱い。ストレスから気管支ぜんそくや心臓疾患、精神疾患に悩まされやすい。
有効漢方
シギャクサン

誕生基数 48
免疫力の低下に要注意。アレルギーや風邪ひきになりやすいので日頃から体を温める工夫をする。
有効漢方
ジュウゼンタイホトウ

誕生基数 44
上半身の臓器に異常を起こしやすい。体に毒素とストレスを溜めないようにする。
有効漢方
ボウイオウギトウ、カミショウヨウサン

誕生基数 40
膀胱や腎臓など下腹部の臓器が弱い傾向あり。特に下半身の冷えは大敵なので注意が必要。
有効漢方
チョレイトウ

誕生基数 36
胸とみぞおちの障害から気管支ぜんそく・肝臓病・逆流性食道炎や心臓疾患になりやすくなる。
有効漢方
モクボウイトウ

誕生基数 49
心臓の障害を起こしやすい傾向あり。特に血液をサラサラにする食べ物を摂取する。
有効漢方
ボウイオウギトウ、バクモンドウトウ

誕生基数 45
上半身、特に肺・心臓・肝臓に異常を起こしやすい。体に毒素とストレスを溜めない工夫をする。
有効漢方
ケイシトウ

誕生基数 41
免疫機能が低下しやすく、疲れやすい傾向がある。普段から無理をしないようにする。
有効漢方
ホチュウエッキトウ

誕生基数 37
甲状腺や喉、胃腸が弱く、めまい、立ちくらみ、冷え、腰痛に気をつける必要がある。
有効漢方
ハンゲビャクジュツテンマトウ

誕生基数 50
胃腸・脾臓の病気、鼻炎や蓄膿症など鼻の病気に注意する必要がある。
有効漢方
ケイガイレンギョウトウ

誕生基数 46
心臓と腎臓に異常を起こしやすい傾向がある。特にビタミン不足と冷えに注意する。
有効漢方
シチモツコウカトウ

誕生基数 42
上半身に皮膚炎や蓄膿症などの炎症を起こしがち。カビが病気を起こす原因になりやすい。
有効漢方
ボウイオウギトウ、ショウフウサン

誕生基数 38
血管の動脈硬化と胸の臓器が、ウィークポイント。身体が冷えると特に症状が悪化しやすい。
有効漢方
トウキシギャクカゴシュユショウキョウトウ

地上数の誕生基数

主な「誕生基数」と天使の関連

誕生基数 10

イズラフェル「天使の羽音」
音や音楽を創造する天使。イズラフェルは、音や音楽を通じて人を幸福にする。自分に合った音楽が見つかるようお願いする。

誕生基数 6

ウリエル「勇気」
信念と勇気の存在。人生の窮地に立ったとき、ともに働き勇気づけてくれる天使。何かに失敗したとき、再挑戦するようにに元気づけてくれる。

誕生基数 2

ジョフィエル「実現」
切なる願いが、現実化することをサポートする天使。白いキャンバスに絵を描くように願いをリアルにイメージすれば必ず願いは叶う。

誕生基数 11

メタトロン「神聖幾何学」
形あるもののすべての形を創造する天使。体調が悪いとき、心の底からお願いすれば、すぐに治してくれる。

誕生基数 7

ザドキエル「内在神」
あなた自身の中に、神（内在神）があることを知らせる天使。奇跡的な体験は彼によるものなのだ。

誕生基数 3

チャミュエル「自愛」
自分を無条件に愛せるようにしてくれる天使。自分を癒す方法を知らせてくれ、自分の素晴らしい点を気づかせてくれる。

誕生基数 12

シェシェネイ「清純」
心の浄化と進化を手助けするための、さまざまな方法を創造する天使。純粋な心の持ち主は、シェシェネイが守護している。

誕生基数 8

ラメイエラ「歓喜」
湧き上がるような喜びを創造する女性の天使。ラメイエラの名を連呼すれば、あなたをとりまく状況は歓喜へと一変するだろう。

誕生基数 4

ガブリエル「再生」
肉体だけでなく、心の再生にも携わる。常にガブリエルとともにあることを強く意識しよう。強いパワーで守護してくれる。

誕生基数 13

ハドラニエル「神愛」
世界のあらゆるところで、あなたを無条件で愛してくれる天使。ハドラニエルがいることを確信すれば、何も恐れることがなくなる。

誕生基数 9

メーア「調和」
人と人との調和を創造する天使。家族、友達、恋人などとの人間関係を調整してもらうようお願いする。

誕生基数 5

ラファエル「神癒」
神の力を使って、すべての人を癒す役割を担った天使。心を癒し、不安や恐れを消し去ってくれる。生命エネルギーの流れを良くする役割も持つ。

地上数の誕生基数は、地球で守護してくれている地上の天使たちの名前と役割をあらわしている。

誕生基数 22

アミティエル「真理」

真理は神のものであり、真理を求めることは神を求めることである。人々に生活や経験を通して、神と真理の関係を理解するようサポートする。

誕生基数 18

ジャメロー「実現」

あなたの想いが実現するためのエネルギーを創造する天使。その想いが愛から想像されていれば、あなたの想いを実現させてくれる。

誕生基数 14

ソークエッド「神友」

神々の世界にいたときの友人同士が、地上に降りても友人となるように計画する天使。彼に、聖なる友人（神友）に会えるように頼んでみる。

誕生基数 23

ザクザジェル「内観」

肉体ではなく、心で物事を見たり聞いたりする方法を教える天使。内なる声を聴くことは、魂の覚醒にとって必要不可欠なプロセスの一つ。

誕生基数 19

ラジエル「天智」

人の考えが及ばないような分野についても教えてくれようとする天使。この天使と一体化したものは天才と呼ばれ、時代をつくるパワーを持つ。

誕生基数 15

プッシャー「区分」

神の世界と人間界を区別する役割をしている天使。人がこの世に生まれたり、この世を去ることがスムーズにいくように調整している。

誕生基数 24

シェキーナー「聖なる光」

神の存在を知らしめるため聖なる光を放射する天使。その光はあらゆる邪悪なものから守り、地上に生きる自己と、永遠なる自己の双方を融合させる。

誕生基数 20

オンカノン「テレパシー」

歩むべき道を探求することを助けてくれる天使。自分の行くべき道のりを辿っていけるように、ヒントやひらめきを与えてくれる。

誕生基数 16

ガーディアン「神の声」

ひらめきを与えたり、メッセージを運んでくれる天使。霊的に進化するために、神の声を届けてくれる天使でもある。

誕生基数 25

ガルガリエル「神の鼓動」

神様の鼓動を伝える天使。神の鼓動によって生命力が生み出され、肉体は健全に動き始めるだろう。太鼓などの打楽器が好きな天使。

誕生基数 21

アイオフェル「魂の美しさ」

すべてのものは美しさを備えている。物質的な思考のくもりが取れると、あなたを取り巻く周りのものや自分自身の美しさに気づく。

誕生基数 17

オーンエム「賛美」

あなたに感謝を教える天使。オーンエムに語りかけながら、神への賛美の念を持つようにすれば気づきが広がり意識が開かれ、神の祝福を受け取れる。

誕生基数 26

ナサニエル「聖火」

その聖なる火は邪悪なるものを消滅させ、聖なるものを甦らせる。火や火に関係するすべてのことを支配する。

誕生基数 27

ミカ「神のシナリオ」

霊的な進化に必要な出来事を、あなたに届ける天使。体験はすべて、神のシナリオであることに気づくことが大切。

誕生基数 28

チャーミエン「ひきよせ」

善なる想いは善なるものを、悪しき思いは悪しきものを引き寄せる法則を成り立たせている天使。悪しき思いは頼んで消滅しよう。

誕生基数 29

レムリエル「神意」

自分の心と神とが一体化する準備をサポートする天使。神を望むとき、神もあなたを望み、神人合一となり、あなたは多くのことを可能にできる。

誕生基数 30

ウジエル「神頼」

神は正義や良心の中にある。良心や正義に従って行動するとき、最大の神のパワーを得ることができる。それをサポートする天使。

誕生基数 31

サンダルフォン「才能」

偉大なる力と才能の天使。守護されると、レオナルド・ダ・ヴィンチのように多くの才能に恵まれ、活躍するだろう。

誕生基数 32

ニスロック「開放」

まるで、ジャンヌダルクのような天使。その姿は、まさに自由の象徴というようにはつらつとしている。真の自由は、神の無条件の愛を知ることで得られる。

誕生基数 33

ハミエッド「奇跡」

人生に奇跡をもたらす光の天使。あなたの側にいて、あなたを見守り続ける。

誕生基数 34

ザカラエル「帰還」

あなたが神様にすべてをゆだねるとき、あなたは自分自身が神の分身であるということを思い出し、自分の本当のホームに帰ったような安らぎを得ることができる。

誕生基数 35

アナンチェル「気高さ」

神の気高さという名を持つ、女性の天使であるアナンチェルは、あなた自身も神であり、気高さをもって生きるように促してくれる。

誕生基数 36

アマルシャヤ「グリッド」

聖なるエネルギーを天から導き出し、この世界で利用しやすい形に変える天使。彼のつくるエネルギーは格子の構造をしていて、その中にいるものを幸せにする。

誕生基数 37

フォーチュナータ「幸運」

幸運と関係する天使。物質的な幸運と、スピリチュアルな意味での幸運を、バランス良くもたらしてくれる天使。幸運を感じたら、彼女が側にいるはず。

誕生基数 42

ケイラレイ「受容」

この世に存在する善と悪、愛と憎しみといったような、一見相対するものが、我々の精神的進化に必要であることを説く天使である。

誕生基数 40

ファヌエル「希望の光」

どんな状況にあっても、あなたに希望を与えてくれる天使。希望を持つことであなたの心は開かれ、導きやひらめきを受け取ることができるようになる。

誕生基数 38

アリエル「神風」

ラセン状に上昇していく風を思わせるような天使。あなたを、自然界の精霊たちと結び付けてくれる。それにより、あなたは、自然界の力を有効に使うことができる。

誕生基数 43

スタメラ「許容」

自分自身を許し、愛を完成させるサポートを担う天使。自分に対する許しや他人に対する許しを促すことにより、とらわれからの解放をサポートしてくれる。

誕生基数 41

レミエル「聖なる交流」

神と人との交流の機会を与えてくれる天使。多くの天使が天界から降り、あなたの心と身体を癒す。心が突然ウキウキするため、あなたは彼らが来たことに気づくはず。

誕生基数 39

アナエル「天使降臨」

アナエルに祈りをささげるとき、神はあなたの中に降臨する。すると、あなたの中心は光り輝き、あなたはアナエルの温かさに包まれる。

誕生基数

「天上数」の誕生基数 ＝バースデーシンボルと周波数

シンボルを身に着けたり持ち歩く、また天上数の周波数と同じ「音叉」を聞くことにより、天上の天使を召喚しつながることができる。音叉の音を聞きながら、身体の気になる箇所にバースデーシンボルを当てれば、不調の改善やダイエットにも効果を発揮してくれるだろう。願い事を天使に伝えれば、実現に力を貸してくれるだろう。

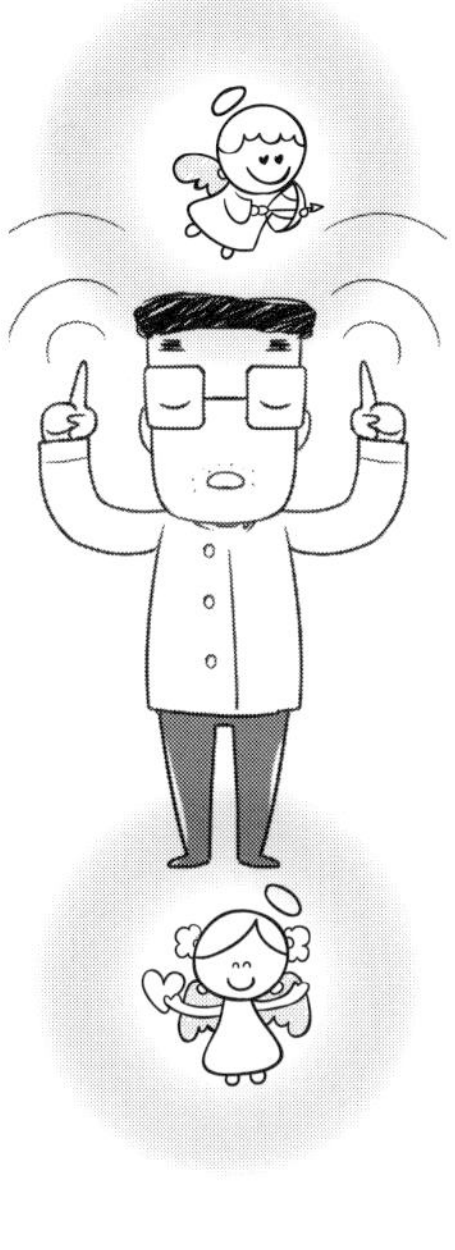

「地上数」の誕生基数 ＝地球の守護天使たちの名前と役割

困ったことや不安なこと、悲しい出来事が起こったら、守護天使の名前をそっと唱えて問題を預けてみよう。フッと浮かんだ考えが天使からのメッセージである。地上の天使は健康もサポートしてくれているから体調が悪いと感じたときも守護天使を思い出し、痛みや不調を預けてみよう。

7 DNAの構造

私はDNAの二重ラセンを三重ラセンに変容させ、人を進化させることを目指して、DNAの構造を変化させる可能性がある図形や数字などを用いてクスリ絵を開発した。

もちろん、これはまだ科学的に確かめられてはいない。夢のような話と思われるかもしれないが、私は実現すると信じている。クスリ絵を活用すると、人類史上、最初で最高の進化が起こるかもしれない。私たちが、将来AI（人工知能）の奴隷にならないためにも人類の大進化は不可欠なのである。

人のDNAは、遺伝情報を持つ二重のラセン階段のような形、バネのような形をしているので、伸びたり縮んだり、上下にビョーンビョーンと振動する構造をしている。

DNAのラセンには、リン酸、糖（デオキシリボース）、塩基の三つが結びついたヌクレオシドが多数結合している。塩基にはアデニン（A）、チミン（T）、シトシン（C）、グアニン（G）の4種類がある。これらの塩基は六角形をしたピリミジンと、六角形と五角形とがくっついた形のプリンとがある。塩基対を形成するときは、必ずピリミジンとプリンがペアになる。塩基は片方のラセンのAに対しては、もう片方の鎖のT、Gに対してはCという相補的な関係があり、結合して2本のラセンをはしごの段のようにくっつけた構造をしている。

人間の生命の基となるＤＮＡの基本構造は、正五角形と正六角形の組み合わせからなっている。

これは、ＤＮＡが、四次元以上の世界をあらわす正五角形の構造（黄金比と黄金ラセンが基本となる構造）と、三次元世界をあらわす正六角形の構造を持ち、四次元以上の世界と三次元以上の世界の接点となりうることを意味する。

そのため、私たち人間は四次元世界の力やエネルギーを獲得し、三次元世界に役立てることができるのである。

また、そのラセンのピッチと直径の比には黄金比や黄金ラセンが含まれ

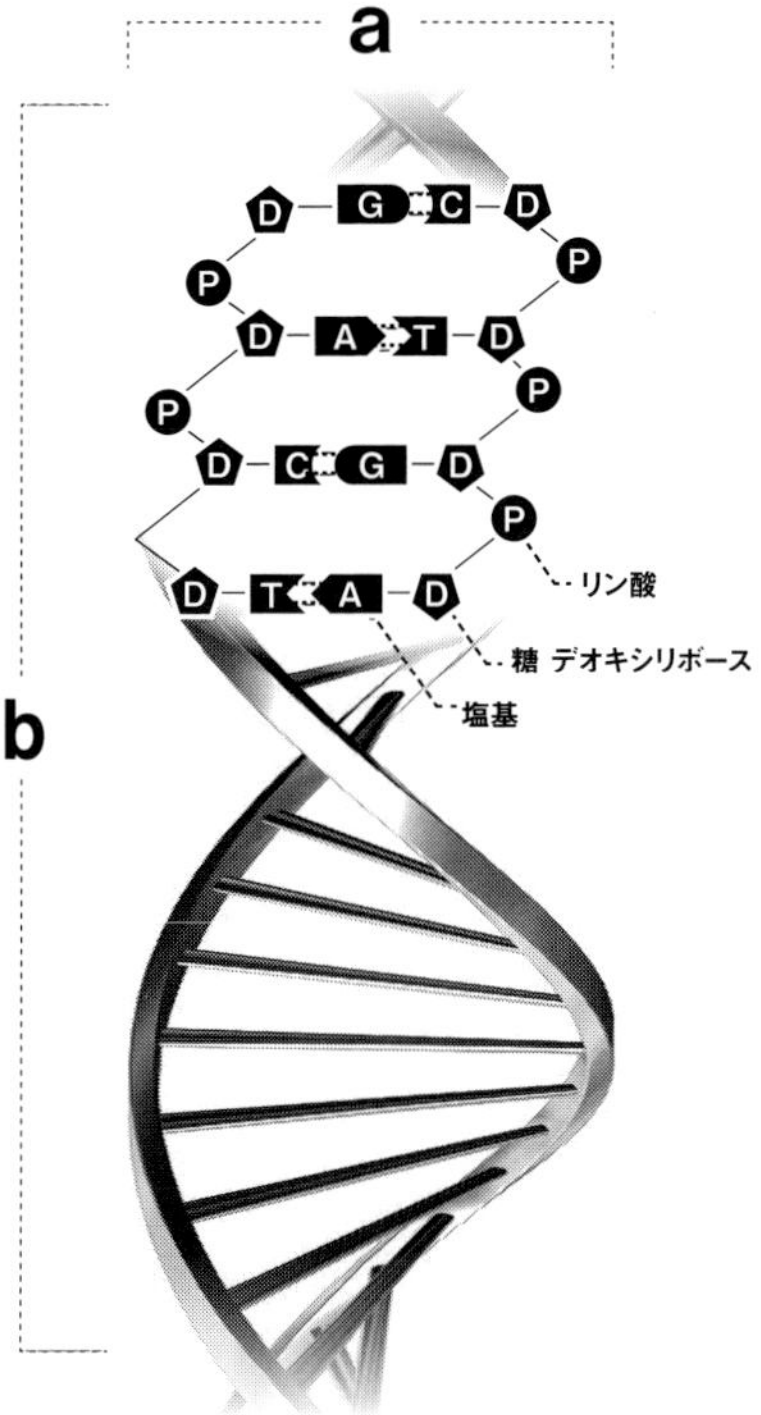

DNA や高次元に作用する正五角形

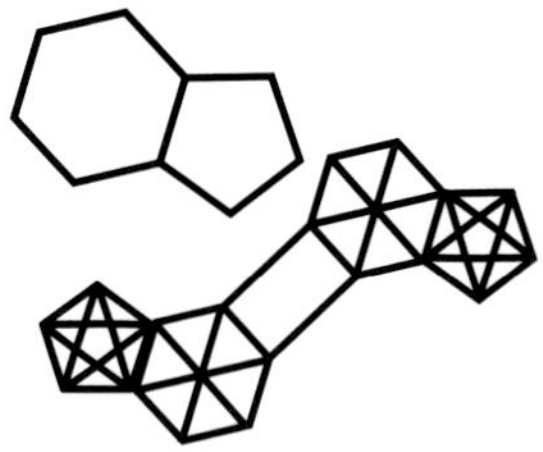

DNA に作用する。高次元のエネルギーを三次元に誘導し定着させる。

$$\frac{b}{a} \fallingdotseq \Phi = 1.618$$

DNA のプロポーション（ラセンのピッチと直径）にも黄金比が秘められている。

る。そして人の細胞が分裂して成長するときに、その細胞の増加率を示す数比も黄金比である。

さらにＤＮＡは64という数字を持っている。

遺伝情報は、タンパク質を合成するためだけの情報だが、Ａ、Ｔ、Ｇ、Ｃ、４種類の塩基の配列順序によって暗号が書き込まれている。連続する塩基三つが一組のアミノ酸を決める暗号（コドン）となり、４×４×４＝64種類のコドンが、アミノ酸を記録する。これによって自己複製やＲＮＡへの遺伝情報の転写、タンパク質の合成の制御などが正確に行われている。

ＤＮＡは本来二重ラセン構造になっているが、ゲノム解析技術の進展により、普段実際に機能しているＤＮＡは30％程度で、残りの約70％は機能していない「ジャンクＤＮＡ」（遺伝情報を持たないＤＮＡ）であることがわかっている。

もし、今使っていないＤＮＡを、ほんの一部でも現在よりも使えることができるようになれば、もし、二重ラセンの一部でも三重ラセンになれば、自分の能力や脳力、生命力や免疫力を今以上に上げることができるだろう。

実際、雑誌『ニュートン』の中に「甲南大学の杉本直己教授らが、２００４年からはじめた、細胞内に近い環境を試験管の中で再現した研究によると、細胞の中では、二重ラセンならぬ３本のＤＮＡでできた三重ラセン、４本のＤＮＡでできた四重ラセンのＤＮＡも存在している可能性があるようだ」という記事があった。

また、すでにアメリカのアヴァロン・ウェルネスセンターに所属するブレンダ・フォックス博士は、三重ラセン構造のＤＮＡを持つ子どもたちを発見しているという。その子どもたちは、機能しているＤＮＡの割合が高く、脳が活発に活動し、寿命も長く、病気にもかからない、「完璧な存在」のようだ。そして、この子どもたちは壁を隔てた別の部屋から精神を集中させるだけで物を動かせる、コップを見つめるだけで水を満たせるなどの特殊能力、「テレパシー」を使いこなせるそうだ。

人によって病気や症状は異なる。そのため、一人ひとりに見合った薬や治療法が必要になる。しかし、人の基となるＤＮＡに直接働きかけるクスリ絵ならば、さまざまな症状や病気にも対応できるかもしれない。ＤＮＡのクスリ絵には、ＤＮＡの振動の仕方を変える、ＤＮＡの構造自体も変化させるという可能性が秘められている。

ＤＮＡに影響を与えると、悪い変化が起きるのではないかという危惧を持つ人がいるかもしれない。しかし、ＤＮＡクスリ絵は黄金比を基本とし、数の法則によってつくられているのでその心配はない。

ＤＮＡ遺伝情報を変換する

DNA三重鎖（トリプレットコードサークル）

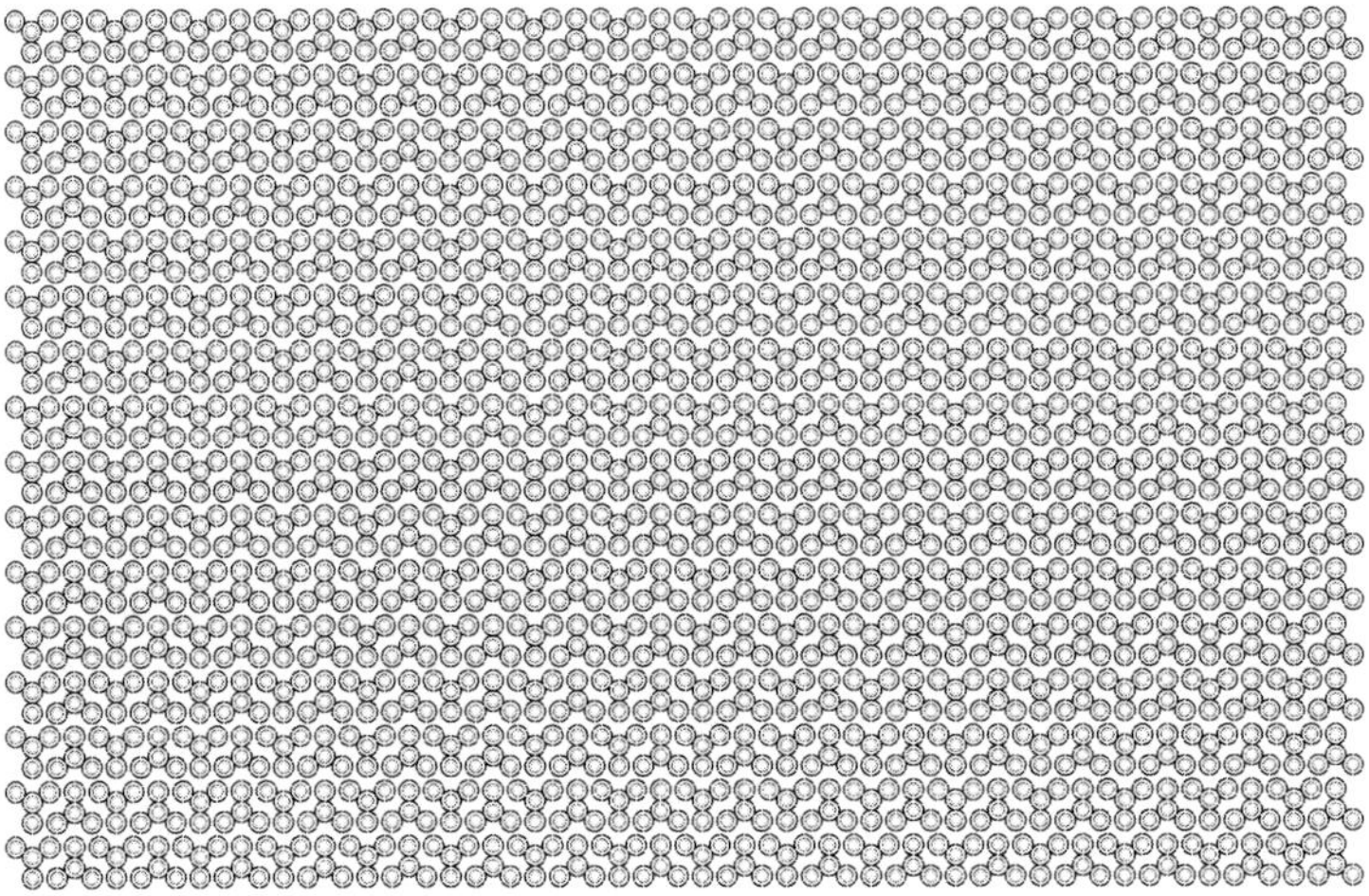

これらのクスリ絵はＤＮＡの振動の仕方を変える。さらに、ＤＮＡの構造自体も変化させる可能性がある。人のＤＮＡに直接作用し、ＤＮＡの働きを最適な状態にする。そのためさまざまな症状や病気にも対応する。

　トリプレットコードサークルのクスリ絵は、二重ラセンのＤＮＡを三重ラセンにする設計図でもあるため、長期に身体に作用させると、ＤＮＡの構造が三重ラセンになるかもしれない。毎日一回、両手で触れることでＤＮＡが情報レベルで変化する。その後、物質レベルで変化していく。これを使うと、あるとき、それまでの自分とはまったく違う自分に出会うかもしれない。個人差はあるが、さまざまな部分においてインスピレーションが

DNAグリーンコード

降りはじめることもある。それゆえに新しい発見に驚きや喜びを感じられるだろう。

カタカムナ文字もＤＮＡをバージョンアップするクスリ絵の一つである。カタカムナ文字が右回りのラセン状に配列されたカタカムナウタヒの絵は、絵そのものに力がある。さらに、カタカムナウタヒを声に出して、または心の中で詠みあげることや見ることによって、私たちのＤＮＡは間違いなく変化する。

電磁気研究の第一人者である増川いずみ先生が「ＤＮＡは言葉と振動（周波数）により変容する」と述べていることからも、クスリ絵やカタカムナウタヒが、人体に短期的または中長期的に驚くべき効果を及ぼす理由は言葉と振動に関係するようだ。

クスリ絵

易経
宇宙における変化変遷の法則

『易経』は、エジプトのパピルス文書と肩を並べる東洋最古の書物である。その内容は、単なる易占いのテキストではなく、宇宙を支配している変化変遷の法則を明らかにしている。

易経では、宇宙の森羅万象を六十四卦《か》で表現し、それに天の方位、季節、植物、色、音などの固有の属性を与え、全体の中での位置を定めている。宇宙は無限に刻々と変化し、時は巡るので同じ「時」は一つとしてないが、一年に四季、一日に朝昼晩があるように、変化の中にも不変の法則がある。人の人生も同じである。易経は自然の変化と人生の「時」を照らし合わせ考察できるよう、人生の64種類の「時」(時間、空間、場所、状況や立場・地位など)の変化過程を解き明かしている。易を学ぶと、万物の生成流転、時の変化、禍の兆しとそれを未然に避ける方法を知ることができるようになる。

易経の64と同じ数字を持つものにDNAがある。DNAコードは、生命の構成を設計する遺伝情報である。すべての生命の生成消滅過程は三つの文字を組み合わせた64個の記号で再現される。易経のベースの二極は陰陽で、DNAではプラスとマイナスである。両者には、「ラセン」「相補性」「対称性」「トリプレット(三つ組)」など共通点があり、生成・発展・消滅の過程の中の不変の法則を示している。

六十四卦とフラワー・オブ・ライフの組み合わせ

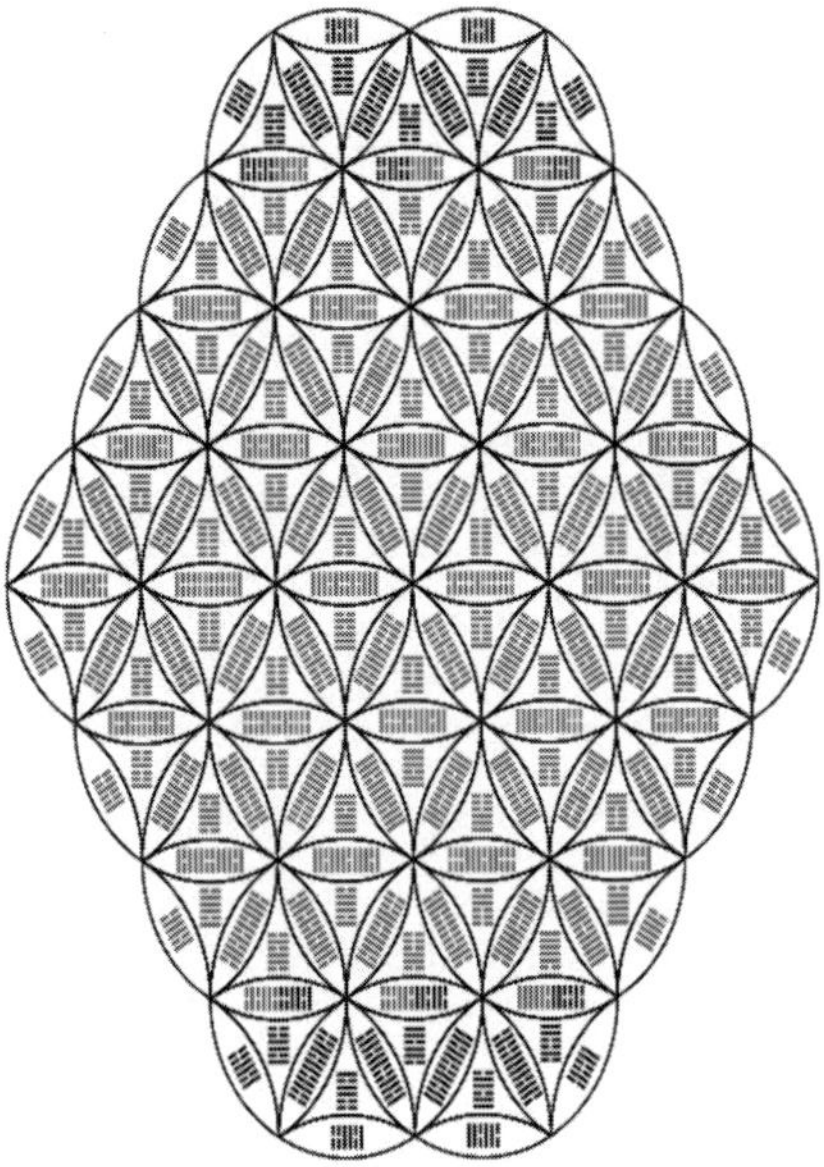

遺伝暗号表

第1文字の塩基		第2文字の塩基			
		Uウラシル	Cシトシン	Aアデニン	Gグアニン
第1文字の塩基	U	UUU フェニルアラニン	UCU セリン	UAU チロシン	UGU システイン
	U	UUC フェニルアラニン	UCC セリン	UAC チロシン	UGC システイン
	U	UUA ロイシン	UCA セリン	UAA 終止コドン※	UGA 終止コドン※
	U	UUC ロイシン	UCG セリン	UAG 終止コドン※	UGG ト リプトファン
	C	CUU ロイシン	CCU プロリン	CAU ヒスチジン	CGU アルギニン
	C	CUC ロイシン	CCC プロリン	CAC ヒスチジン	CGC アルギニン
	C	CUA ロイシン	CCA プロリン	CAA グルタミン	CGA アルギニン
	C	CUG ロイシン	CCG プロリン	GAG グルタミン	CGG アルギニン
	A	AUU イソロイシン	ACU トレオニン	AAU アスパラギン	AGU セリン
	A	AUC イソロイシン	ACC ト レオニン	AAC アスパラギン	AGC セリン
	A	AUA イソロイシン	ACA トレオニン	AAA リシン	AGA アルギニン
	A	AUG メチオニン(開始)※	ACG トレオニン	AAG リシン	AGG アルギニン
	G	GUU バリン	GCU アラニン	GAU アスパラギン酸	GGU グリシン
	G	GUC バリン	GCC アラニン	GAC アスパラギン酸	GGC グリシン
	G	GUA バリン	GCA アラニン	GAA グルタミン酸	GGA グリシン
	G	GUG バリン	GCG アラニン	GAG グルタミン酸	GGG グリシン

遺伝情報も64

遺伝情報は、四つの塩基(アデニン：A、グアニン：G、シトシン：C、チミン：T)のうち塩基三つの配列順序が1個のアミノ酸を決める暗号(コドン)となっている。連続する三つの塩基が一組となり4×4×4＝64種類のコドンがアミノ酸を記録する。そのうち、61種類がアミノ酸の種類を決め、アミノ酸1種類につき複数のコドンが存在する。特に「AUG」はメチオニンを意味すると同時に、アミノ酸のつながりの先頭を示す「読み始め」を意味する。残り3種類はナンセンスコドンと呼ばれ「読み終わり」ピリオドや句点を意味する。

神代文字（カタカムナ文字）

センチネル

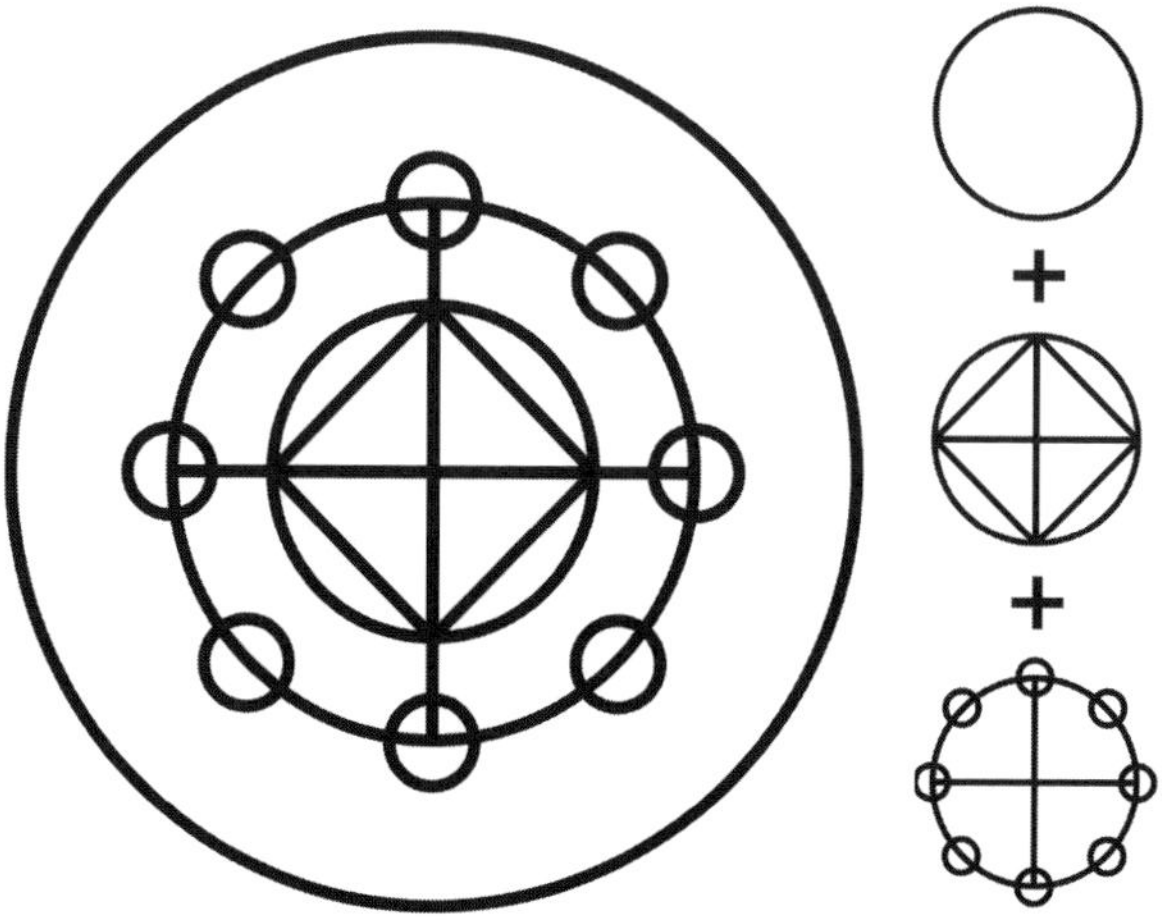

私はカタカムナという神代文字をクスリ絵に使っている。カタカムナ文字は、上古代という時代にとてもシンプルな決まりによってつくられた神代文字で、カタカナのルーツといわれている。

円と直線だけでできた文字で、文字というよりシンボルまたは記号、形の要素が色濃く出ている。

○は物質界の出入りに関するキーであり、◇は元素の世界、物質界のもう一つ上の世界に入るためのキー、△は一番高いスピリットの領域に出入りするためのキーとなる。

センチネルは、カタカムナの三種の神器であるヤタノカガミ、剣、勾玉、この三つのエネルギーを一つの図像にまとめたものだ。

創作文字

カタカムナ・ファーストオメファ

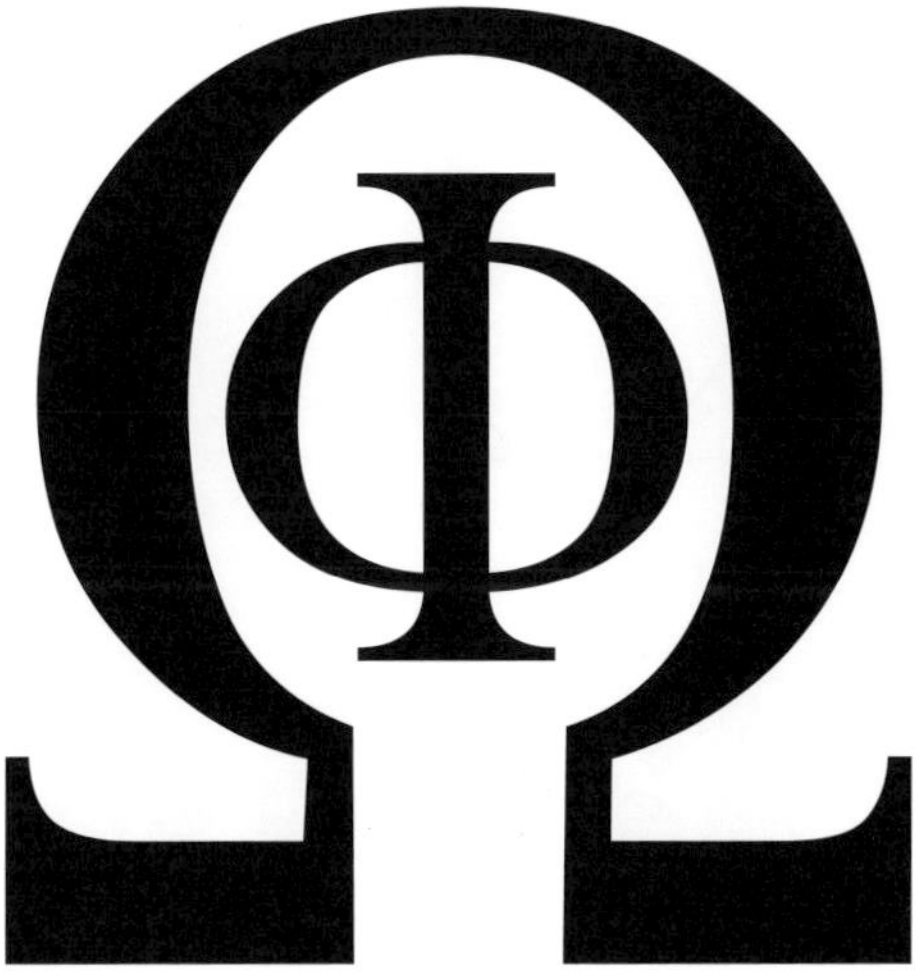

最近私が発見したパワーがある文字はΩ（オメガ）とΦ（ファイ）を組み合わせたオメファという創作文字である。この文字は、カタカムナを詠んでいるときにインスピレーションを通じて突然私の元にやってきた。

Ωは、ギリシャ文字で24番目の最後の文字である。調べてみるとΩは角速度であり、Φは黄金比、黄金ラセンをあらわしている。

オメファは、黄金ラセンの任意の点と黄金ラセンの中心を結ぶ角速度（1秒間に移動した角度）をあらわすものと考えた。

これを人体に作用させる（背中に貼る）と、6〜7割の確率でさまざまな不快症状、不調が解消した。身体のどこかに不調を感じる人はこの絵に右手をのせ、心の中で「身体が完全な状態になりました」と唱えてみよう。

太極

太極と巴紋

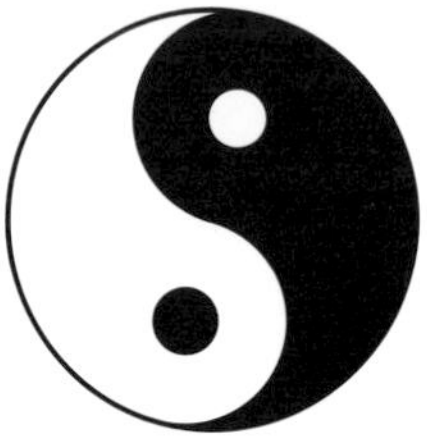

太極

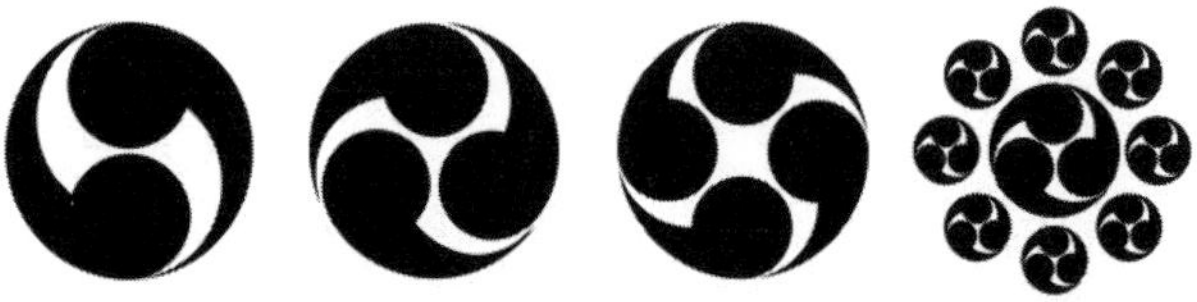

二つ巴　三つ巴　四つ巴　九曜巴（板倉巴）

人は渦巻きを生命や成長のシンボル、宇宙、未来永劫の護符や呪術の印として用いてきた。

渦巻きは易学の大宇宙の概念として扱われ、宇宙または個々の物の本体，存在ならびに主体の唯一の真理であるという重要な陰陽のシンボルとしての太極（monade）とされた。

同じ形の紋様を日本では巴と呼んで、水が渦巻いている様子、渦巻紋様として親しまれてきた。特に神社・氏神の紋、祭りの提灯模様に、巴紋が水に通じていることから、火除けの呪として使われている。また、武士の弓手に着して弦から肘を守る防具＝鞆の形と似ているため武家の家紋としても広がった。さらに古代の勾玉が巴形であることから、神霊や生命のシンボルとされたのだ。

言葉（言霊）

四つの言葉

ごめんなさい。
ありがとう。
許してください。
愛しています。

絵ではないが、クスリ絵と同じような働きをする言葉がある。

ホ・オポノポノの代表的な「ありがとう」や「愛しています」という四つの言葉にも生命に働きかける力がある。私自身、ホ・オポノポノを七年間実践してきたが、すべての現象を１００パーセント自分の責任と考えて、四つの言葉を言うのと言わないのでは、まったく効果が違ってくる。「１００パーセント自分の責任」の意味はとても深い。

クスリ絵や立体クスリ絵、カタカムナクスリ絵など、使っているものの効果が弱くなったと感じたときに、使用しているものに四つの言葉をかけると、そのパワーが回復する。魔法の言葉でもある。

コラム2

潜在意識の好きなもの、嫌いなものは？

人によって好きなものと嫌いなものがあるように、潜在意識にも好きなものと嫌いなものがある。

潜在意識の好きなものは、光、音、色、形、そして香りである。

だから潜在意識はクスリ絵が大好きなのだ。音楽を聴いたり、アロマを嗅いだり、光を変えたりしながらクスリ絵を使うと、潜在意識が応えてくれる。カタカムナも潜在意識の大好きな子守唄だから、節をつけて歌うと潜在意識に届く。

潜在意識の嫌いなものは電磁波である。潜在意識は基本的にハートの部分にいる。電磁波の大好きなものの一つは心臓だから、電磁波対策を忘れないでほしい。

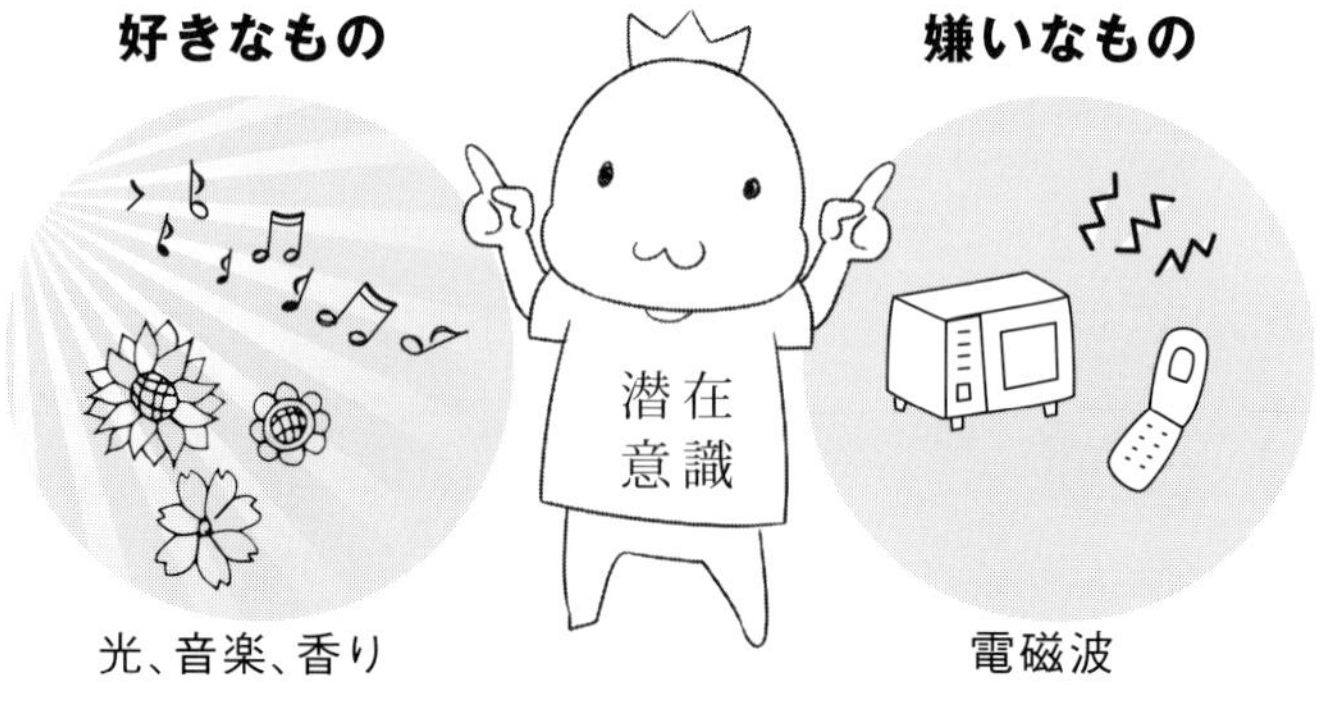
好きなもの
嫌いなもの
潜在
意識
光、音楽、香り
電磁波

大事なのは愛。愛情はかけがえのないもの。自分も他人もみんなつながっているから、自分を傷つけず、他人も傷つけないように大事に生きていくことが大切になる。

第3部

立体クスリ絵
高次元空間をつくる

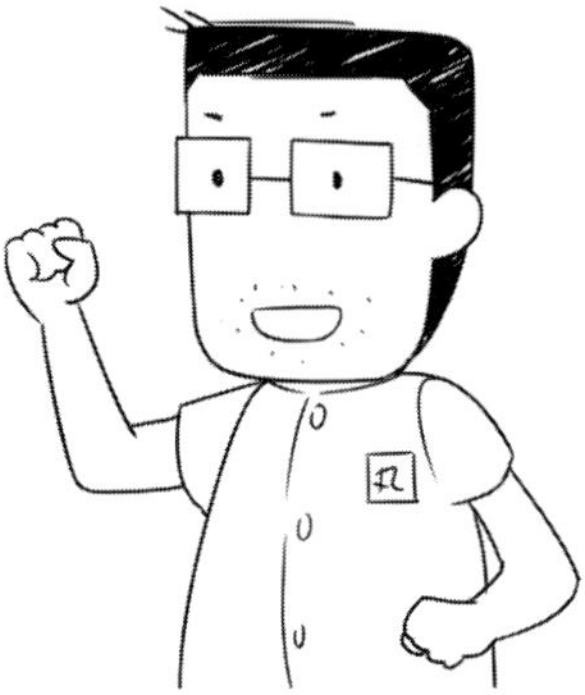

古来からある種の幾何学図形や三次元立体には
人の心や身体、生命そのものに働きかける
不思議なエネルギーがあることが知られている。
その力と働きは平面図形よりも
立体図形にしたほうが強く大きくなる。

1 生命場の中にある立体図形

カバラ神秘学には「生命の樹」という平面に描かれたシンボルがある。私はこのシンボルはもともと立体として描かれたものではないかと考えていた。そこで立体の「生命の樹」をつくり、立体カバラと名付けることにした。できあがった立体カバラは、私たちの身体を取り囲んでいる生命場の電磁ゲージ（電場と磁場からなる立体）の構造とまったく同じものだった。立体カバラは、生命場の電磁ゲージの設計図だったのである。

立体カバラを頭の上にのせると、オーラが大きくなってチャクラが整う。胸の苦しさが消失する患者さんもいる。頭痛、腰痛、肩こり、首こり、痒み、イライラ、胸痛、息切れ、がんの痛みまで消える場合がある。アトピー性皮膚炎が治った人もいる。立体カバラで実にさまざまな症状が消えるのだ。

なぜ立体カバラにこれほどの力があるのか。それはカバラの意味を知るとわかってくる。

カバラの「生命の樹」のシンボルは、宇宙と人間の魂を包含する原理図式であり、この世界のあらゆるシステムに共通して存在する一つの「基本構造」を示している。この世は「内なる神」の世界が外の現象界に顕現したものである。「創造＝神の顕現」のイメージを逆さにした樹の形（上から下に伸びゆく）

三つの役割を持つ電磁ゲージ

体の中の電磁ゲージはオーラの中心構造

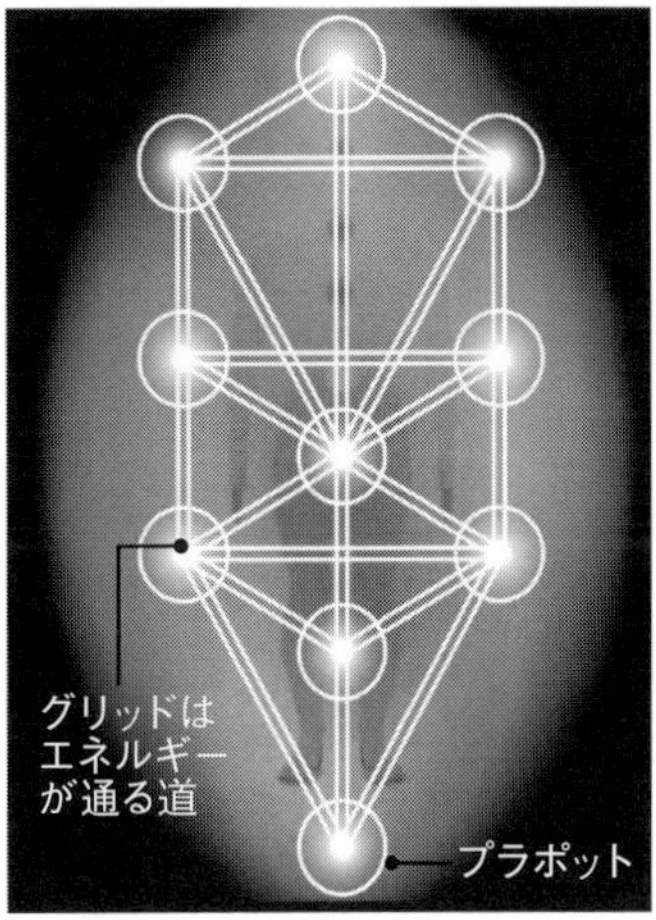

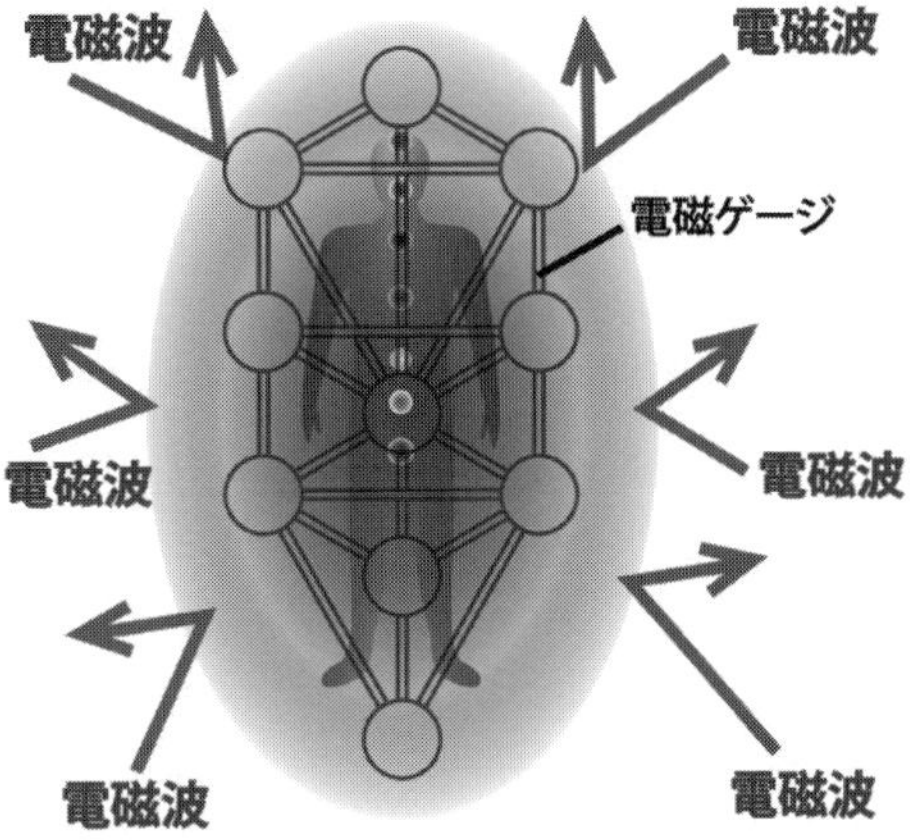

① 空間にある生命エネルギーの元(気やプラーナ)を球体(プラポット)から体の内側に取り入れる。この空間から集めた気やプラーナは、人体を卵円形に取り囲むオーラとしてみることができる。

② 電磁波バリアとして働く。電磁ゲージが大きいと外界からの有害な電磁波に対抗でき、小さいと対抗できずに、さまざまな不調が起こる。オーラは生まれつきの電磁場バリアの状況を教えてくれる。

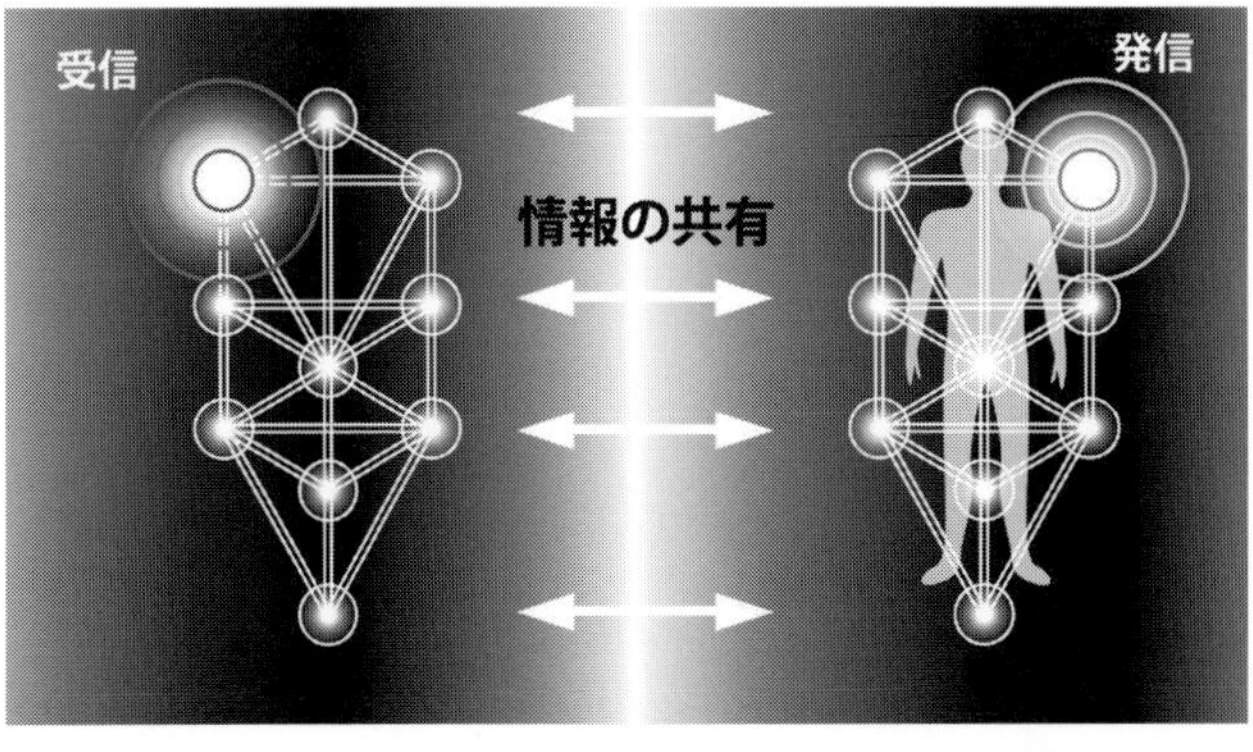

生命の樹(TOL)

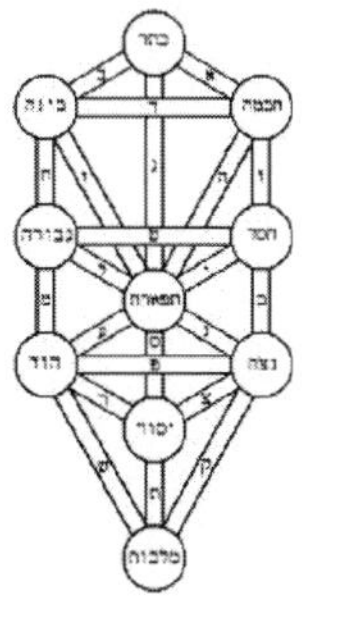

③ 情報の収集や発信、共有。インスピレーション、閃き、世界を変えるような異次元からの知識を受信するためのアンテナの役割をする。電磁ゲージを通じて地球の磁場と交信している。

が生命の樹という図である。この図は、ミクロの世界では人間の細胞の機能から日常生活の周辺に存在するあらゆる社会システム、マクロの世界では銀河系の生成消滅のプロセスに至るまで、そして人間の本質である空・無・純粋な気づきや形のない思考や感情といった、あらゆるものの鋳型となっている。この形こそ、エネルギーが生まれる源である。神聖幾何学図形の中にも出現する核となる図形である。

それゆえに立体カバラは、人体のエネルギー構造やエネルギーシステムである電磁ゲージに働きかけ、症状や病気を改善する力、さらには人の運気や運命さえも変えてしまう力を持っているに違いないと私は考えた。

立体カバラを身に着けると、立体カバラと人体にある電磁ゲージが共鳴し、本来の機能を取り戻し、外部からの有害な電磁波を跳ね返すことができるようになる。クスリ絵も生命場を変化させるが、立体クスリ絵である立体カバラは生命場だけでなく、もっと強力に人の周囲の空間を変容させる。立体クスリ絵は、人の周囲の空間を変容させる意味では、カタカムナと同じ性質を持っている。

電磁ゲージの働きが良ければ、オーラは大きくチャクラも正しく作動する。チャクラは人の神経系や内分泌系とつながっているため、整うと、脳と臓器の連絡がスムーズになり人体も正常に働き健康になる。生命場が大きくなると、意識体が活性化し、エネルギーが満ち溢れる。その結果、人間の各臓器とつながるチャクラの働きが良くなり生命力が上がる。それゆえ病気になりにくい身体になる。

物質の階層モデル

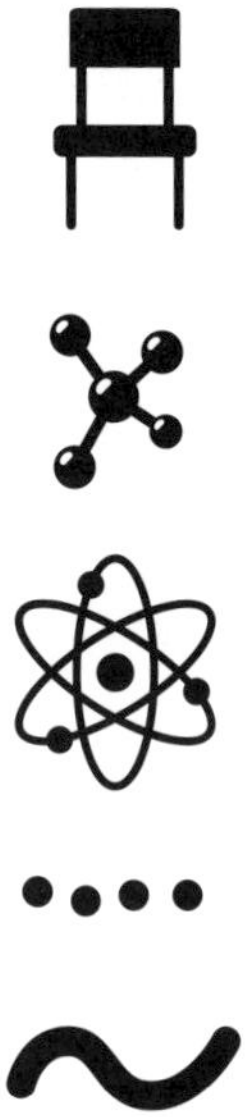

椅子
分子
原子
素粒子
波

ユーフィーリング
生命エネルギー
ゼロポイント

ピュア・アウェアネス
純粋な気づき

エネルギーなし、
形もなく
何もない無の状態、
非体験。

素粒子が物質化するプロセスの中で、最も精妙で最もパワフルな時空を超えたエネルギー場。
現象と、遍在する不可視の根源との境界の領域、量子力学ではゼロポイントと呼ぶ。
ユーフィーリングは「真の自己」、創造の源、万物が投影されるスクリーンそのもの。心は純粋なやすらぎ、静けさ、歓び、自愛、愛、至福として認識する。「うれしい」「楽しい」「安心」などという相対的な感情ではなく、無条件に純粋で普遍的な感覚。ユーフィーリングはθ波を出している。

立体カバラ

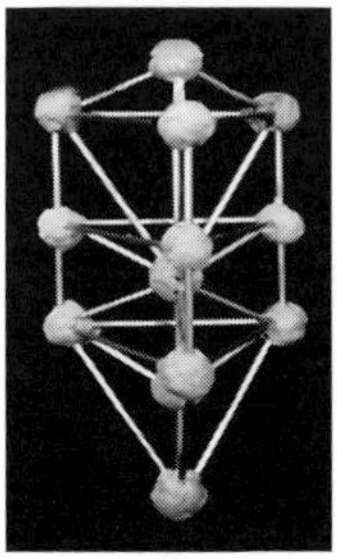

バッキーボール

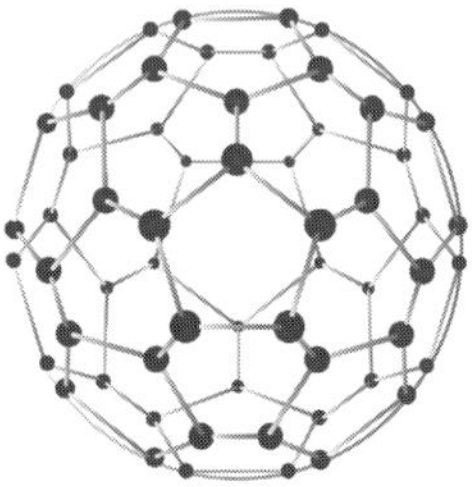

カタカムナなどが目標とする量子の空間は、エネルギーではなくエネルギーが生まれる源。それは空・無・純粋な意識と呼ばれるもので、そこから形やエネルギーが生み出される。
カバラやバッキーボール状の構造があらゆるものの鋳型となる。形あるものだけでなく、形のない思考や感情さえもカバラやカタカムナのバッキーボール状の構造が鋳型となってあらわれる。

純粋な気づきはγ波が出ている状態。
純粋な気づきの状態から「病気が瞬間的に治る」などの奇跡が生まれる。

『瞬間ヒーリングの秘密』フランク・キンズロー著（ナチュラル・スピリット）

2 二つの立体カバラ

電磁ゲージを私の第三の目でよく視ていくと、身体の周囲には、基本的に三角錘タイプと四角錐タイプの立体カバラ、二つの電磁ゲージが交互に、場合によっては同時にあらわれていることがわかった。

そこで、クリスタルを使ってさまざまな立体図形をつくった。

「生命の樹」を三角錐に立体化した電磁ゲージは「パドマ」、四角錐に立体化したものを「マスター」、両者を連結したものを「ルーカス」と名付けた。キューブや、ペンダント、キーホルダーなどにしてみた。

それぞれの立体カバラの持つ、そのパワーとフォースには驚かされた。

いずれの立体カバラも純粋で無垢な宇宙エネルギーを強力に放出している。

立体カバラを持っていたり、側に置いたり、形を脳裏に焼き付けることで、根源のエネルギーを得られ、カバラと人の電磁ゲージが共鳴し合い、電磁ゲージに異常があっても歪んだエネルギー体を消滅させながら、新たに本来の正しいエネルギー体を生成していく。その結果、心や身体の不調が取り除かれる。さらには健康運・仕事運・金運・恋愛運などの運気が上がる。

オーラの撮影をしてもオーラも大きくなりチャクラが整っていく。その結果、心や身体の不調が取り除かれ運気が上がるという効果をもたらす。

　何人もの患者さんに試してもらったが、個人差はあるものの脳の前頭前野の血流が活性化し、その有用性が確認された。大脳の前頭葉は高度な精神活動を司り「脳の中の脳」と呼ばれる最も重要な部分である。大脳の前頭前野に流れる血液が多いと、集中力や記憶と創造などの学習能力が向上するだけでなく、運動能力も向上するといわれる。このことは東北大学加齢医学研究所の川島隆太教授によって研究されている。

　立体カバラの体験は、いろいろな声が寄せられている。「人の身体を見ると病気になっているところがわかるようになった」「判断力が上がった」「インスピレーションが降りてくるようになった」「肉体面で痛みが緩和されるのが早くなった。精神面で受

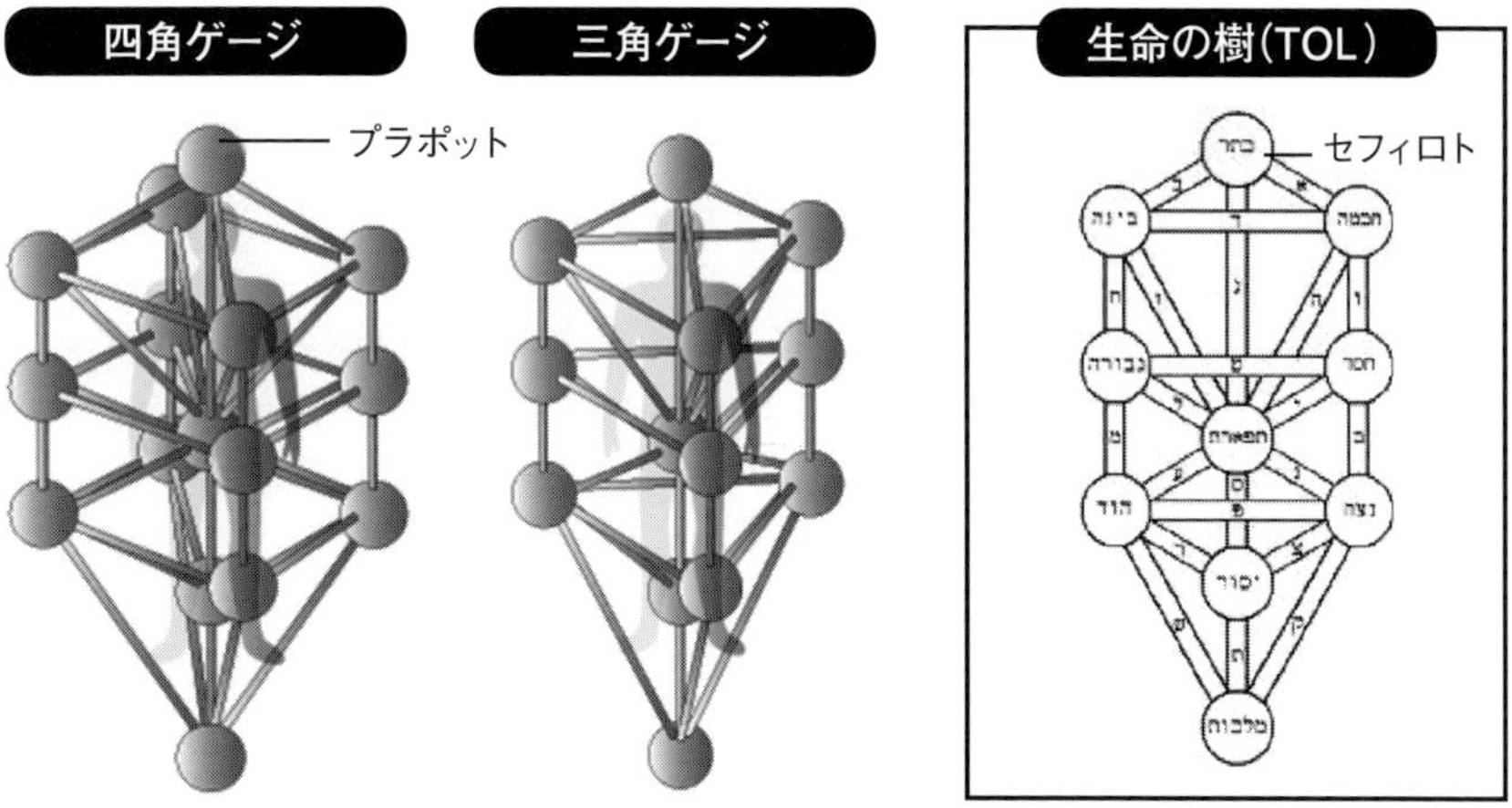

「生命の樹」の各セフィロトは左から順に「慈悲の柱」「均衡の柱」「峻厳の柱」と呼ばれる３本の「柱」の上に配置される。これこそが各段階における神の「流出」である。1～10までの各セフィロトはそれぞれ固有の属性を持ち、それぞれが神の多様な位相、力、潜勢力などをあらわしている。最上位の「ケテル（王冠）」がこの宇宙における神の最初の顕現、最下位の「マルクト（王国）」が最終の顕現、すなわち物質界である。

け入れることを決めると楽になり余裕も出てきた」「目の周りがいつも疲れてもやがかっていた感じがなくなり、うつ気味気分は、改善してきた感じがある」「土地や人から出ている、ネガティブなエネルギーの干渉を受けて疲れや頭痛、耳鳴りを感じていたがなくなった」「人から好かれるようになった」「お店が繁盛した」「運気が上がった」「夜中にトイレに行く回数が減った」など、その効果の幅は広い。

　立体カバラの形状エネルギーは、経済、思想、健康などあらゆる分野について働きかけて、人生や生活の質（QOL）を向上させる。これほどまでに立体カバラに力があるのは、私たちの身体の周りを取り囲んでいる電磁ゲージと同じ構造、設計図であるからなのである。電磁ゲージは電場と磁場（電磁場）でできており、目には見えないが確実に存在している。二種類のカバラが電磁ゲージを修復する働き、脳血流を増やす働きは同じだが、多少異なるところもある。

立体カバラのパワー

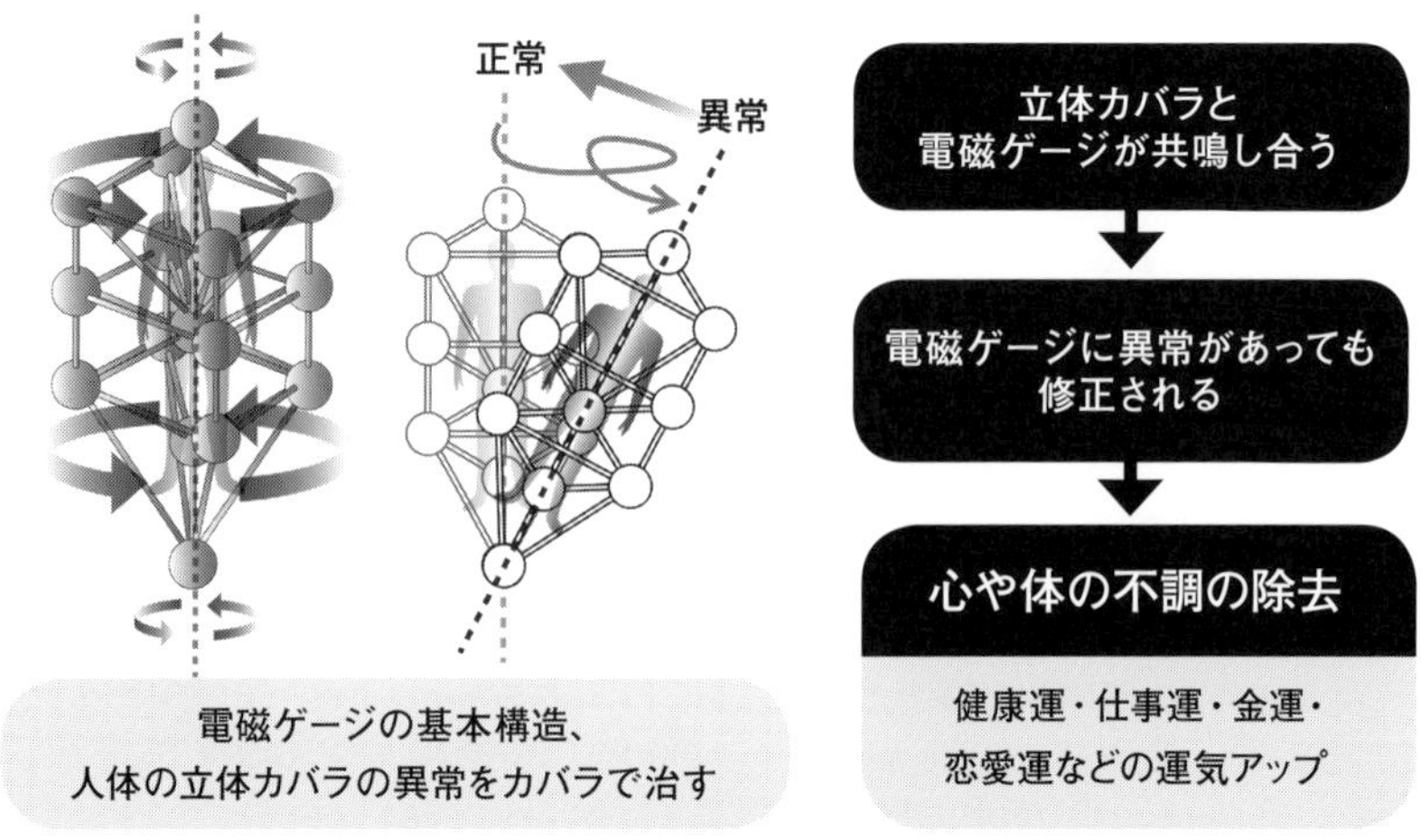

電磁ゲージの基本構造、
人体の立体カバラの異常をカバラで治す

オーラが変わる奇跡のカバラ

立体カバラペンダント15分使用前後のオーラ比較（54歳・女性）

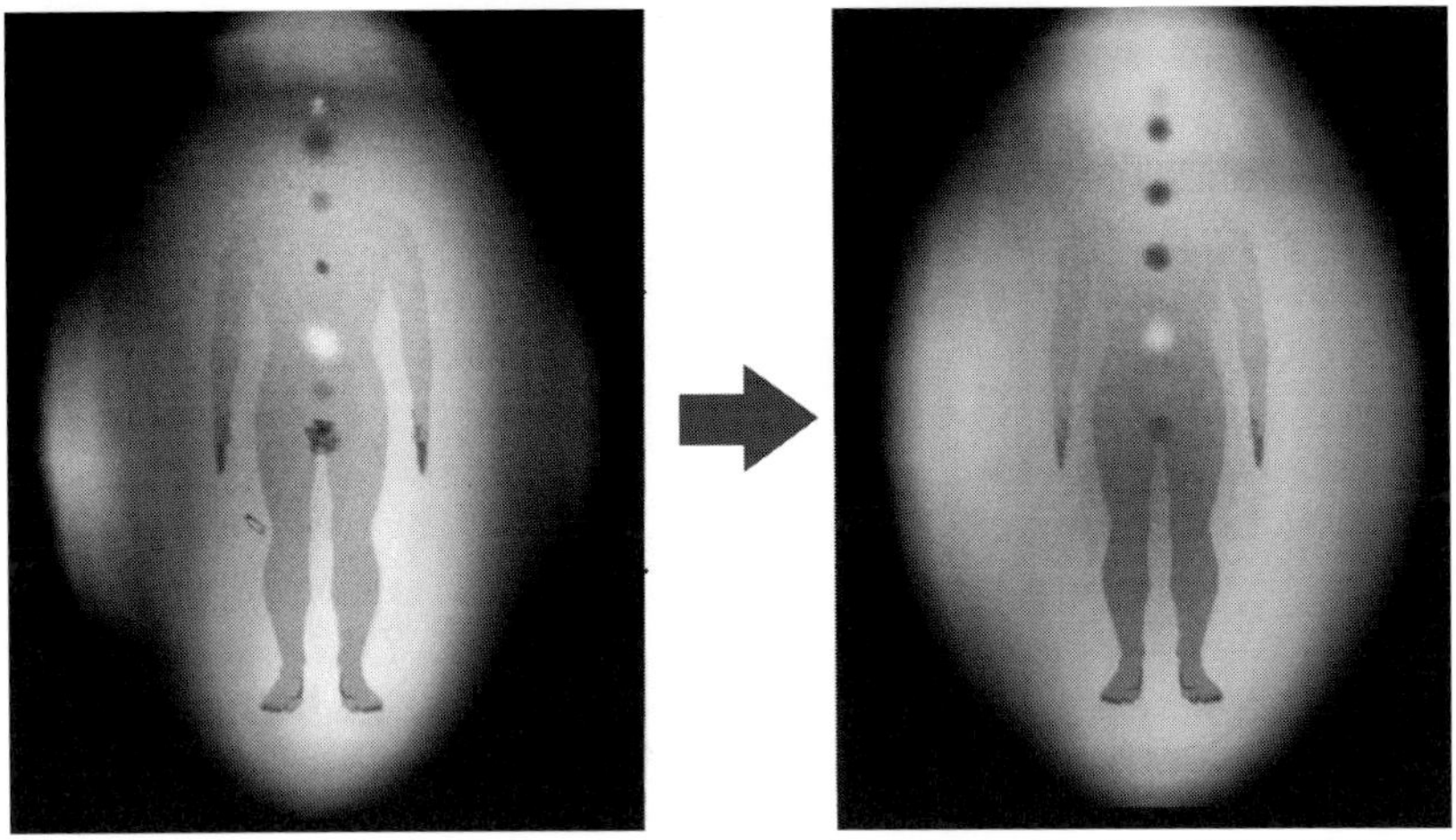

オーラが整いチャクラも完全な形になった。

脳血流の変化

立体カバラ四角ゲージキューブを持つことでの前頭前野の脳血流の変化（女性）

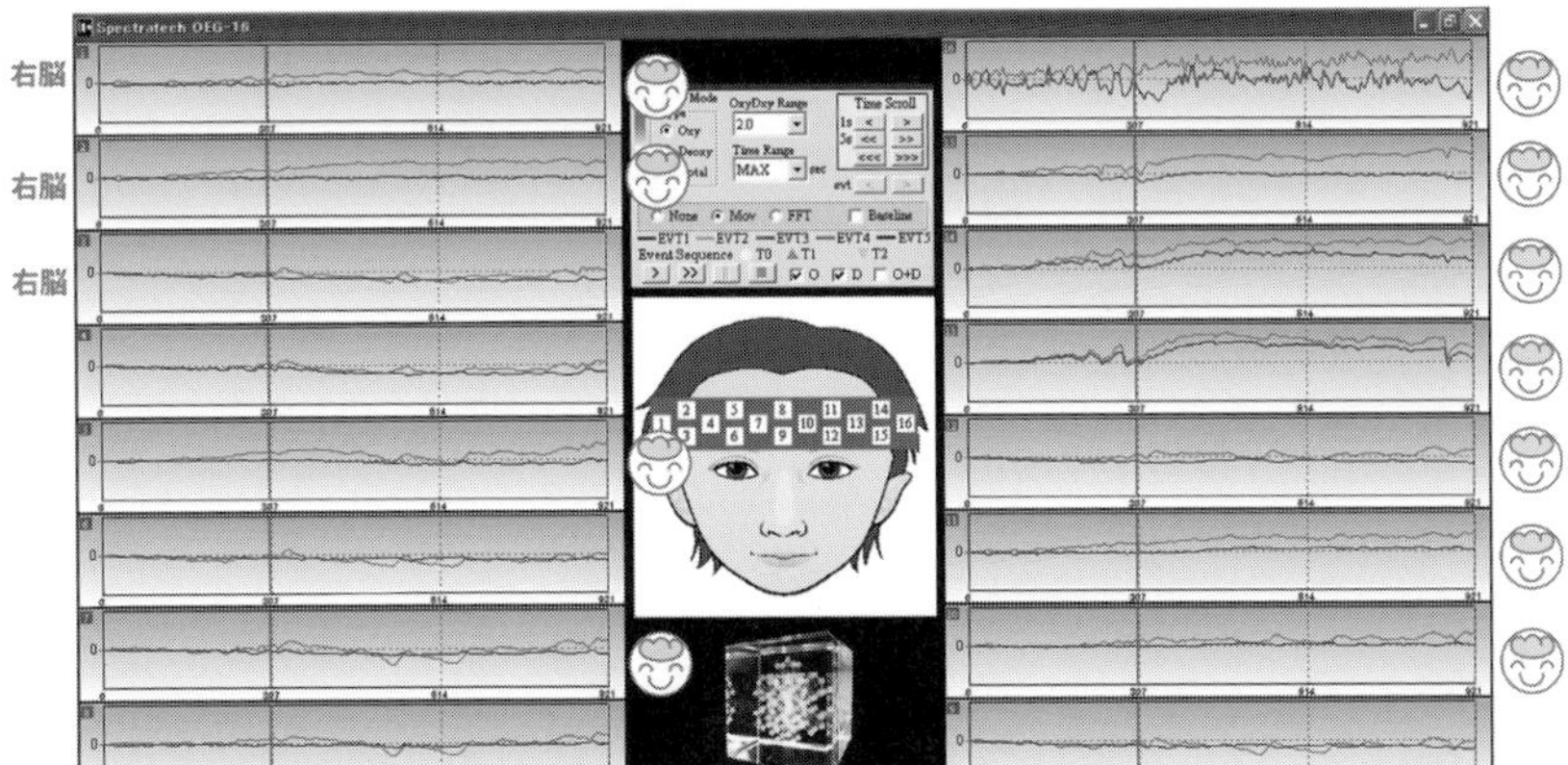

NIRS 脳計測装置を用い、立体カバラ四角ゲージキューブの使用前後の前頭葉の血流量の変化について実験を行った。顔面額部に機械を貼り付けて、16カ所の前頭葉の血流量を測定する。 立体カバラ四角ゲージキューブを持つと脳血流が増えた。

立体
クスリ絵

立体カバラ三角ゲージ

精神世界や心に作用する

「生命の樹」を三角錐に立体化した図形「パドマ」。

上から見ると、三角になっていて、この中に人が入った状態になる。この図形は、精神世界や心に作用する。身に着けるだけで電磁ゲージの修正に加え、直観力や自己受容、精神や心の世界など、スピリチュアルな部分を刺激する。そして精神的側面の充実を助ける。高次元の世界や超意識の中でも高次の精神存在（スピリチュアル・ガイド）が、自身を手助けしてくれる。パドマは、仏教では、「完全なる悟りの知恵」という意味があるが、悟りを開くことができる。

図形は「13個」のプラポットによって形成されている。「13」は、見えない世界では強力なパワーを秘めている数字のため、時代の権力者や支配者は、故意に忌み数とし一般に流布したといわれる。カバラ数秘術では「13」は「12＋1」として、もう一つ上層の階層・天界をあらわす数、根源でもある故郷（集合意識）、創造主・宇宙の中心（銀河の渦）とつながるために与えられた特別な数字とされた。

この図形を使うと、潜在意識ばかりか超意識の活性化によって、超意識からあらゆる場面で直観や体調の変化、夢などのサインが届く。自分のためにならないことや間違った判断にもサインが届く。ス

三角ゲージ

自らのスピリットの拡張、自らのスピリットとつながる力

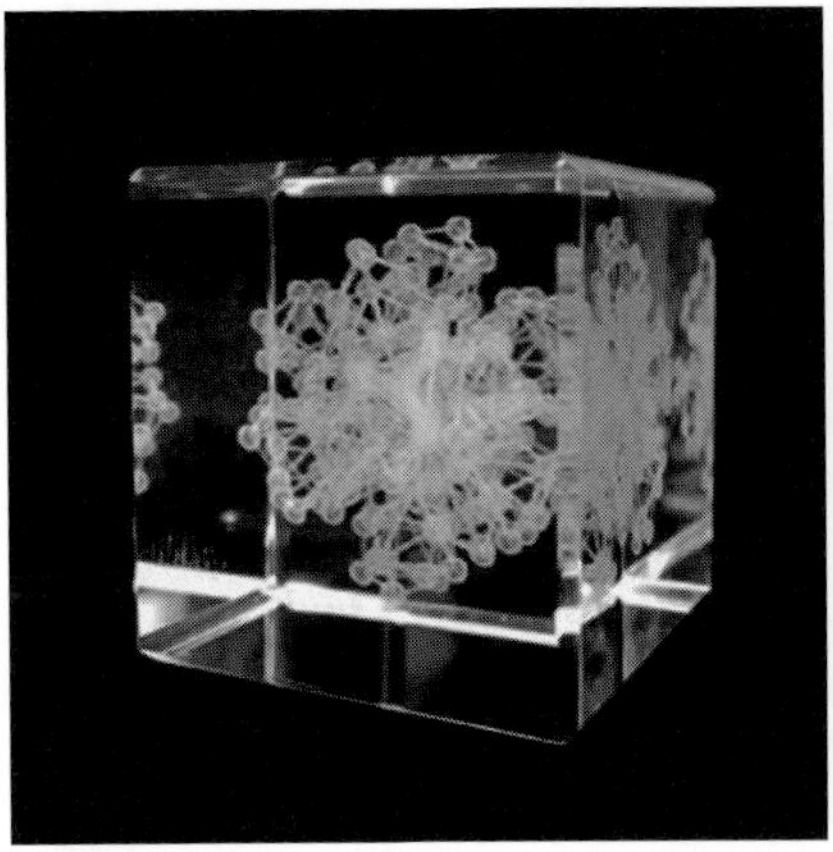
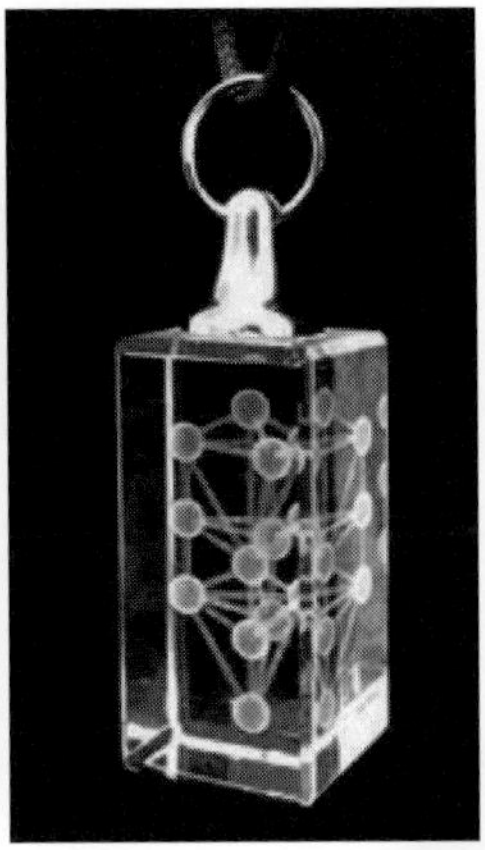
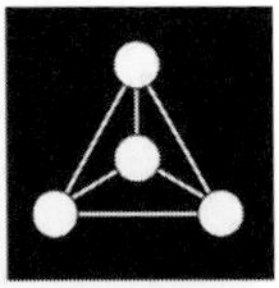
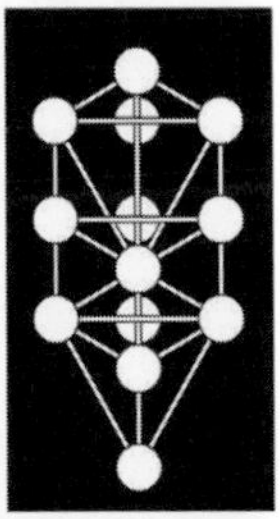
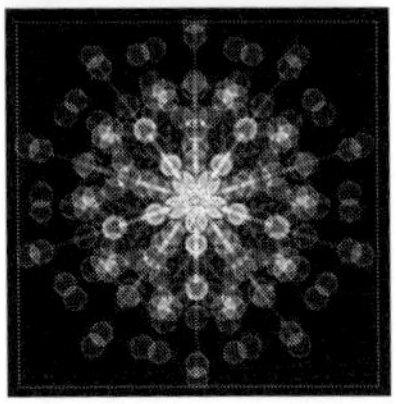

三角錐に立体化した「生命の樹」を13個のプラポットによって形成した図形をさらに13個の集合体にしたキューブは、スピリチュアルな部分に作用する。より高い次元の世界との交信を司る。インナーチャイルドとの交信の際や仲良く一緒に働くためのスーパーアイテムである。

ピリチュアル・ガイドから発信されるメッセージ（インスピレーションや気づき）をしっかり受け取り、熱意をもって努力を惜しまず行動すれば霊的成長が促され、現実が変容し願望の実現へとつながる。

キューブは、図形をさらに13個の集合体にしたもの。宇宙暦の基本数や天界の階層数、エジプトに伝わるチャクラシステム数などにつながるエネルギーが、高次元とのつながりを強めるようサポートする。三角ゲージは周囲に拡張して宇宙全体やサムシンググレートの世界まで及ぶ。私が潜在意識と共同作業をするときにも使うが、天の13界とつながり13界のマスターがあらわれることがわかった。

立体
クスリ絵

立体カバラ四角ゲージ

物質世界や肉体に作用する

「生命の樹」を四角錐に立体化した図形「マスター」。

上から見ると、四角になっていて、この中に人が入った状態になる。これには、経済、思想、創造など人間の活動のすべての面を司る力があると考えられる。身に着けるだけで電磁ゲージの修正に加えて、ボディやマインド、経済等、物質的側面の充実を助ける働きがある。

図形は10個のプラポットによって形成されている。

最新物理学では、この世界は、縦×横×高さ×時間の四次元と物質の最小単位であるクォークの中に六次元がひも状になって存在していると考えられている。キューブの図形の中心点から10の異なる方向にグリッドが向かい、十次元と共鳴する図形になる。十次元を動かす図形は、すべての物質の根源の形をあらわし、マトリックスと呼ばれるエネルギーフィールド（宇宙に存在するすべてを一つにつなぐ）につながる。つながると、自分が「個」という存在ではなく、かけがえのない宇宙の一部であり、宇宙の構成要員であると認識できるようになる。その結果、宇宙意識から得られるエネルギーによって、霊的な洞察やビジョン、人間の日常意識をはるかに超越した直感などがもたらされる。

四角ゲージ

豊かな経済、物質的な力

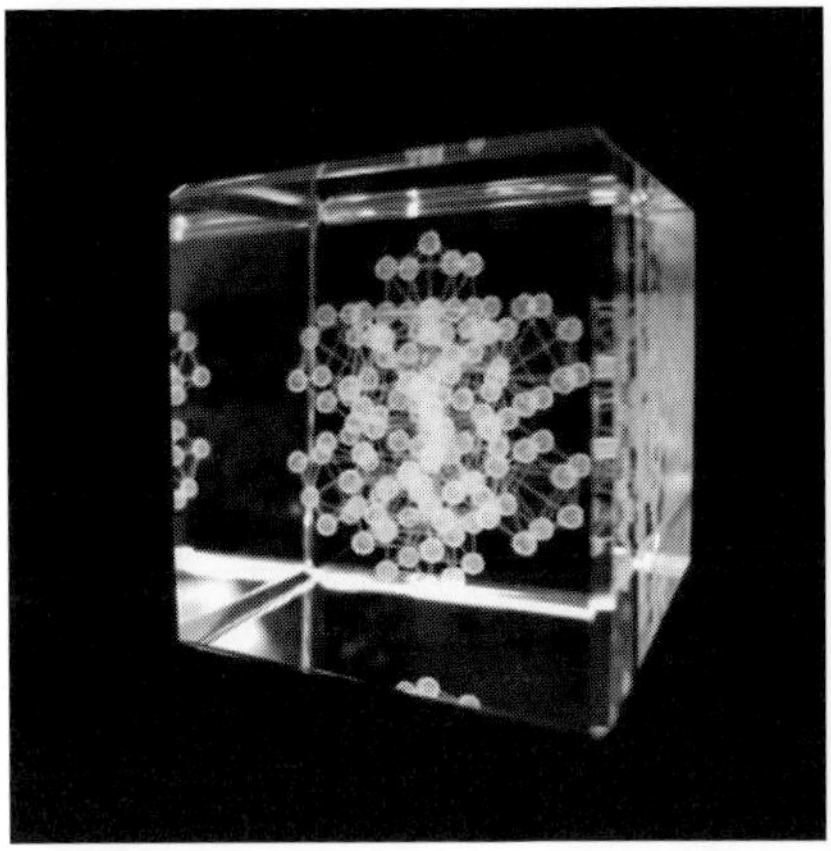
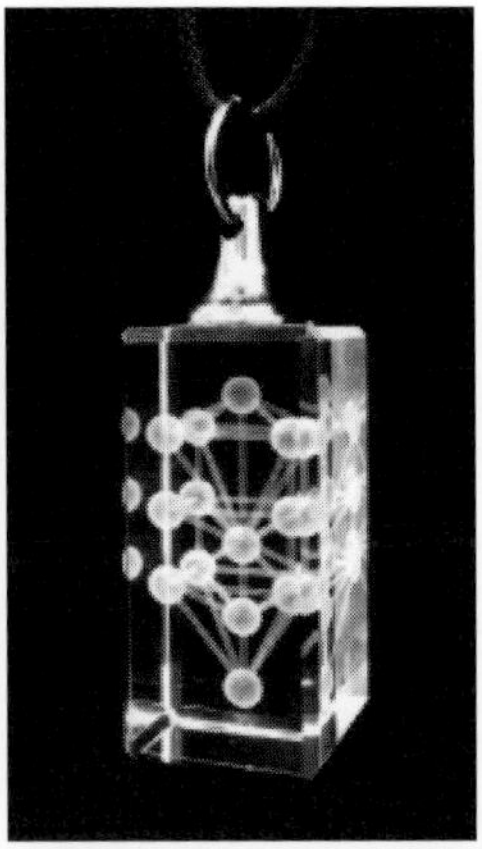
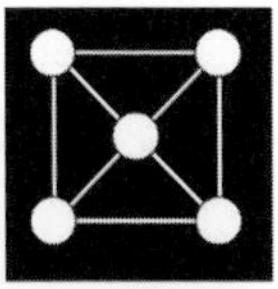
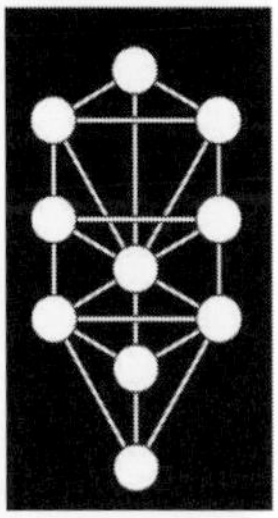

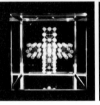

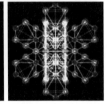

四角錐に立体化した「生命の樹」を10の異なる方向に配置したキューブには、縦と横の交わりから「純粋な愛」のエネルギーを放出する十字形（クロス）や、宇宙の果てまで続いていくイメージ、六角形（ヘキサゴン）があらわれた。

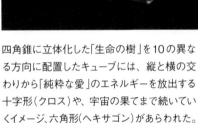

図形を回転させた「マスターキューブ」は、四角ゲージが周囲に拡張して宇宙全体に広がる。人体のチャクラやオーラを最高の状態にする。肉体に対する作用が強い。物質世界や肉体に作用し、このキューブで患者さんの首や頭をなでると、頭痛・腰痛・肩こり・痒み・イライラ・胸痛・息切れ・がんの痛みまで消える場合がある。アトピー性皮膚炎のかゆみが止まったり改善したりした人がいるほどである。

面白いことに当院を受診した子どもは、いち早くこのキューブに興味を示す。子どもには、良いものか悪いものかが瞬間的にわかるようだ。

立体クスリ絵

立体カバラ連結ゲージ

潜象界と現象界をコントロールする

左右にパドマ、それを結ぶ中心部分にマスターを配置している連結型図形「ルーカス」。手に持ってみるとわかるが、このクリスタルは、まるで生き物、呼吸をしているかのようなエネルギーを持っている。はじめてこれを持ったとき、私はこんなものがあっていいのかと思ったほどである。

三角ゲージの「3」と四角ゲージの「4」を連結すると、聖なる数字「7」があらわれる。

ルーカスは、現世(意識下の自分)と、宇宙(根源)を結ぶ、太いパイプの役割を果たす。カタカムナのバッキーボールの作用と似ている。これを使って、宇宙の高次元意識領域へアクセスできると、宇宙に満ちる生命エネルギーを活用できる。それは宇宙全体とつながった状態、超意識を超えたスピリチュアル・ガイドよりも、もっと上の領域につながる。ここでは、自身と「他」を区別していた境はなく、「エゴ」は存在しない。そのため、物質的な豊かさを求めたり、名声を得るといった意味で使うより、本来の自分・目覚めた新しい自分を見つけたい人に使ってもらいたい。ルーカスの名前通り光のような人になれる。

ルーカスの写真を持つだけで視力がアップする人もいる。学習や創造と関係の深い脳の前頭前野の脳血流を増やすことから物忘れ対策や受験対策にも効果があると考えている。

連結ゲージ

潜象界と現象界をコントロールする

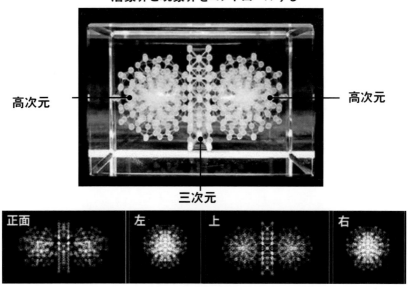

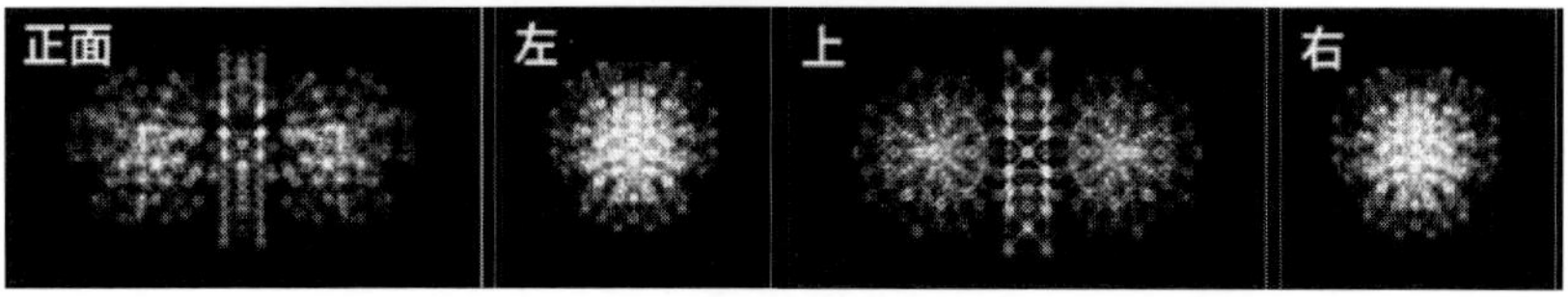

脳血流の変化

立体カバラ連結ゲージを持つことでの前頭前野の脳血流の変化（女性）

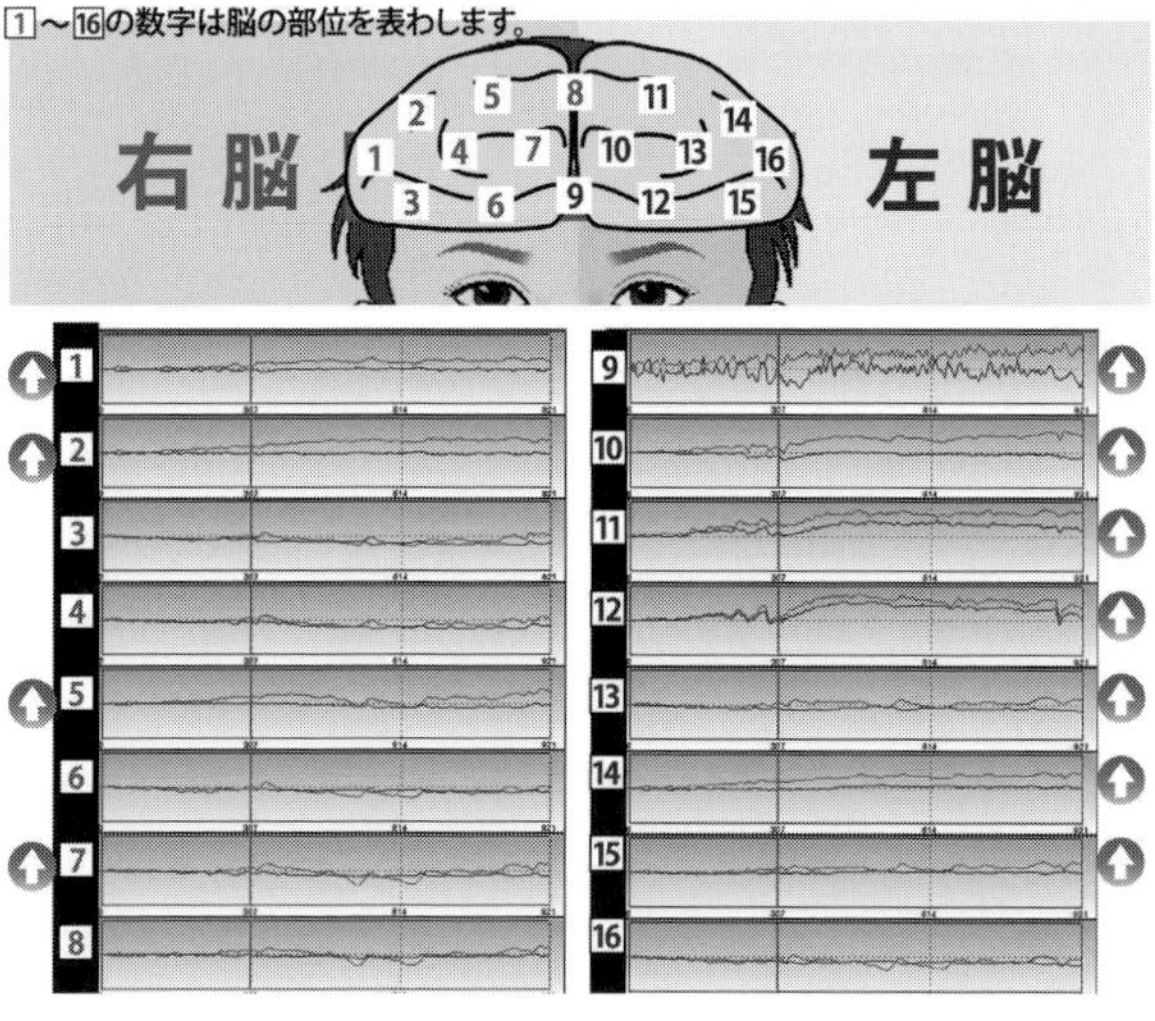

NIRS脳計測装置を用い、立体カバラ連結ゲージを使用した前後の前頭葉の血流量の変化について実験を行った。顔面額部に機械を貼り付けて、16カ所の前頭葉の血流量を測定する。立体カバラ連結ゲージを持つと、脳血流が増えた。

クリスタル療法

「立体カバラ」や「ダヴィンチキューブ・メサイア」を電気コンセントの上に置くと、電磁波を人体に有益な電磁波に変換しながら、さらに「立体カバラ」や「ダヴィンチキューブ・メサイア」の情報を人体に届けることができる。

実際に、人特有の電磁ゲージの形をした、立体カバラを持つとその人の電磁場が強化され、症状が取れたり、運気が上がったりすることがあった。

首の痛みが消えたり、アレルギーの痒みが消えたという報告もある。「目も開けられないほどのひどい倦怠感が改善した。腰痛が数分で消えた。風邪、頭痛、寒気、身体のだるさが解消した。首の痛みがとれて回旋範囲が拡大した。耳鳴り、手のしびれ、背中の痛み、腰痛などの症状が改善した」という例も少なくない。

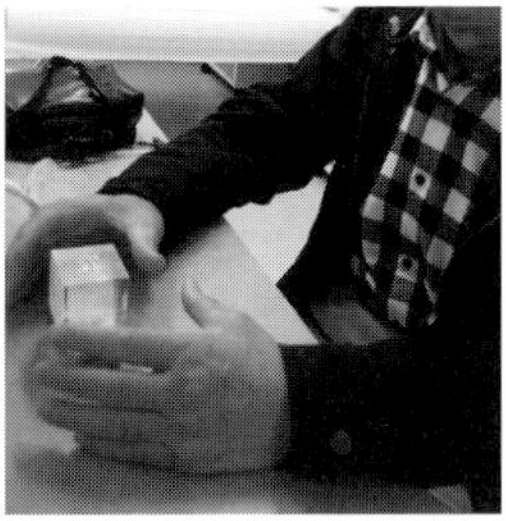

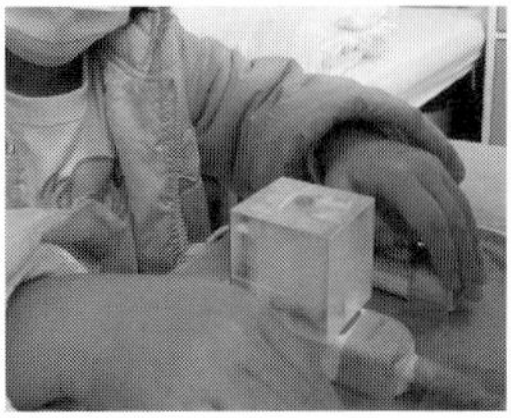

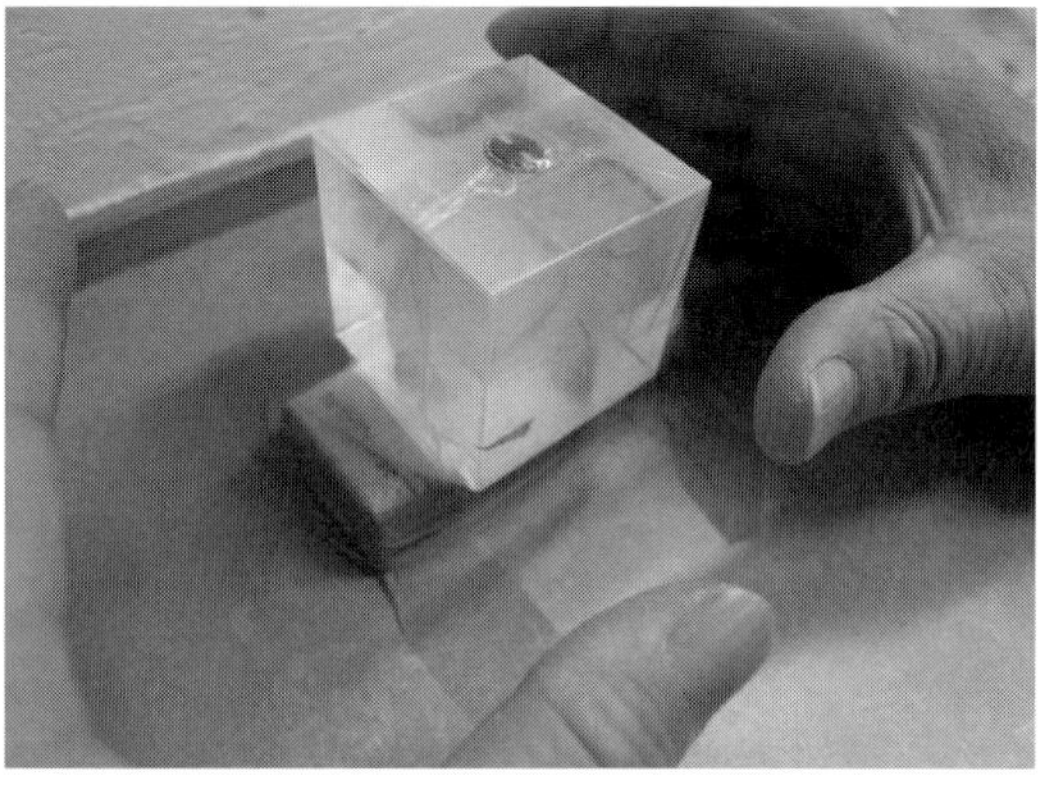

電気コンセントを固定し、立体カバラを置いて、電磁波を変換する炭コイルを貼る。そのエネルギーを両手で受け止める。

犬の胸部肥満細胞腫に立体カバラ(マスターキューブ)を透過した光を照射した例

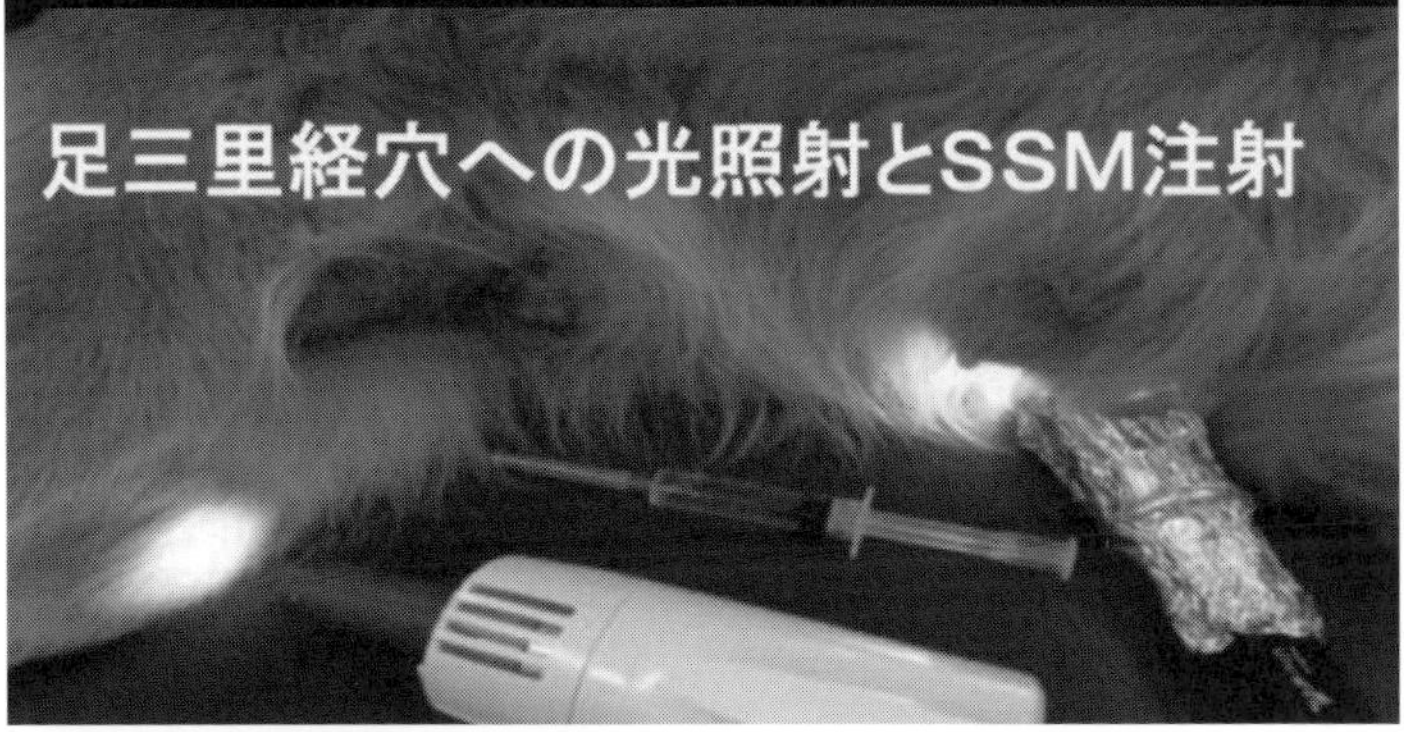

2013年12月21日

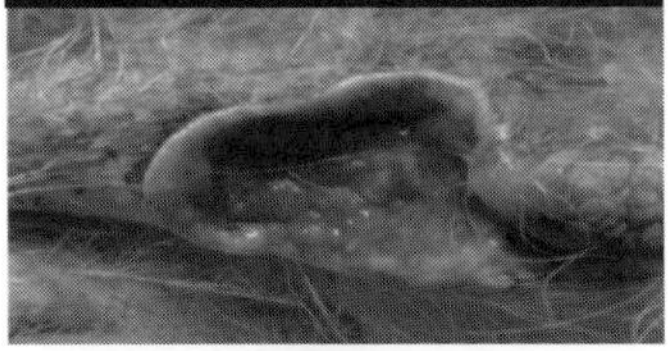

欠損正常組織修復と腫瘍免疫のさらなる強化を目的として、マスターキューブ透過光を破裂した患部と足三里の経穴に照射した。そして丸山ワクチン(SSM)を注射した。

▼

2013年12月27日

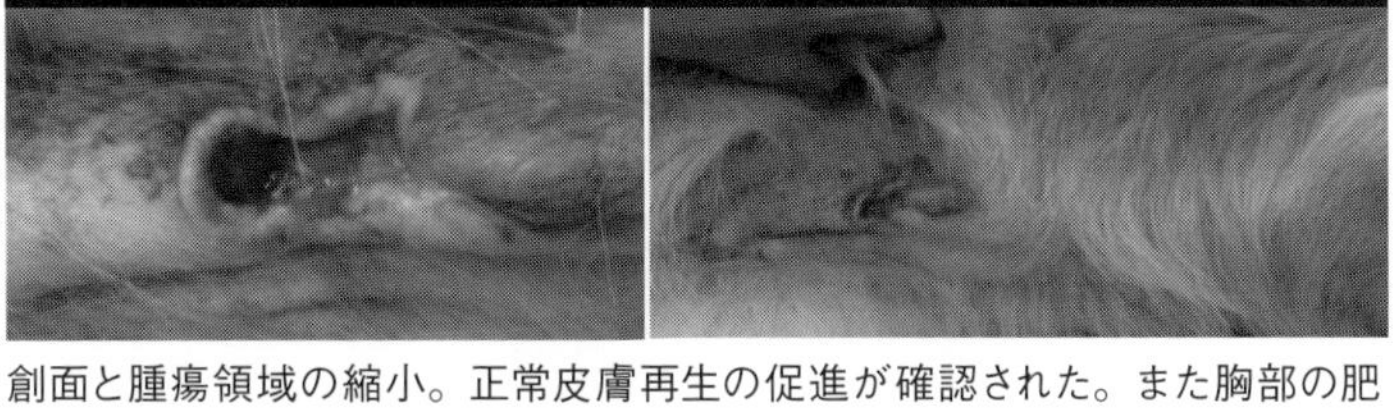

創面と腫瘍領域の縮小。正常皮膚再生の促進が確認された。また胸部の肥満細胞腫についてもマスター光照射による効果で浮腫領域の縮小、脆弱化(脆く弱くなった)した皮膚の修復効果などがみられた。

▼

2014年1月11日

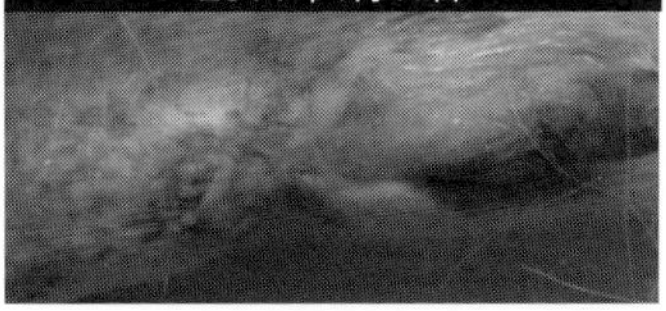

開口部が急速に治癒閉鎖し、Oリングテスト(BDORT)でみた腫瘍共鳴が消失、触診及び肉眼所見とも異常は認められなくなった。

ルーカス 超意識（ハイヤーセルフ）

- 宇宙（根源）と自分をつなぐパイプの確立
- スピリチュアリティの目覚め、覚醒
- ESP 能力の全般的な向上
- チャクラのトータル活性
- チャネリング能力の向上
- 宇宙との一体化
- グラウディング

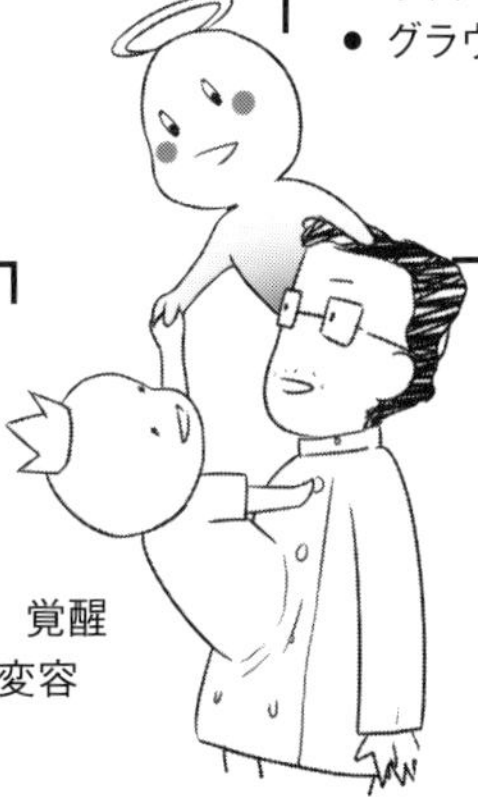

パドマ 潜在意識

- 高次元の世界との交信
- 超意識へのアクセス
- 精神世界（マインド）へ働きかける
- スピリチュアリティの目覚め、覚醒
- 願望達成、現実変容、自己変容

マスター 顕在意識

- 物質世界（身体）へ働きかける
- 生命エネルギーの強化
- エネルギーボディの覚醒と活性
- 肉体やオーラのバランスの調整・活性

メサイア 顕在意識と潜在意識、超意識

- 願いと現実を結ぶ不思議な力を発揮する
- 宇宙とつながり、さまざまな情報やエネルギーを受け取れる。

パドマとマスターペンダントは、1日のうちに気分で取り替えて使用する。両方一度につけてもよい。それぞれの結晶ゲージのキューブは頭の上や身体の上に置いて使用するとよい。

超高速振動法

「アイン」「アインソフ」
「アインソフアウル」「ケテル」
「ティファレド」「イエソド」「マルクト」

という言葉（言霊）を唱えると、
立体カバラがハートの位置まで降りてきて安定する。
そして「マスター」や「パドマ」という言葉で
超高速振動を起こす。

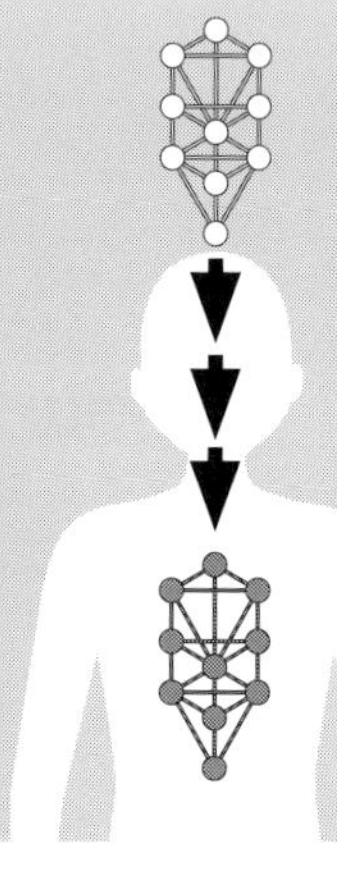

立体クスリ絵を頭にのせて「光・情報・意識」と言う

立体クスリ絵(ペンダントやキューブ、連結キューブ、ダヴィンチキューブ・メサイアなど) を頭上において、『光・情報・意識』と言うと、これらのパワー&フォースは著しく増幅し、驚くほどの変化があらわれることがある。
どのタイプの立体クスリ絵にも通用する言葉である。

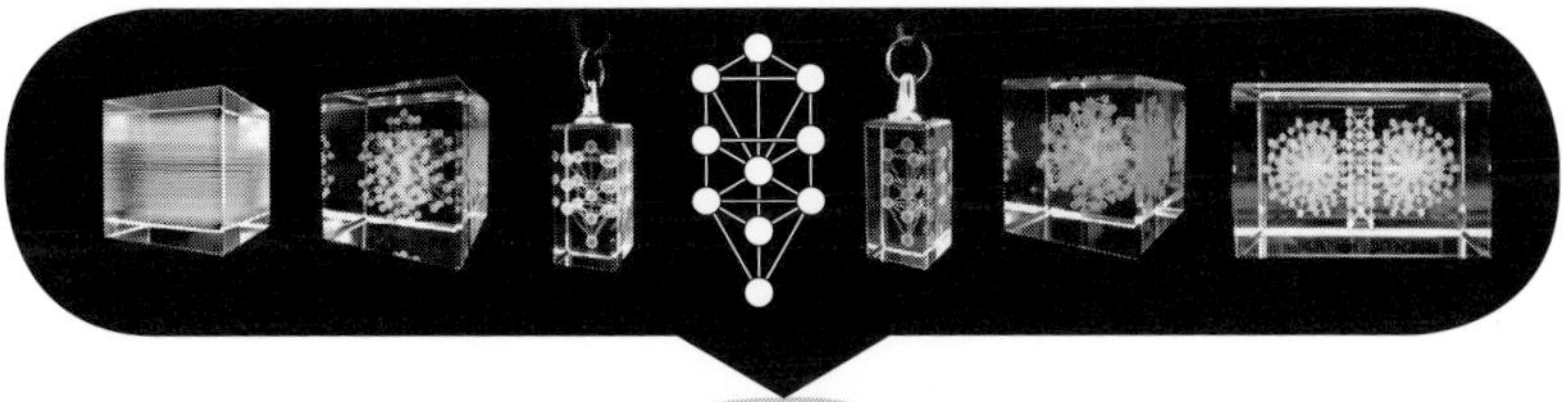

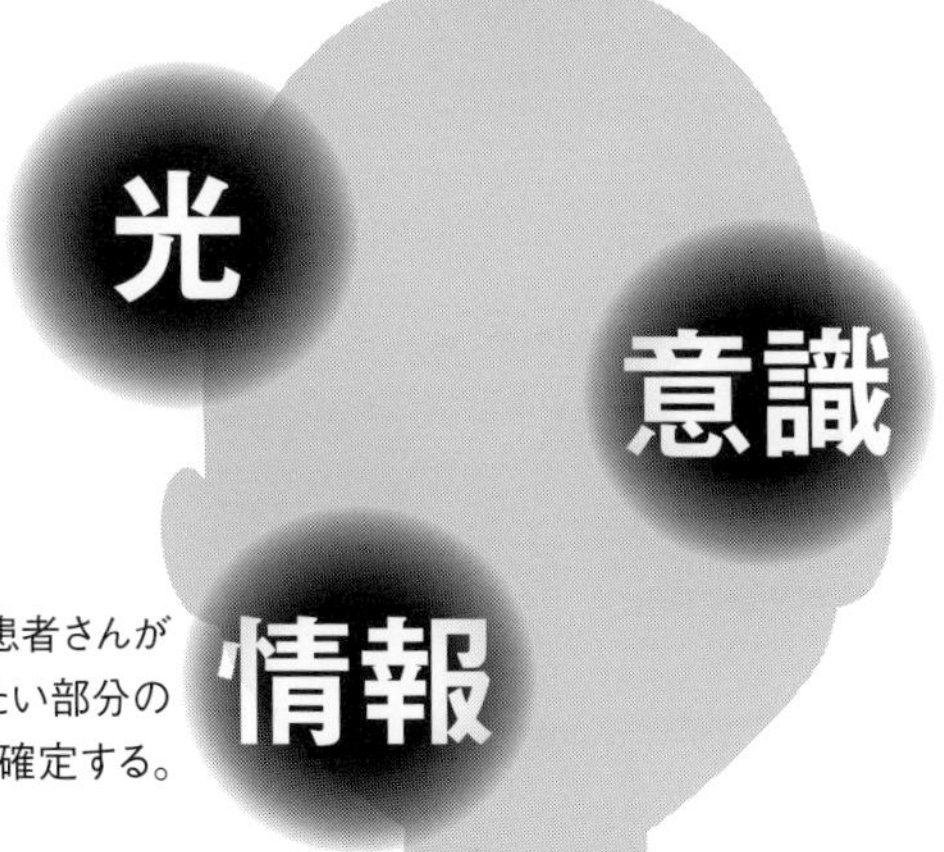

人は素粒子の一つ、光子でできているため、人を一旦光に戻す。

意識の中で最も深い部分である空や無、純粋な気づきと呼ばれる創造の領域につながる。

患者さんが治したい部分の情報を確定する。

三つの言葉を言うだけで、立体カバラは作動する。
意識・光・情報が一つになると変容が起こる。

人体は、基本的に光(電子) と情報、意識で構成されている。
光は情報を伝達し固着化させる。
意識が情報に合わせた物質を誘導する。

立体クスリ絵の効果的使用法

音　楽

音楽をかける

立体カバラとコラボするのは、アメイジング・グレース。首からカバラをぶら下げながら、聴く、歌う。スピーカーの前にカバラをおいて音楽をかける。するとカバラは人に恩恵をもたらす。

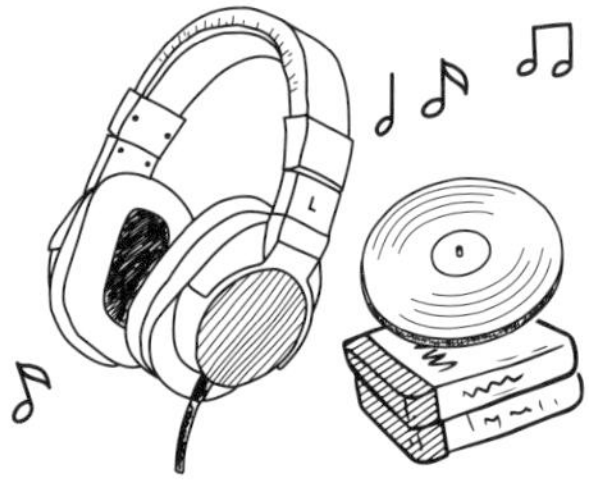

般若心経

般若心経のDVDとコラボさせる

般若心経の色即是空、空即是色を動画にしたDVDは、これだけでも素晴らしいパワーやフォースを持つ。映像を流すと、見えない人たちが数珠つなぎに合掌をして並んでいるのが視える。

この動画の側に立体カバラを置いておくだけで、高い相乗効果を示す。

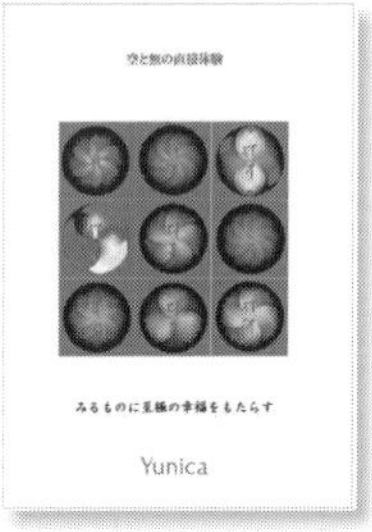

「般若マンダラＤＶＤ」

コンセント

電気コンセントの上に置く

立体カバラやダヴィンチキューブ・メサイアを電気コンセントの上に置くと、電磁波を人体に有益な電磁波に変換しながら、さらにカバラやダヴィンチキューブ・メサイアの情報を人体に届けることができる。

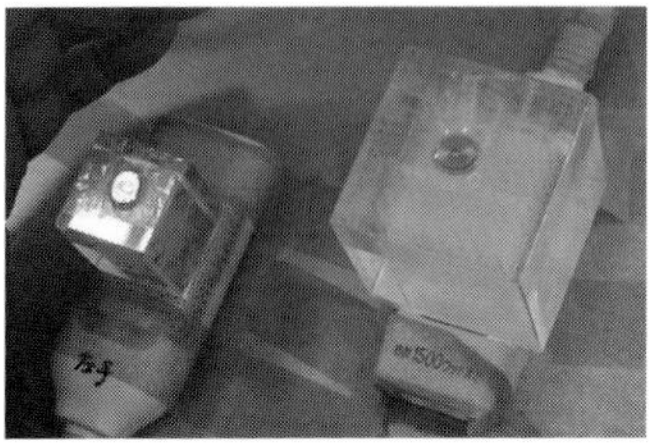

クーム

人差し指を立てる

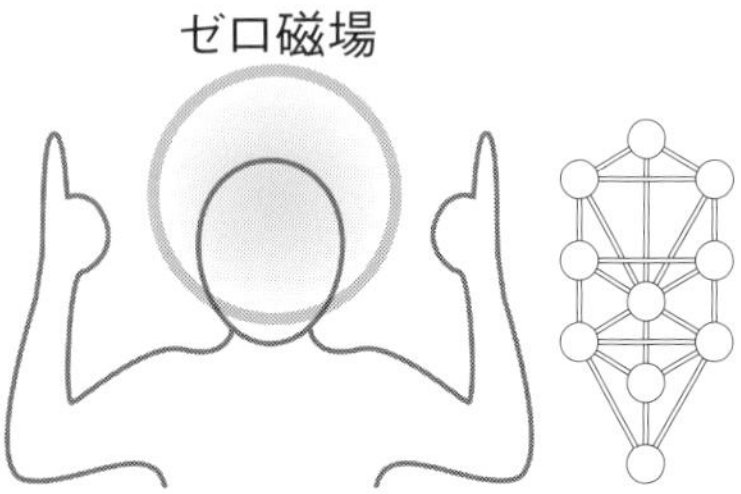

立体カバラを近くにおいてクームをすると、強固なゼロ磁場が生じる（214ページ参照）。

フラッシュライト

カバラを持ってライトを当てる

オーラは大きくなり、
チャクラは整い、変化する。

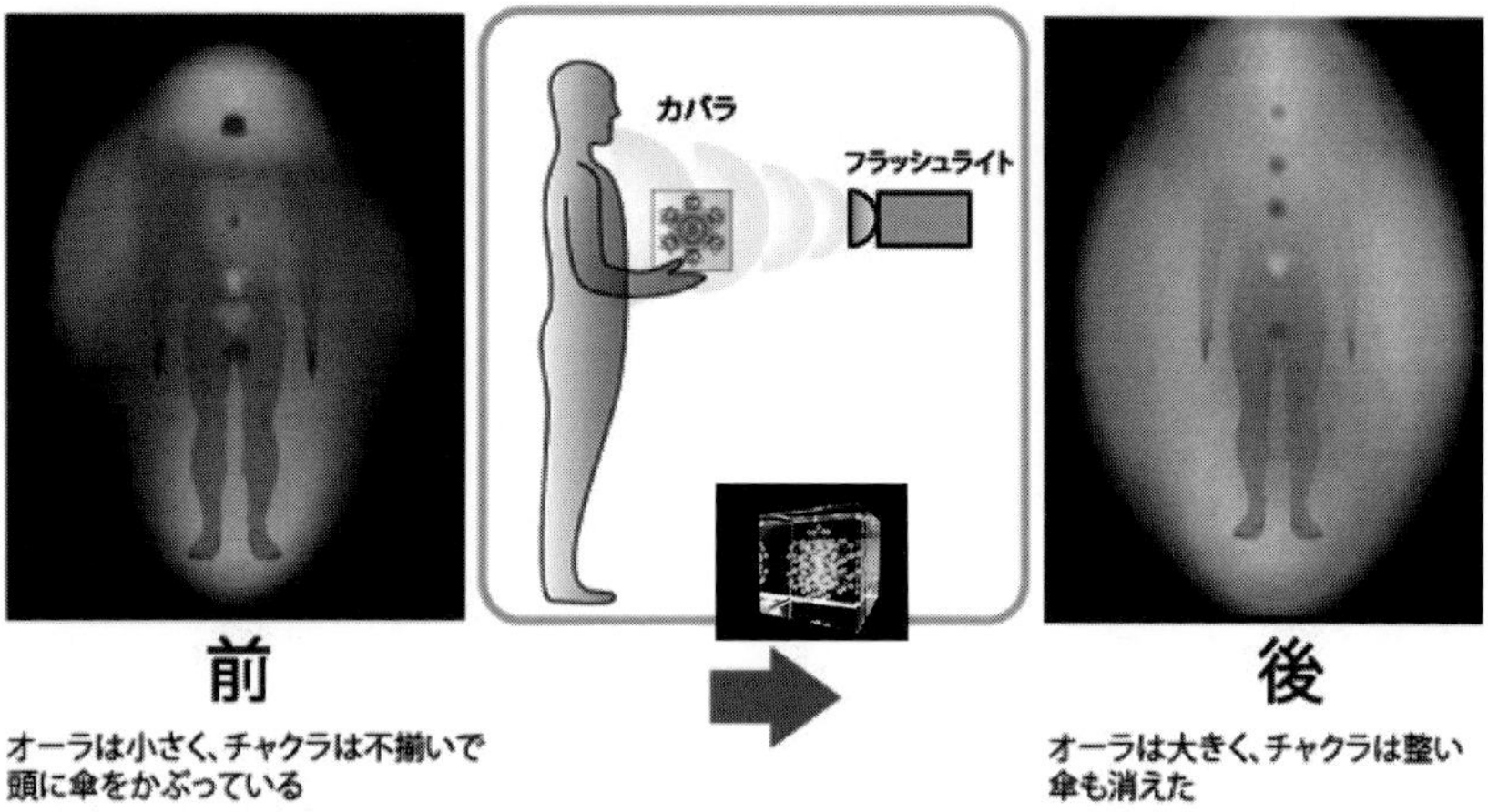

前
オーラは小さく、チャクラは不揃いで
頭に傘をかぶっている
後
オーラは大きく、チャクラは整い
傘も消えた

カバラキューブを並べて使う

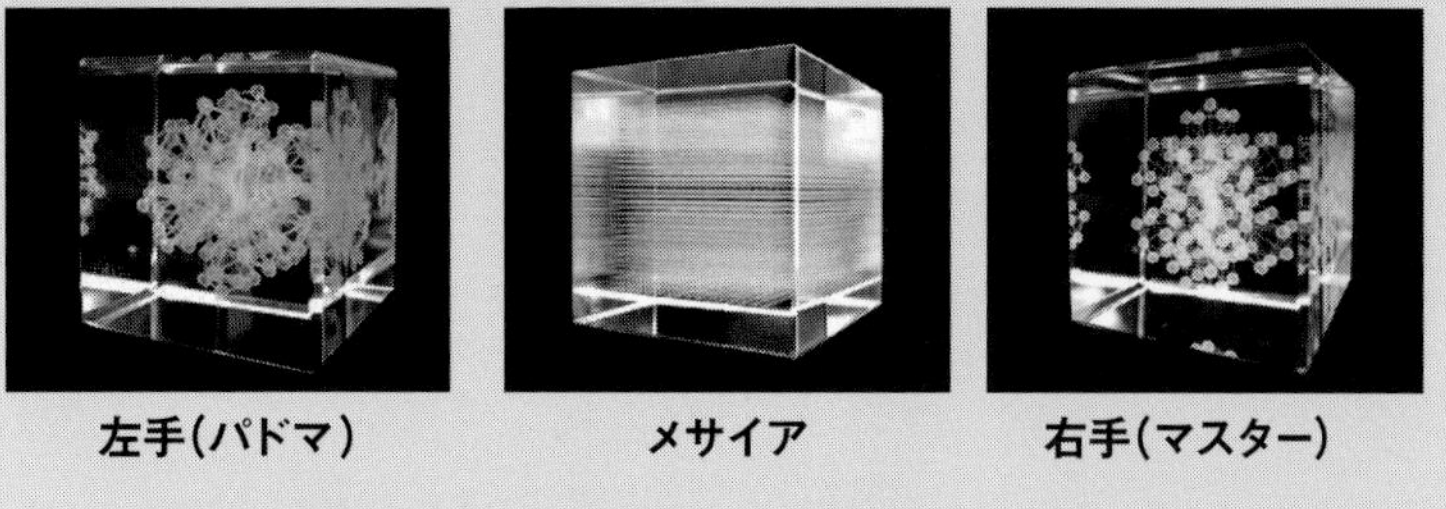

左手(パドマ)
メサイア
右手(マスター)

三つのキューブを同時に使用する方法がある。真ん中にメサイアを、右にマスターを左にパドマをおいてその前に座ると身体が熱くなり活性化する。患者さんの中には自発的に、この前で30分ほど座ることが習慣になっている人がいる。ポケットなどに入れる場合も、右に「マスター」左に「パドマ」を入れると、さらにエネルギー的にサポートが得られる。

3 ダ・ヴィンチの『モナ・リザ』

２００８年6月、クスリ絵として治療効果の高い曼陀羅図形を探していた頃だった。ある朝起きると、四葉のクローバーのような形の不思議なシンボルが頭に浮かんだ。このときは、このシンボルが何を意味するのか、さっぱりわからなかった。しかし、『モナ・リザ』を研究しはじめて間もなく、このシンボルが『モナ・リザ』の服の胸元に描かれた刺繍模様であることがわかった。これはダ・ヴィンチが５００年のときを経て、同じ医学を学んだものとして私に重大なメッセージを送ってきたものだった。

その後、雑誌でルーブル美術館で展示されている『モナ・リザ』の絵の前に行列ができるという記事を見て、もしかしたら『モナ・リザ』の絵からは何か人を引き付けるパワーが出ているかもしれないと思った。早速、『モナ・リザ』の写真を用意し、手を『モナ・リザ』にかざしてみたところ、不思議なことに、そこから、かざした手を押し戻すような気持ちの良い温かいパワーを感じた。

『モナ・リザ』の写真を患者さんの背中に貼ってみると、多くの患者さんから「温かい」「これなんなの」という声があった。このパワーを確かめようと、『モナ・リザ』の絵を印刷した紙を植物の種や切り花に貼り実験を行ってみた。その結果、『モナ・リザ』パワーは植物に対しても驚くような成長促進効果

『モナ・リザ』による植物成長実験

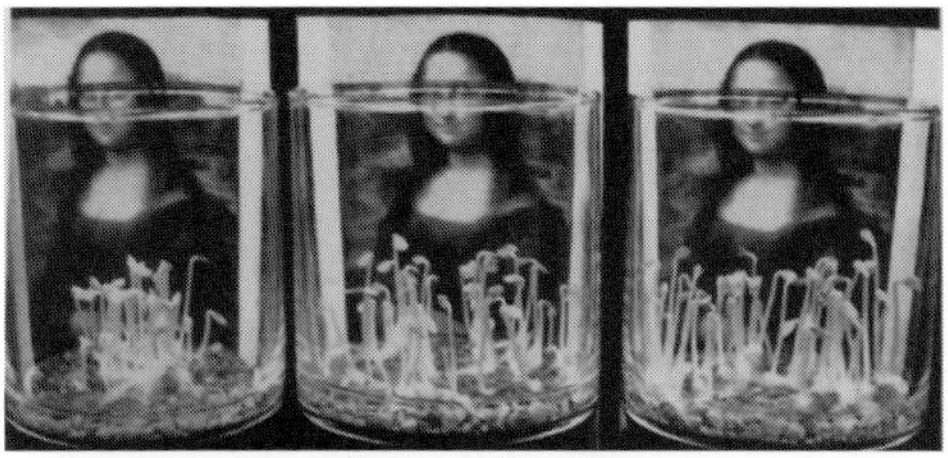

『モナ・リザ』の絵

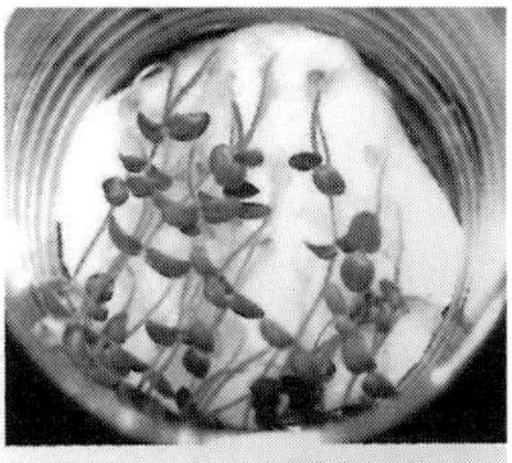

『モナ・リザ』を側面に貼る

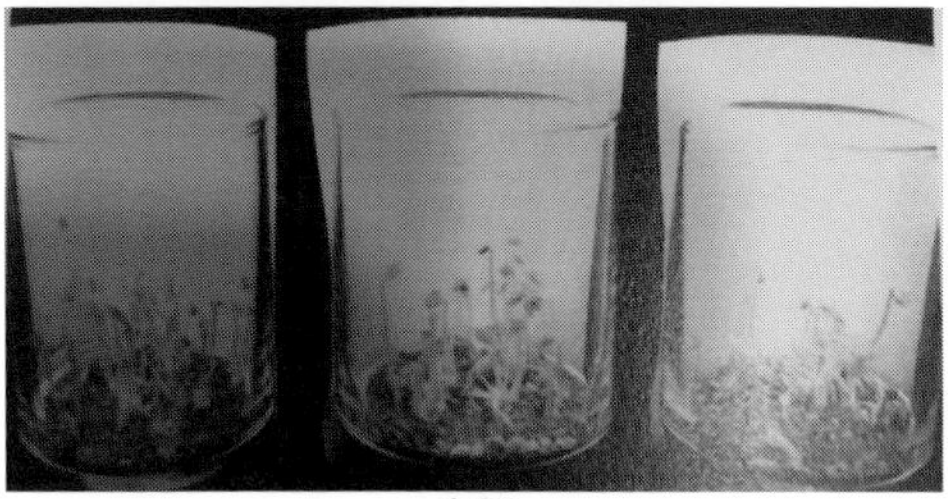

白紙

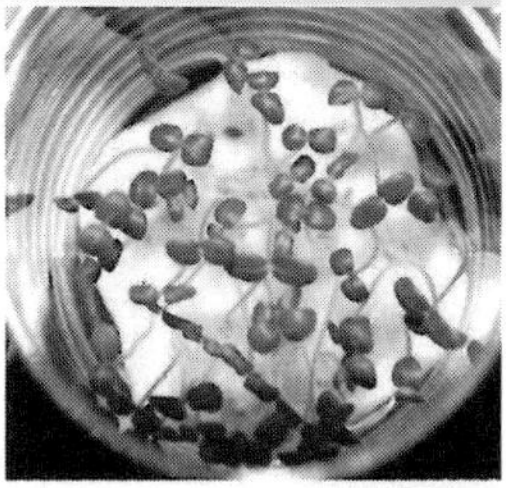

コントロール（白紙の場合）

1. 白ゴマの発育実験（暗室、水栽石）

白ゴマは発芽して成長するまで約10~14日ほどしかかからないので繰り返し実験するのには最適。ガラスコップの中に水栽石を敷き、白ゴマの種を50粒ずつ蒔いた。ガラスコップの外側に『モナ・リザ』の絵がコップ内側を向くようにして貼り付けた。コントロール（比較対象）として『モナ・リザ』の絵を印刷した紙と同じ白紙をガラスコップの外側に貼り付けた。毎日、一定量の水を与え暗室に置いた。種を蒔いて４日目、コントロールに比べて『モナ・リザ』の絵の白ゴマのほうがまっすぐ力強く成長していた。茎の太さが大きく、茎の長さも勝り揃って成長していた。７日目も、『モナ・リザ』の絵の白ゴマの成長が勝り、コップの上端を超える茎の本数も圧倒的に多かった。面白いことにコントロールの白ゴマはほぼ真っ直ぐに成長しているのに対し、『モナ・リザ』の白ゴマは、『モナ・リザ』の絵から出ているパワーに押されるように絵と反対の方向に成長していた。

2. 白ゴマの発育実験（日の当たる場所、水分保持を容易にする綿）　2008年9月30日

		A	B	C	合計
『モナ・リザ』	発芽本数	50本	45本	45本	140本
	長さ	4.5cm	4cm	4cm	4.2cm
コントロール（白紙）	発芽本数	45本	47本	46本	138本
	長さ	4cm	3.5cm	3.5cm	3.7cm

発芽本数は、コントロールよりも『モナ・リザ』のほうが４本勝り、茎の長さははっきりと長かった。結果は1と同じだった。

や切り花の寿命を長くする働きのあることがわかった。『モナ・リザ』の絵から出ている、植物の発芽、成長、保持を助けるミラクルパワーが何らかの影響を及ぼしているといえるだろう。

人に対して『モナ・リザ』の絵がどのような影響を及ぼしているかを視覚と触覚を測定器にして検証してみた。視力では、左右の視力測定を行った後、『モナ・リザ』の絵を10分間額に貼り、その後、絵をはずし、再度視力測定を行い貼る前の視力と比較した。7人中5人の視力がアップし、視力の改善がなかった人からも「視野が明るくなった」「物がはっきり見えるようになった」という感想があった。

触覚での検査は、A4サイズの『モナ・リザ』の絵を服の上から背中に貼ってみた。23人中21人が「背中が温かくなった」「汗をかいた」「痛みがなくなった」などの変化を感じたという。念のためプラセーボ効果（効くと思い込んで出る効果）もあるので『モナ・リザ』の絵を貼るといってから、絵の紙質と同じ白紙を患者さんの背中に貼ってみた。その結果、『モナ・リザ』の絵は91％の人が、プラセーボでは65％の人が変化を感じたが、その差は明らかだった。

では、どうして『モナ・リザ』の絵からは生命を活性化するパワーが出てくるのか。それにはいくつかの理由がある。絵の構図には、神聖幾何学図形のフラワー・オブ・ライフが使われている。さらに随所に絵や形を美しく見せる黄金比が認められる。黄金比はミクロ的には、DNAのラセン構造とも共鳴する比率で、マクロ的には手の指の比率にもなっている重要な数字である。DNAや骨格の中の黄金比が『モナ・リザ』の黄金比と共鳴し合い、良い影響を与えている。まさにクスリ絵になっている。だから美術館でも『モナ・リザ』の絵には人だかりができるのである。

また、『モナ・リザ』の絵のどこからパワーが出ているのか。ダ・ヴィンチは、大洪水の絵などで渦巻きにパワーがあることを示唆している。そこで『モナ・リザ』の渦巻き状に描かれている髪の毛からではないかと予測し、白ゴマの発育実験を行ってみた。パワーの源である髪を白くしたらパワーは消えるか、ダウンするのではないかと予測し実験をしたら予想外の結果になった。『モナ・リザ』の髪を白くすると、何も手を加えなかった絵の場合よりもパワーは強くなった。視力実験でも絵を上回る結果が出た。髪を白くすることで絵の持つパワーの吹き出し口が開いたのではないかと推測している。

ダ・ヴィンチは、生命を設計し天地を創造する神聖幾何学を絵の中に見えない形で挿入し、さらに絵の中の見える形を鏡面画像へ進化させることで、意識を持ったエネルギーである生命の本質や、宇宙の真理を示そうと試み続けたのだろう。私は、ダ・ヴィンチのメッセージやヒントから多くのことを教えられ、カタカムナの解明やクスリ絵の開発にまでつながった。

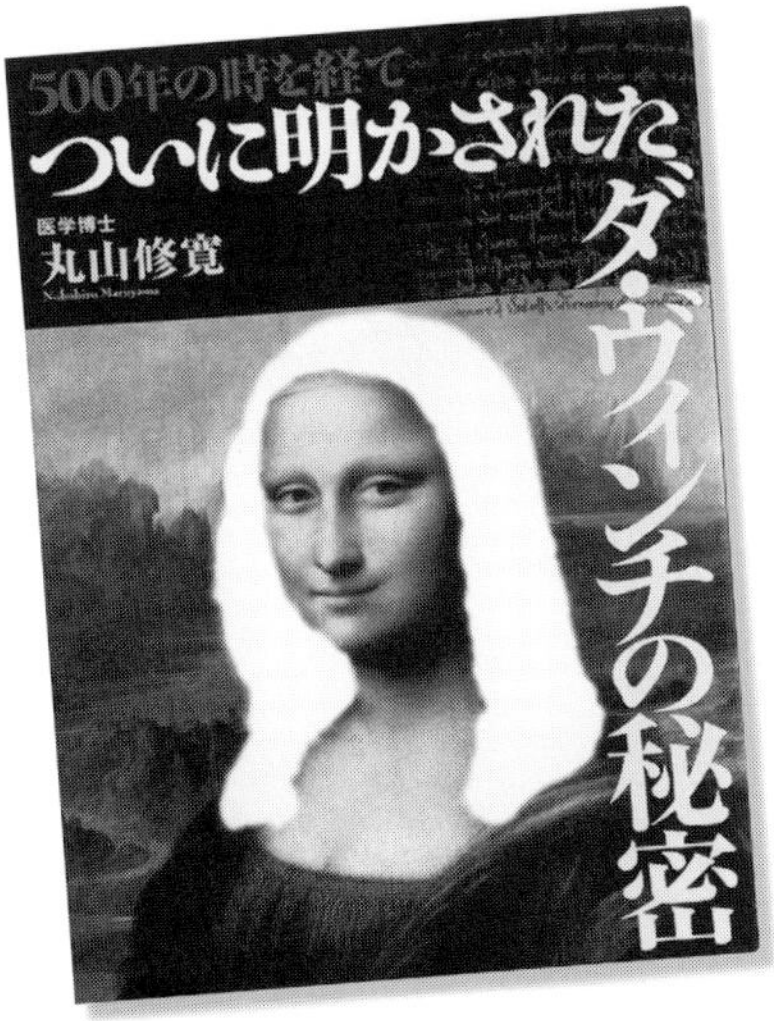

『500年の時を経て、ついに明かされたダ・ヴィンチの秘密』丸山修寛（幻冬舎ルネッサンス）　ダ・ヴィンチその人が私を使って書かせた本といえる。

立体
クスリ絵

ダヴィンチキューブ
宇宙そのもの、宇宙とつながる

私がレオナルド・ダ・ヴィンチを研究するきっかけになったのは、電磁波ブロッカー（マックスミニ）の図柄である。この図形は有名な絵画『モナリザの微笑み』の肖像画のモナリザの洋服にも使われている模様である。これは私が考えたものではなく、レオナルド・ダ・ヴィンチが考えたものだ。

模様をよく見ると、中心の一点だけがほかの四角い図形とつながっている、無限に広がることができる図形である。

この図像を立体にし、「ダヴィンチキューブ・メサイア」と名付けた。メサイアはキリストなどの救世主を意味するが、その名の通り、所有者の悩みや問題を解決し、自分が望む無上の至福の世界をつくり出す。メサイアは、ずば抜けたパワーを持っていて、アメリカのサイキックや日本の「気」の達人が見るとその凄さに、たじろぐほどである。普通の人でも二人に一人がそのパワーに気づく。

私はこの立体から出るエネルギーは、ベーナ・カーバ神殿の中にあるエネルギーと同じようなものではないかと思っている。

カーバ神殿は、サウジアラビアのメッカの大モスクの中心部にある高さ15メートルの立方体の建物。

メサイアキューブ

無上の至福への誘い

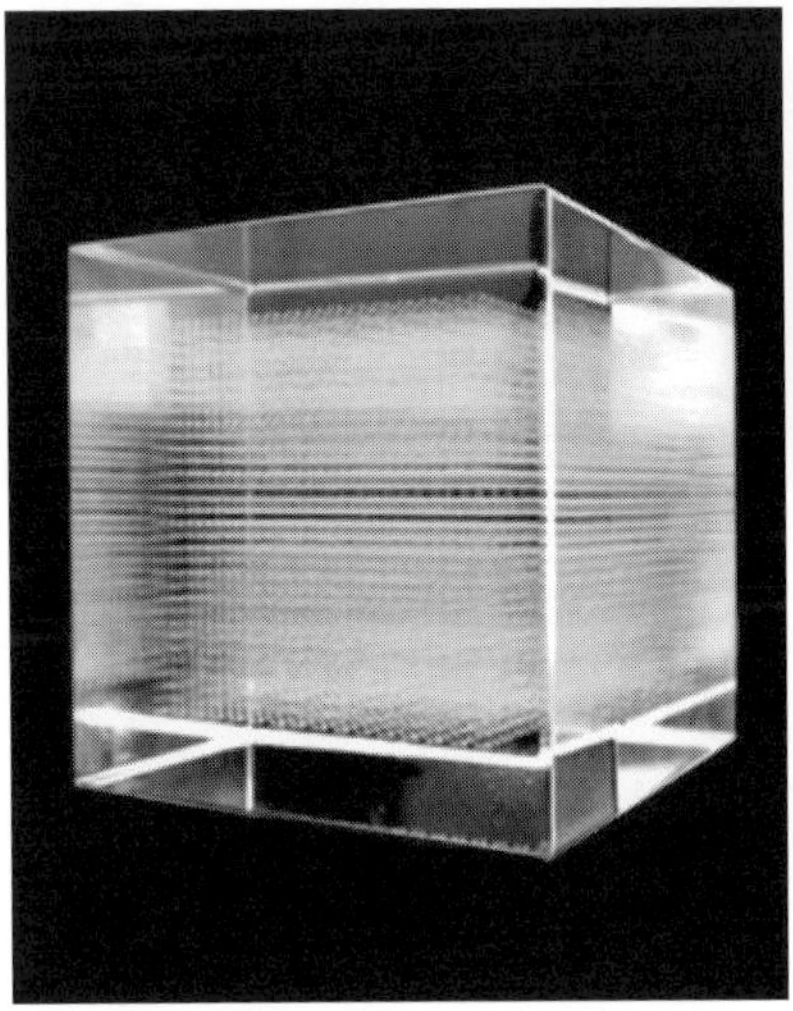

平面図

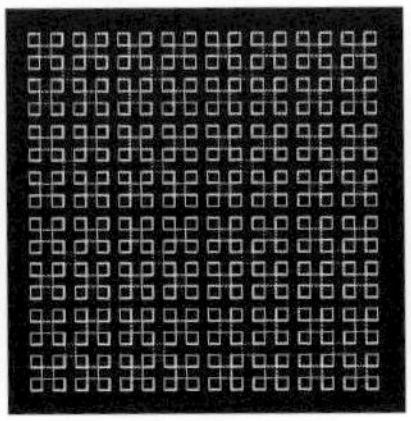

電磁波ブロッカー

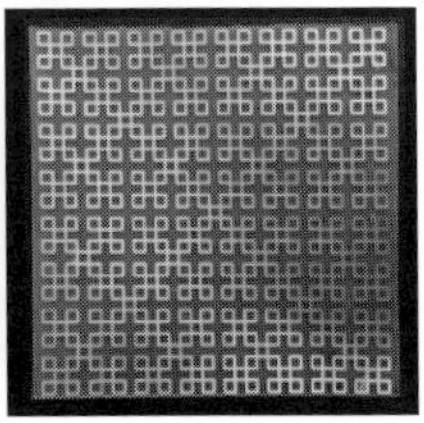

キューブの使い方

リビングや寝室、オフィスなど、好きな場所に置いて使う。有効範囲は「キューブ」を中心に約10メートル四方。肌に直接または衣服の上から全身の気になる部分に当てて使うと、不調の原因となっているエネルギーの歪みや欠けを整え、本来の元気な状態へと導く。

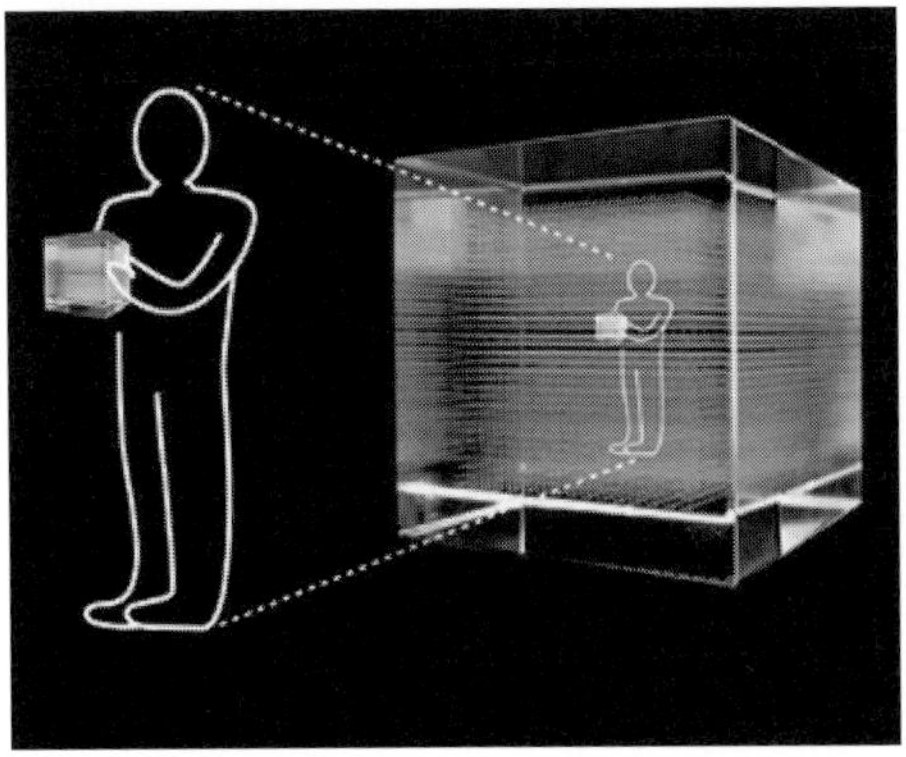

自分が中心にいると想像してこれを手に持つことは、その所有者がこの図形の中心（空間の中心）にいることと同じであり、宇宙からの情報やエネルギーが何もしなくても集まってくる。

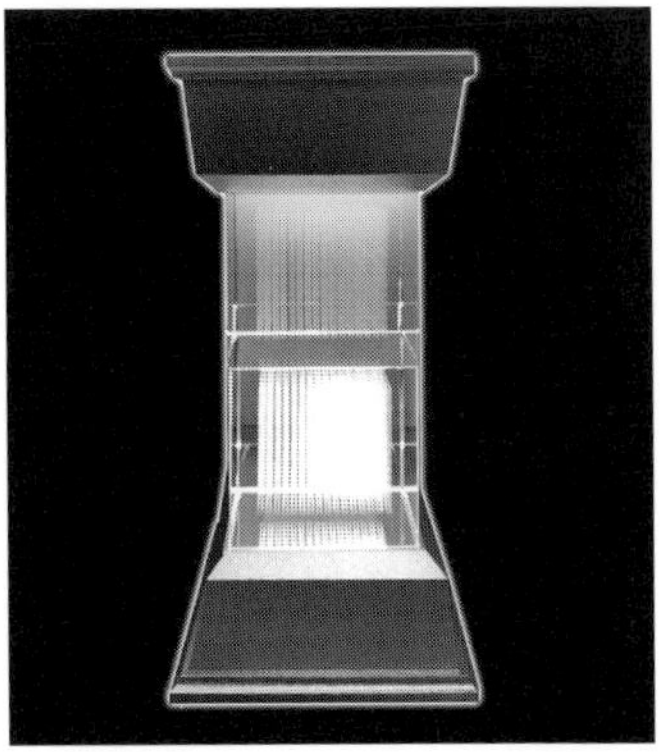

キューブを2段にし、上下に4色に変化するグラデーションライトをおくと、その光は広範囲に広がる。四面体を通過する光は、クリスタルや図形に振動を与え作用をより高め潜在意識に伝え、さまざまなものを引き寄せる。

イスラム教における最高の聖地、聖殿である。彼らは、立方体の持つ宇宙の無限のエネルギーを享受しようと集まってくるのである。

キューブの基本構造は、中心にある一つの立方体が核となり、その周囲にある八個の立方体が中央で結ばれる構造である。これは周囲のエネルギーや情報などが、キューブの中心部に集まるような仕組みになっている。立方体には数字が一つずつ入り、まるで宇宙の暗号のようになっていると想像している。

しかもベースにあるのは、「数字マンダラ（3×3の魔方陣）」である。魔方陣は、正方形の方陣の中に数字を配置し、縦・横・斜めのいずれの列の和も同じ数値となるもの。神秘的な力があるとされ、古くから九星占術（風水や気学など）などで用いられてきた。宇宙のエネルギーを引き寄せる魔法の構造、「ものとものを結びつける」パワーがあるといわれている。最も簡単（最小）な魔方陣、縦3マス×横3マスの魔方陣は中心に5があり、縦・横・斜めのいずれの列も数字を足せば15になる。15は神社に参拝する日で、15は神様と関係が深い数字だ。魔方陣そのものが強い宇宙パワーを秘めているが、立体にしたものはその何十倍ものパワーを持っている。この構造をさらに、8×8×8個のすべての四角形が中央で結ばれる模様にした。8×8は64の卦の数、DNAのコドンの数、宇宙の法則をあらわす数字でもある。こうした理由からメサイアはとんでもない力、非常に高いエネルギーを持つことになった。

自分が中心にいると想像してメサイアを手に持つことは、その所有者がこの図形（空間）の中心にいることと同じで、宇宙とつながり、宇宙からの情報やエネルギーが何もしなくても集まってくる。思わぬ次元からのインスピレーションが瞬く間に訪れることもある。自分が極めたい分野の王になるほどのパワーを秘めたものだと確信している。世界中のすべての事象が記録されているアカシックレコードから情報を引き出し、持っているだけで願いや目的を叶えるパワーを増幅する。

キューブを手に取ると、自分の体に「気」が満ち溢れる。私は、夜寝るときもずっと肌身離さず持っているが、翌朝は頭が「スッキリ」して体が楽である。さらに、アイデアが生まれやすく、判断力がつきやすくなる。引き寄せの法則のようなことが起こることもある。

アーティストや会社経営者、異次元レベルのアイデアが欲しい人、進むべき道を迷っている人などにおすすめである。オフィスに置くと、その空間にいる人の脳が冴えわたり業績が上がるようだ。家庭では、書斎や子どもの勉強部屋に置くのもよいだろう。

6	1	8
7	5	3
2	9	4

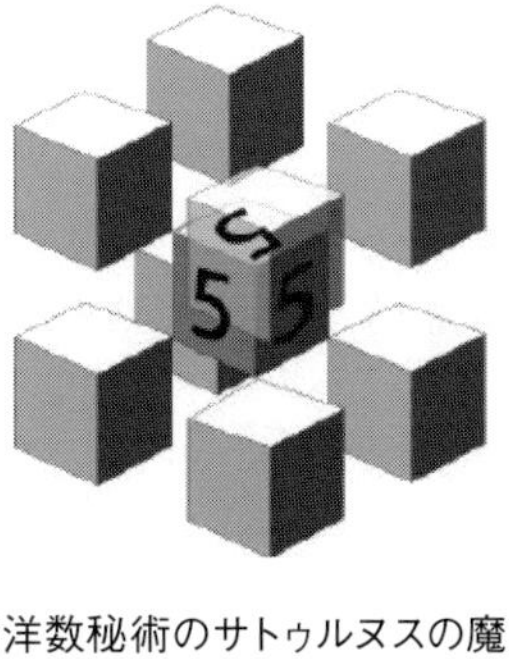

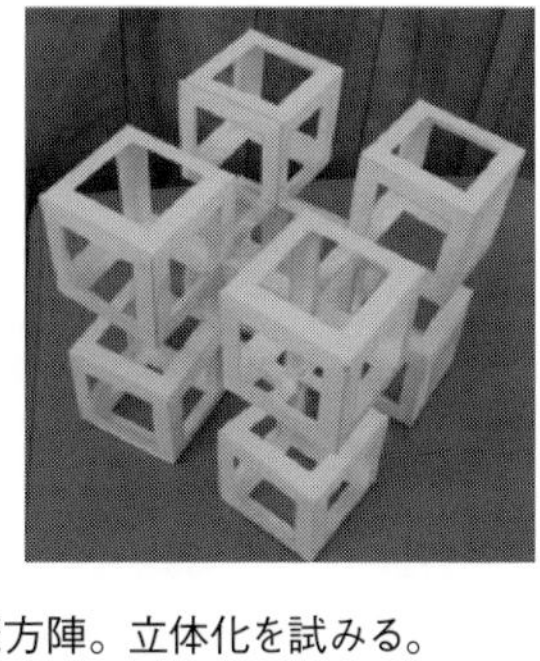

1〜9までの数字を使った西洋数秘術のサトゥルヌスの魔方陣。立体化を試みる。

立体クスリ絵

カタカムナ+カバラ 生命を紡ぐアーロンの杖

カタカムナを代表する立体図形は、カタカムナウタヒの中心図形ヤタノカガミの構造そのもののフラーレン、バッキーボールである。それに人体の電磁ゲージの設計図の立体カバラを加えてみた。すると、人体とその周りの空間に作用する究極の立体図形が生まれた。私はこれを「バッキーカバラ」と名付けた。バッキーカバラを人の頭上に置くと、置かれた人は「頭が引っ張られるようだ」「何か悪いものが抜けて身体が軽くなった」「調子が良くなった」「自動で身体が動き出した」などという。

バッキーカバラをつくったとき、高次元の存在から「これはアーロンの杖だ」と教えられた。アーロンはモーゼの兄であるが、イスラエルの民の祭司者を決めるときに、神が杖からアーモンドの芽を出させ花を咲かせ実をならせて神の意志を示した杖といわれている。つまり神が朽ちた杖から生命を紡いだ不思議な杖なのである。この意味からするとバッキーカバラを使えば、誰でも奇跡を起こせる可能性がある。クスリ絵も立体クスリ絵もカタカムナの場合も、身体が修復されるときには、自ら修復しようとする動きが自分の「神様な部分」を介して起こる。呪縛や霊障、すべてのものから解放され、自分が清らかな自分に生まれ変われる究極の方法である。

バッキーカバラの使い方

人体とその周りの空間に作用、ミスマルノタマもつくる

① 願い事を言う

バッキーカバラに願い事を言う。

② 朽ちることのない杖

頭の上に置いて、「朽ちることのない杖」と言う。すると、情報は頭上のバッキーカバラと同じ形に人体の中心に移動する。足元から地球の光、頭のてっぺんから宇宙の光が降り注ぎ体に1本の光の道が浮かび上がる。光は地球の中心と宇宙の中心へとまっすぐに伸びていく。

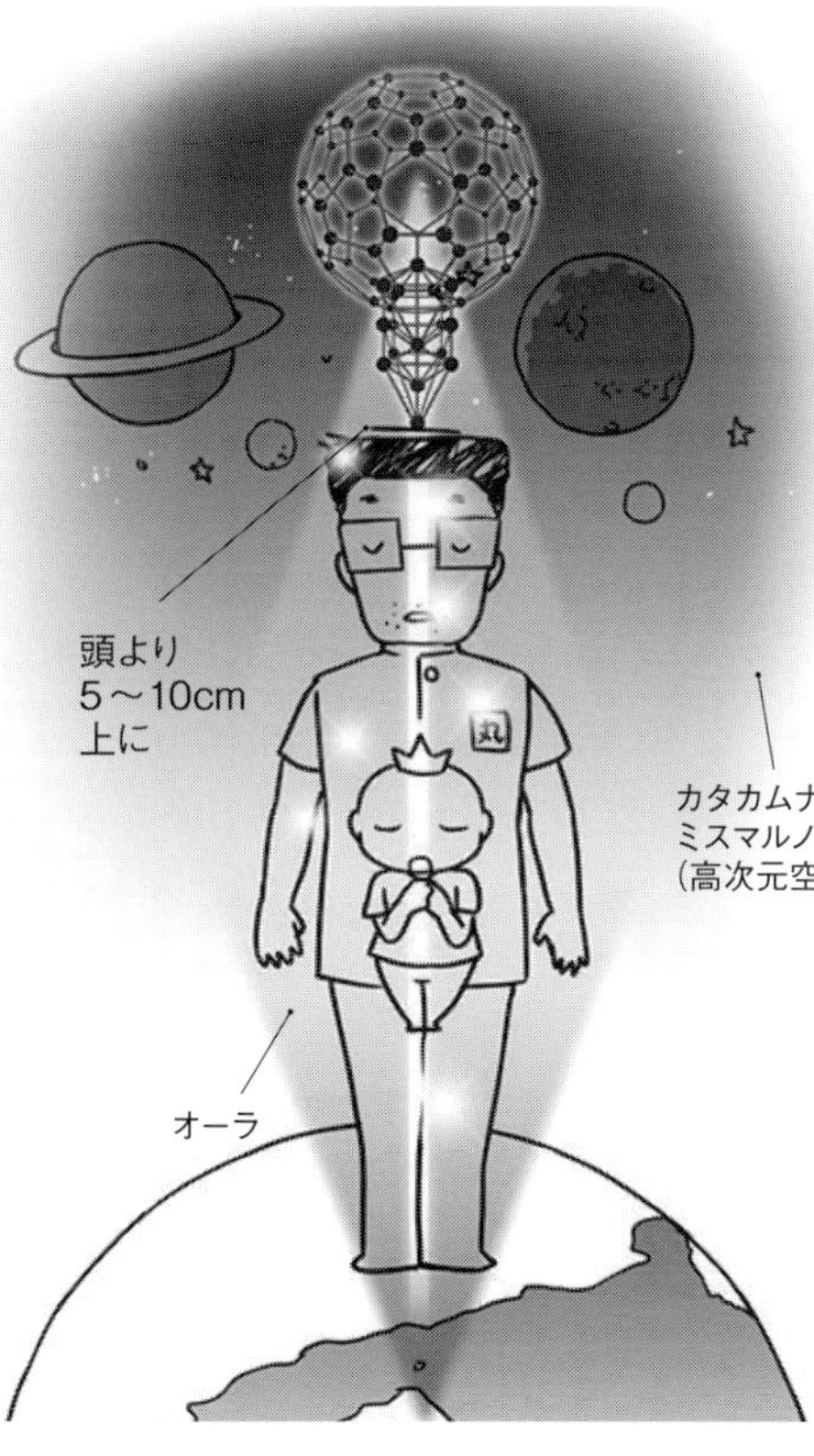

③ 封印を解かれた七つの珠

次に「封印を解かれた七つの珠」と言う。すると、頭上のバッキーボールから七つの珠のようなものが人体の中心に向かって落ちていくように第三の目で視える。光の道に沿って七つの珠に灯がともる。珠の中では黄金の光で書かれた図形が回転し続けている。

④ すべてを映し出す透明の鏡

さらに「すべてを映し出す透明の鏡」と言う。すると、体の中心に三面鏡の面を無限にしたような無限面鏡があらわれる。まるでクリスタルのように見える鏡。七つの珠の中央から四方八方に光が発せられ覆っていた雲が晴れるように透明になっていく。

⑤ すでに叶った形の言葉（過去形）で願い事を言う

（○○が治りました）

バッキーカバラにカタカムナウタヒを詠んだり、「仏性とはすべてを活かそうとする力」という言葉やフト祝詞、ひふみ祝詞を唱えるのも効果的である。

バッキーカバラ

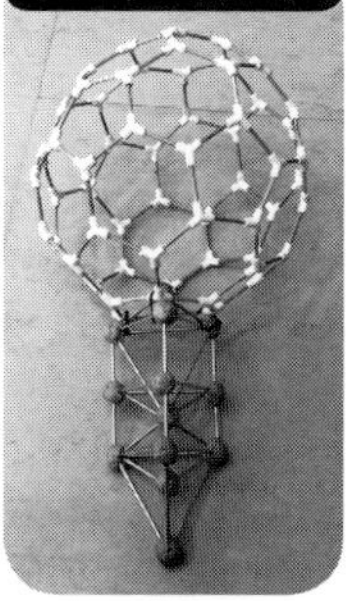

②③④引用
『6と7の架け橋 ―22を超えてゆけ 2』辻麻里子（ナチュラル・スピリット）

コラム3

うつやうつ傾向のある人は潜在意識に問題がある!?

病気は主に身体に問題があるが、うつ病やうつといった精神的な病気は潜在意識に問題があることが多い。

私という顕在意識は薬によって症状を一時的にだますことができるが、すぐに効かなくなる。そのため、さらに抗うつ剤や精神安定剤を増やし対処する。しかし増量させた薬の害によって顕在意識の働きまでも抑えられ、感情も出せなくなってしまう。仮面のような顔貌をした人になってしまう場合まである。

このような場合、原因は潜在意識がコントロールできないことで起こっている。潜在意識も顕在意識も薬ではコントロールできない。

潜在意識が弱くなってくると自分の意識が薄くなり、よそから憑依して自分の中に入ってくる人がいる。二重人格になったり怒りっぽくなったりする。潜在意識がいつも元気でいられるよう、いつも「愛しているよ」などと意識を向けて潜在意識を愛して大きくしてあげよう。

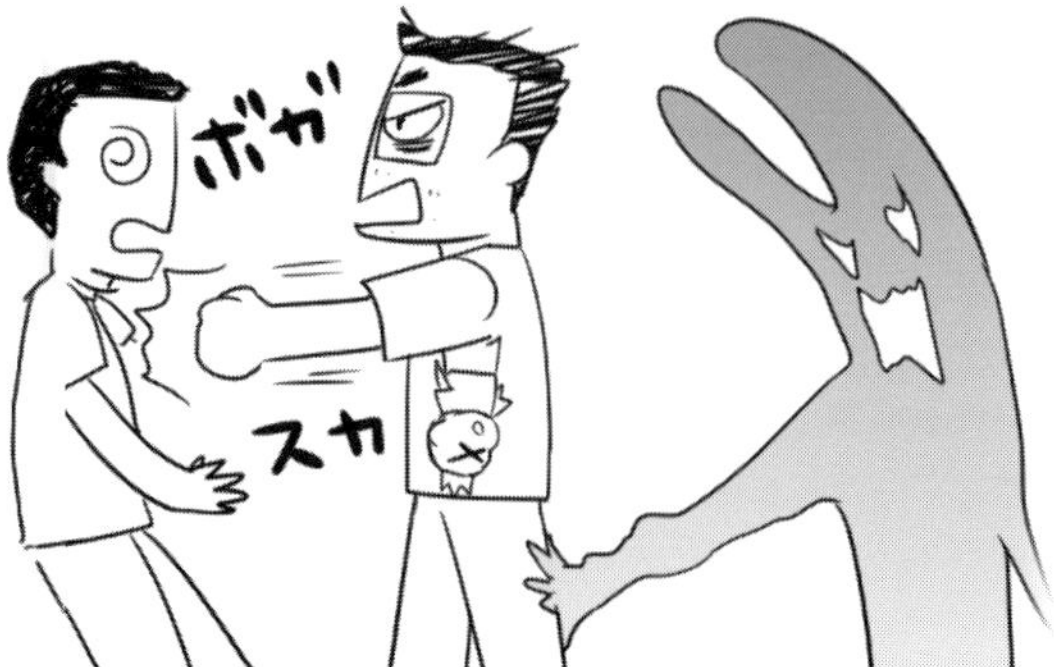

第4部

カタカムナ
ミスマルノタマを誘導

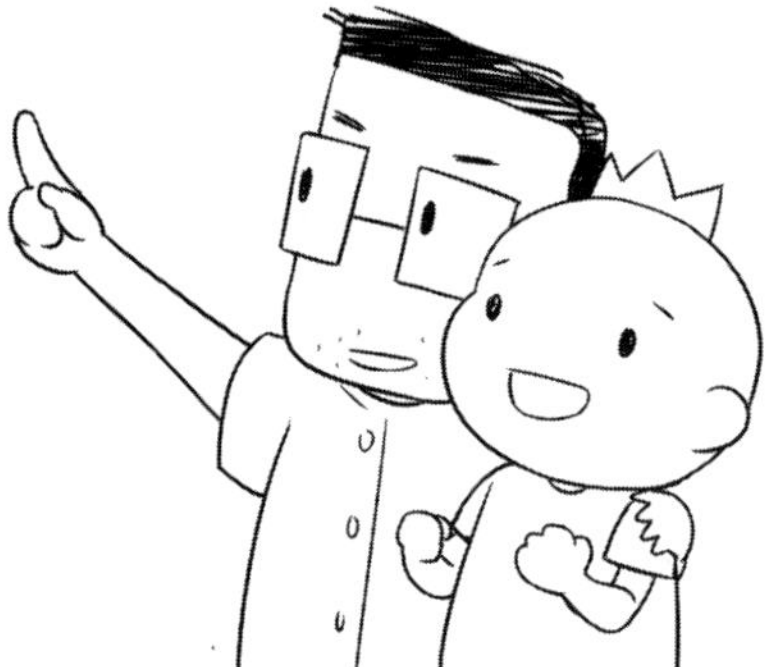

カタカムナはミスマルノタマをつくり
高次元のエネルギーを三次元に取り込む。
素粒子レベルで改善する量子医学である。
潜在意識と一緒に行うことで
高次元空間をより誘導しやすくなる。

1 「神様」を確信した出来事

ここ数年、私は、一日約120人の患者さんの診察、休みの日は講演会、治療方法の研究など、とにかくハードな毎日を送っていた。何だか体調に不安を感じるようになっていた。2017年のはじめ頃には、自分が心筋梗塞になりかけているのではないかと疑ったことがあった。狭心症を疑った患者さんに心臓カテーテルをすすめたときにも自分が受けたいと冗談半分に話していた。しかし、狭心症特有の症状である胸痛がないため、思い過ごしだろうと自分に言い聞かせていた。4月頃になり、息切れや動悸がひどくなった。5月になると、夜は9時半には疲れ切って寝てしまい、朝は7時まで起きられない。7月になると、起きていても寝ていても息切れをするようになり、みぞおちに石のようなものが入っているようで苦しかった。夜中にドクンと動悸がしたので脈を取ると、不整脈が出ていた。

7月5日、あまりの辛さに後輩のクリニックで夜間無呼吸症候群の検査をした。

10日には、もしかしたら心臓の血管が詰まっているのではないかと、再び思いはじめた。しかし胸痛はなかった。13日には、これまでにない不整脈と動悸に襲われ、初めて「死ぬかもしれない、万が一に備え遺書を書いておこう」と思った。毎朝お風呂に入るのが習慣だったので、この日も早朝から息切れと不整脈が続いていたにもかかわらず入浴した。不整脈と軽い心不全の状態の心臓には入浴はかなりの負担である。しかし、身体が温まると症状は良くなるのではとの期待があった。入浴中にカタカムナ第五首と第六首を唱えていた。

ちょうどその頃、妻は誰もいないはずの神棚の前でパンパンと柏手が鳴るのを聞いたという。妻は、私が柏手をしていると思い、神棚のほうを見たそうだが誰もいなかった。そこで神様のお知らせかもと思い、入浴中の私に気づいて私を湯船から出してくれた。この日の朝は、一人ではお風呂から上がる気力がなくなっていたのをどこの神様かわからないが柏手を鳴らすことで妻に知らせてくれたのだろう。

7月15日、18年前から続けている神社でのお参り。毎月1日と15日は、お酒と塩、お水とお米をもってお参りに行っている。大阪の講演会に出発するこの日は、私の具合の悪さを見兼ねて妻が車で送ってくれた。境内に通じる階段をハアハア言いながら休み休み登り、鳥居をくぐり神社の前まで歩いていくと、不思議なことに、人間の背の高さくらいの位置を保ちながら1本の松の葉が私の1メートルほど背後をフワフワとつかず離れずついてきた。妻がこの光景を最初に見て私に知らせてくれた。本当に不思議で、神様の頭に偶然ついていた1本の松の葉が見えたとしか思えなかった。神社の前に着くと、その松の葉は、私の右足に吸い寄せられるようにくっついた。神社の神様が大阪や東京の講演に一緒に行って守ってくださる印だと思った。ありがたさの一方で、それほど自分は危険なのだと思った。

朝参りの後、クリニックに行き、お祀りしている神様にお供えと「丈夫な心臓をください」とお祈りをした。するとすごい勢いで私の右の首はぐいっと心臓に向かって押し下げられた。それで不整脈と息切れは一旦おさまった。講演に行く途中も、講演の終わりにも発作が出たがすぐにおさまった。神様のおかげで17日夜、無事に戻れた。

18日は150名ほどの患者さんを頑張って診察した。19日、循環器で有名な病院で心臓の血管のCT検査に行く。午前中は心電図や心臓の冠動脈のCT、血液検査などを受け、午後にはすべての検査結果が出揃った。担当医からは「コレステロールも中性脂肪も低く全体的に血液検査はとても良いのですが、3本の冠動脈のうち、右の1本がほとんど詰まっていて、今すぐ入院して治療をしないと危険です。これぐらい冠動脈が閉塞していると、胸の痛みが出るはずなのに」と不思議がっていた。右冠動脈が閉鎖しかかったために右心不全が起きていた。

入院の仕度に家に戻り、持っている多くの人に奇跡を起こしてきた天照大神様の写真を三枚、病院に持っていった。手術の前に一枚は心臓がある左側に、一枚は枕の下に置き、そして一枚は右手で持つことにした。写真の中の神様と神様を包み込んでいる光が映っている部分（ミスマルノタマ）を左手の親指と人差し指で挟んで神様に自分の無事を祈った。すると、自分の周りに清められたような特殊な空間ができた。この中では鼻の詰まりがとれ、胸からお腹にかけて空気がスースー入る、こんなに楽に呼吸ができるなんてと、今さらながらこの写真の持つ不思議な力に驚いた。不整脈も心なしか減ったような気がした。気持ち良くなり、うとうとしていると、夢の中に女性があらわれた。その女性は白く青みがかった手で私の心臓を慈しむようにさすってくれた。ハッと思って目を開けると、誰もいなかった。もしかしたらこの女性は天照大神様ではなかったかと思うと、安心して目頭から涙があふれ落ちた。

19日午後2時に心臓カテーテルによる手術（先端に風船がついたカテーテルで詰まっている血管を拡げステントという網状の金属を入れ右冠動脈が潰れないようにする）がはじまった。手術中、常にカタカムナウタヒを唱えていたためか、手術中起こることが多い胸の圧迫感も痛みもまったくなかった。しかも手術スタッフの後ろに神様のようなものがいるように見えた。

手術後4日間は右冠動脈が再び閉塞する危険性があるため、私は不安でいっぱいだった。入院中は暇があればカタカムナウタヒを唱え続け、神様の写真を肌身離さなかった。みるみるうちに浮腫がとれ体重は7キロ減り、長年降圧剤を飲んでも下がらなかった血圧は収縮期120mmHg、拡張期80mmHgと正常血圧になった。さらに、4月から92〜95％位しかなかった酸素飽和度が一気に97％まで改善した。妻には「年老いたブヨブヨの顔がすっきりした」といわれ、お腹もへこんだ。今回の出来事はまさに不思議が一杯だった。入院した部屋は5階の15号室、15の数字は15日参り、私の誕生日の数字でもある。より一層「神様は本当にいるのだ」と思いは強くなった。「神様」の写真は私のクスリ絵になったのだ。

2 カタカムナとクスリ絵

カタカムナは、神代文字の一つで、約1万2千年前の上古代にカタカムナ人が使っていた文字だといわれている。カタカムナを発見したのは、電気工学者・楢崎皐月氏である。楢崎氏は50歳のときにカタカムナを入手して解読し、カタカムナ文献として世に出した。その出会いはとても不思議なものだった。

楢崎氏は「日本の新しい農業技術の開発」の一環として食糧難と食糧飢饉に備える研究を行っていた。あるとき神戸の金鳥山に入り、湖や池に電線を張り巡らせて土地の大地電位の測定（植物波農法）を測定していた。その晩に猟師があらわれ「池に電線を張ると山の動物が水を飲みに行けなくて困るから外してほしい」と頼まれた。楢崎氏がすぐに電線を外すと、その夜また猟師があらわれた。自分の名を、平十字と名のり、父親はカタカムナ神社（神戸にある保久良神社）の宮司で祖父代々伝わる御神体の巻物を見せてくれた。その巻物は、円と線の図形を基本にした渦巻き図象が暗号のように書かれていた。

楢崎氏はこの図象を見て、満州にいた頃、老子教の道士の「日本の上古代に、アシア族という種族が存在し、八鏡文字を使い、特殊な鉄をつくり、高度な文明を持っていた」という話を思い出した。カタカムナは八鏡文字ではないかと、平十字が持参した巻物を、毎晩ローソクの火を頼りにみかん箱の上で

カタカムナ文字48音図、声音符

1万年以上も前に使われていたカタカムナ文字。円と線だけでできている。
「カタカナ」のルーツ。日本語の48音とカタカムナ48音は一致している。

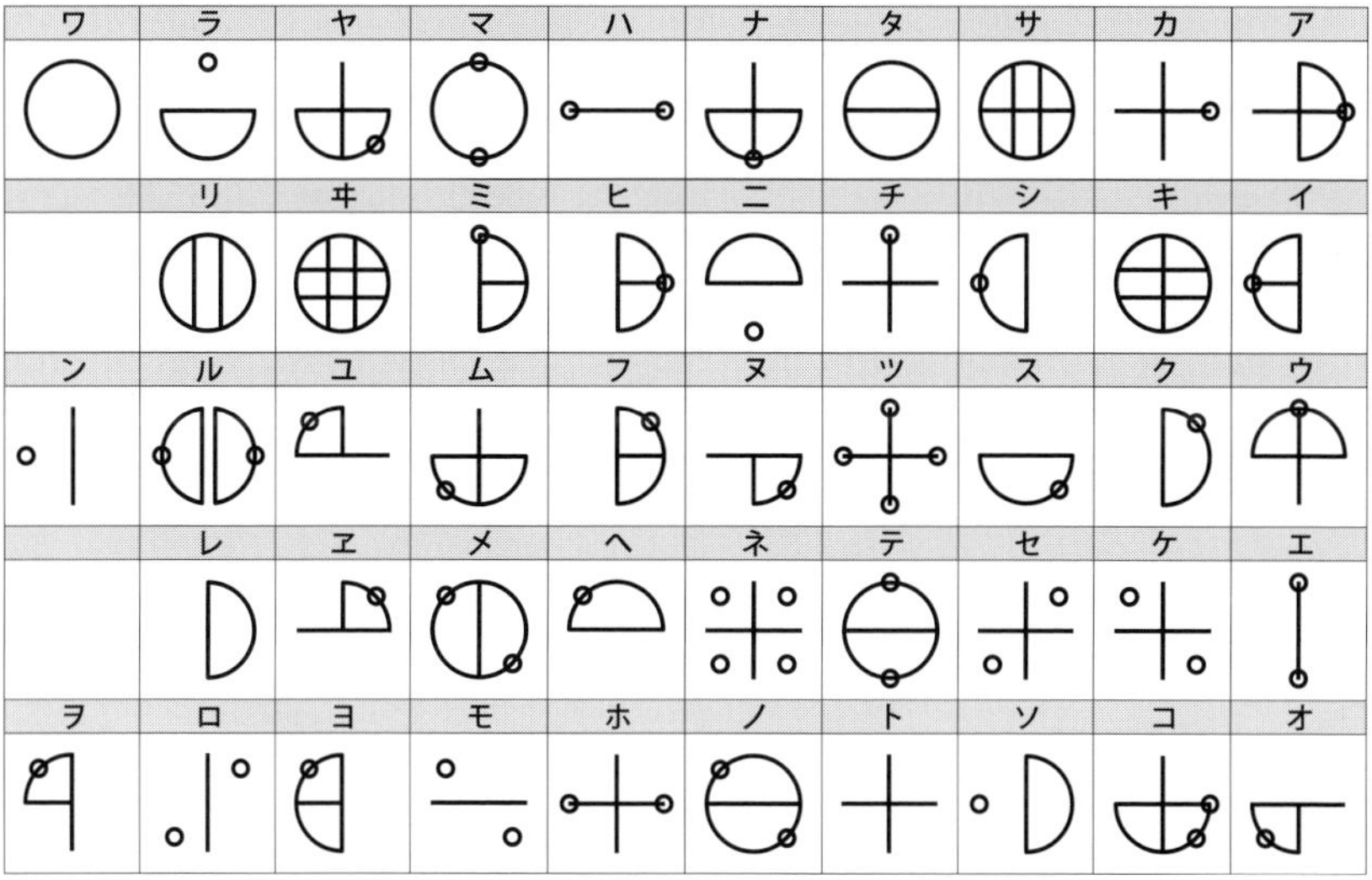

一カ月近くかけて写し取ったという。

この書き写したものこそがカタカムナ文献なのである。その内容は、現代科学がやっと突き止め始めた「宇宙の成り立ち」から「宇宙の特徴」「物質や生命のでき方」「宇宙の本質」あるいは「農業技法」「病気の治し方」が書かれている。カタカムナ人は、天文学、物理学、化学、生物学、心理学、医学、農学を熟知していたと思われる。

カタカムナにはほかの神代文字にない特徴がある。それはカタカムナで書かれた五七五七調のカタカムナウタヒが80首、ラセン状に描かれていることである。そこから推測されるカタカムナ人の考え方は、要約すると次のようになる。

「宇宙にはプラスとマイナスの電気的性質からなる見える世界と、それとそっくりの電気的性質が中性の見えない世界がある。見えない世界が原型、鋳型となって、すべての物質現象が生じている。見えない世界の物質やエネルギーから見える世界の物質やエネルギーが生み出される」というものである。

一説によれば、物質やエネルギーは通常の三次元空間よりも、もう一次元上の四次元空間に存在する粒子の渦を鋳型として、電子の渦と共振することによって生じるとする考えがある。そのときにカギとなるのが渦状構造・ラセンである。カタカムナ人は直感力を使って見えない世界の粒子の原型、鋳型の形を究明し、ラセンを使ってエネルギーが出て物質やエネルギーを創出することを示したのである。

自然界においてラセン構造は至る所に見受けられる。アンモナイトや巻貝、ＤＮＡの構造、宇宙も渦潮も、ラセンや渦巻きには流れや循環、回転、さらにはエネルギーを集約しては発散する作用がある。ラセンや渦の要素をクスリ絵に組み込むと静止画であっても本当のラセンや渦巻きと同じような作用を人体に及ぼす。つまりラセン状のカタカムナウタヒは、それだけでも力がありクスリ絵になる。

軽い症状や簡単な病気ならば、カタカムナウタヒを詠み上げるだけで、不思議な空間があらわれ、その中で患者さんの症状が消え良くなっていく。ただし、それだけではがんや難病の患者さんは、なかなか良くならない。そこで私は、あらゆる病気を良くする方法、強力なパワーを求めてカタカムナを解読し、オリジナルとペアになる新たなカタカムナ図像や鏡面図像、虚数の要素などを加え、色や図形にもこだわりその空間のパワーを強力にする方法を模索してきた。

その結果、カタカムナのクスリ絵とカタカムナウタヒを詠むことで、個人差はあるが、体の周囲に直径2・5メートルもの不思議な空間（ミスマルノタマ）を4～5時間もつくり上げることができ、しかもカタカムナのクスリ絵はＤＮＡをバージョンアップする可能性もあると考えている。

カタカムナのクスリ絵は、通常のクスリ絵とは異なるところがある。クスリ絵が主に人の生命場を整えるのに対して、カタカムナのクスリ絵は、生命場に働きかけるだけでなく、高次元空間であるミスマルノタマを誘導することができるのである。クスリ絵の中にも高次元空間を誘導する働きのあるものもあるが、カタカムナのクスリ絵の場合は、すべてのものが高次元空間を誘導するのである。

カタカムナをするには、人の自我意識がなるべく入らないほうがいい。クスリ絵には人の自我の強い思いはいらない。このような理由から、たくさんの種類のカタカムナクスリ絵を開発してきた。カタカムナウタヒを口ずさみ、生活の随所でカタカムナの食器や寝具を使うことでミスマルノタマを生まれやすくし、高次元の世界に浸り元気で健康になり能力や脳の働きまで高めることが私の願いなのである。

カタカムナや高次元空間に関する詳細な内容は『魔法みたいな奇跡の言葉　カタカムナ』（静風社）をお読みいただきたい。

カタカムナ八十首を一つに

カタカムナウタヒを一首ずつ使うより、八首をヤタノカガミを中心に一つにまとめたカタカムナウタヒを使うほうが、より強力にミスマルノタマを誘導することができる。その違いは、患者さんに貼った反応から明らかである。

シーツには、正と負のカタカムナウタヒによるミスマルノタマの強化法、量子物理学からヒントを得た鏡面法と虚数を加味するミスマルノタマの強化法、ヤタノカガミに八つのカタカムナウタヒを連ねるミスマルノタマの強化法、これまでのミスマルノタマを強化する方法をすべて組み合わせた。80首のカタカムナウタヒをシーツにしてみた。このシーツの上に寝るとすごく安心する。さらに夜中に、自分の身体の悪いところが、ぎりぎりと痛くなり修復されるのがわかった。

シーツにはご神体のような神々しい涼しさがある。カタカムナクスリ絵の中でも最高の効果を示す。自分でも使ってみたが、神々の世界のエネルギーがあふれる中で、すこやかに眠ることができる感じがする。なかにはこの上で寝ると、痛みがなくなる人もいるようだ。

シーツを使った人からは、「身にまとった瞬間、汗が出てきて吸い込まれるように眠れた。朝起きたら手足がいつもより温かかった」「介護が必要になった母にシーツを使うと、半世紀以上も睡眠導入剤を手放せなかったほどの不眠症が、初めて熟睡でき体がとても温かかった」「脳梗塞を発症し1年5カ月経過。頭と身体が温かくなり楽になった」「寝てると至福感に包まれ、宇宙に無条件に愛されていることがわかる」「朝目を覚ましてから身体が変化している感じがする」「感覚が敏感になったのか、内蔵の動きや心臓の鼓動を今までになくリアルに感じ、冷たい気を感じる。妻は内臓や骨の動き、耳に圧を感じたようだ」などの感想が寄せられている。カタカムナの最強のデザインである。

カタカムナシーツ

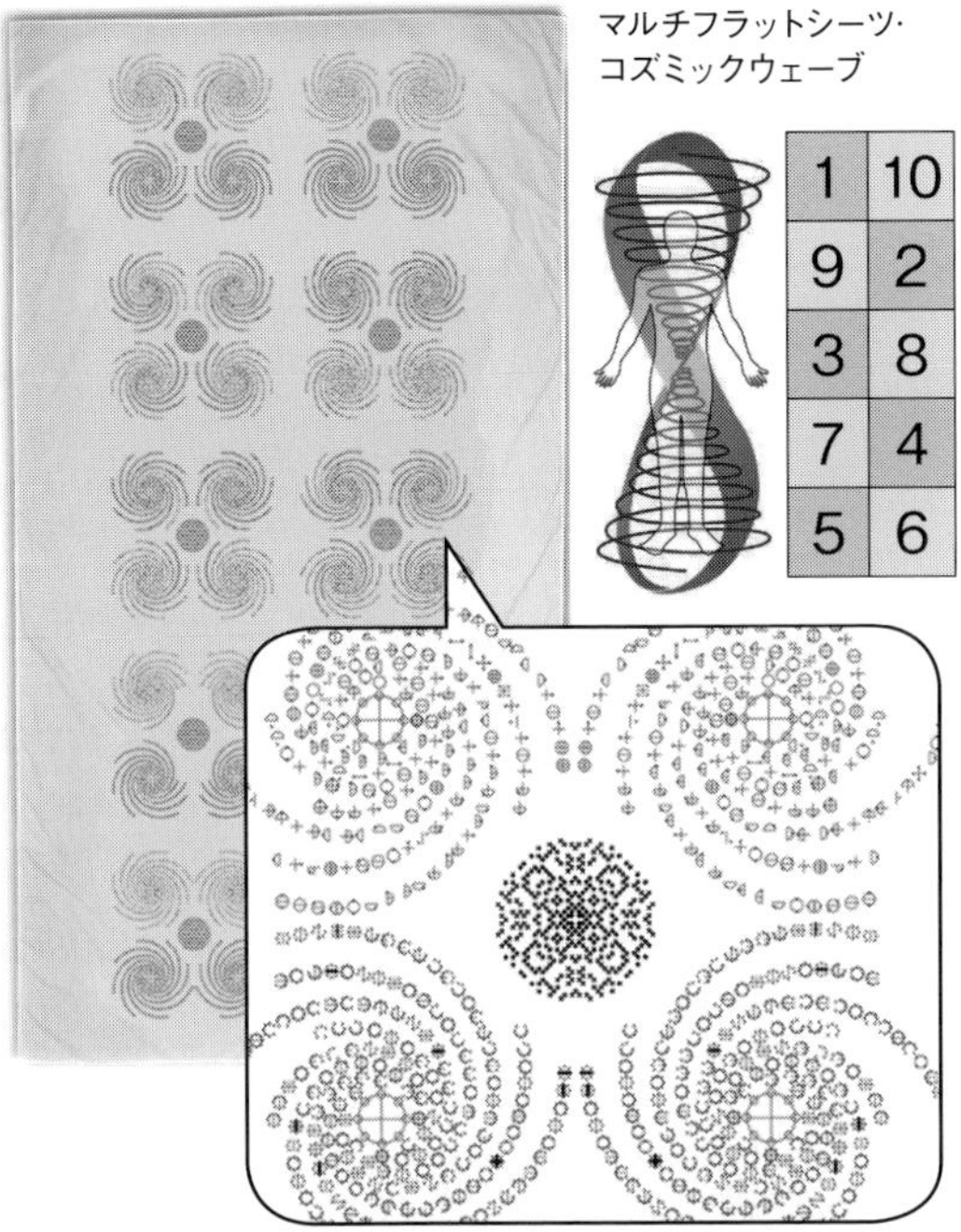

正と負を使う

＋

量子の要素
鏡面画像を加える

＋

量子の要素
ガウス素数を中心に入れる

＋

ヤタノカガミを中心に
八つのカタカムナウタヒ
を一つにまとめていく

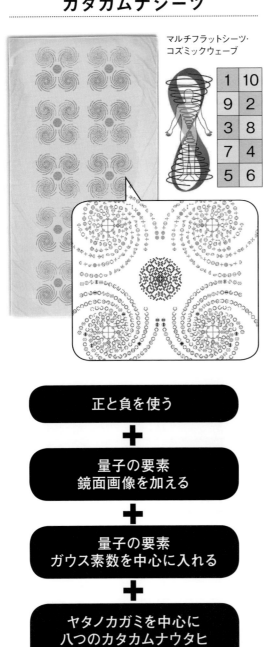

カタカムナ
クスリ絵

カタカムナ図像

カタカムナの図像を集めた『カタカムナ生命の書　図像集2』もクスリ絵である。それもカタカムナの最高の叡智から生まれた最高のクスリ絵を集めたものだ。この本をただ単にペラペラめくるだけでも、さまざまな種類の時空間があらわれる。そしてあらわれた時空間が融合して、新しい次の時空間をつくることもある。一枚のクスリ絵では起こりえないような奇跡が、この本のページをただ開いていくだけで起こるのである。

実際、高次元の存在に出会ったという人や、会社の売り上げが数倍に増えたという人もいる。

図像集の中のモノクロのカタカムナの図像は、コピーして塗り絵に使うことができる。

特に自分の誕生日から天上数の誕生基数を求めて、その数字と同じカタカムナウタヒの首を選んでコピーする。それを塗り絵にして自分の好きな色を塗る。自分で色を決めているように思うが、本当は潜在意識が塗る色を決めているのだ。そのため、塗り絵と潜在意識が相乗効果を起こす。自分の誕生基数の塗り絵は、自分だけのカタカムナクスリ絵になるのだ。

カタカムナクスリ絵の塗り絵には、「カタカムナの神様」の力が入る。色を塗ったカタカムナクスリ絵は、額に入れて飾ったり、枕の下に置いて寝てもいい。もちろん身体に貼っても、両手で触っても、人生に素晴らしい変化が起きる。

潜在意識と一緒に塗った自分の塗り絵に手をかざすと、ストーブのような温かさを感じたり、身体にパワーがみなぎったりする人など、良い反応が出る人が多い。ただし、図像集のカラーのクスリ絵は、コピーすると邪気が入ってしまうことがある。効果も落ちるので、カラーのクスリ絵はなるべくコピーしないほうがいいだろう。

カタカムナ図像集

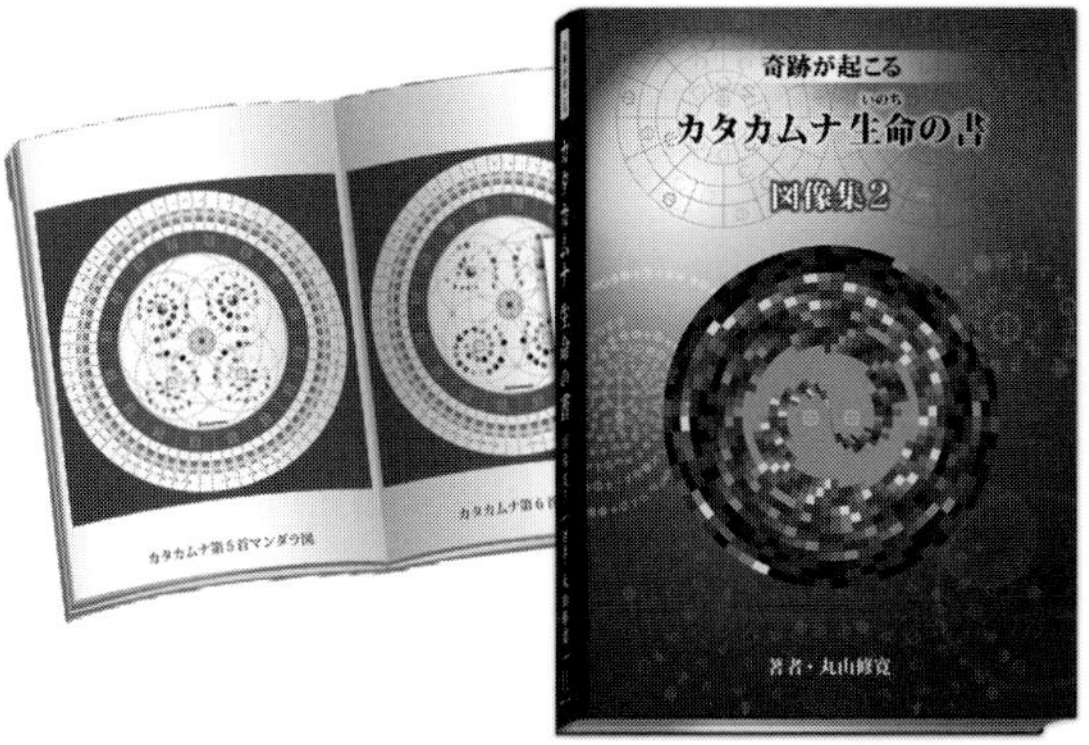

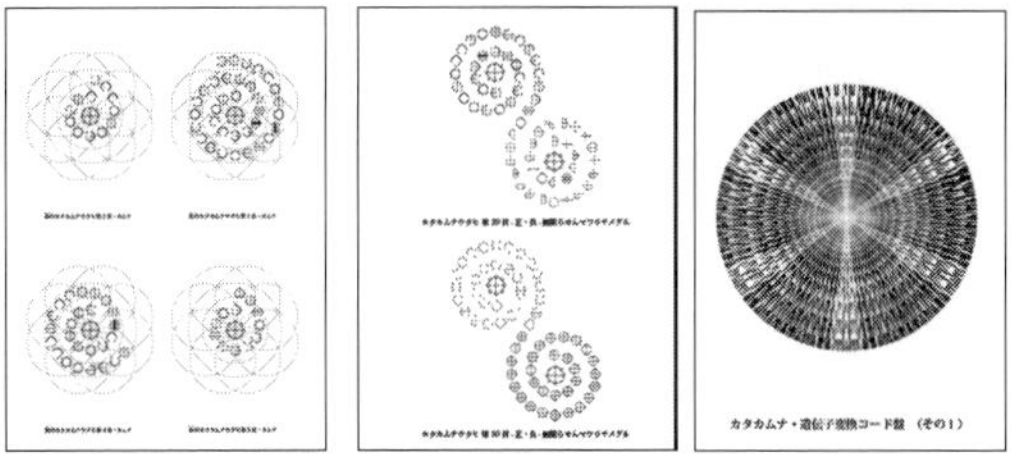

自分だけのクスリ絵

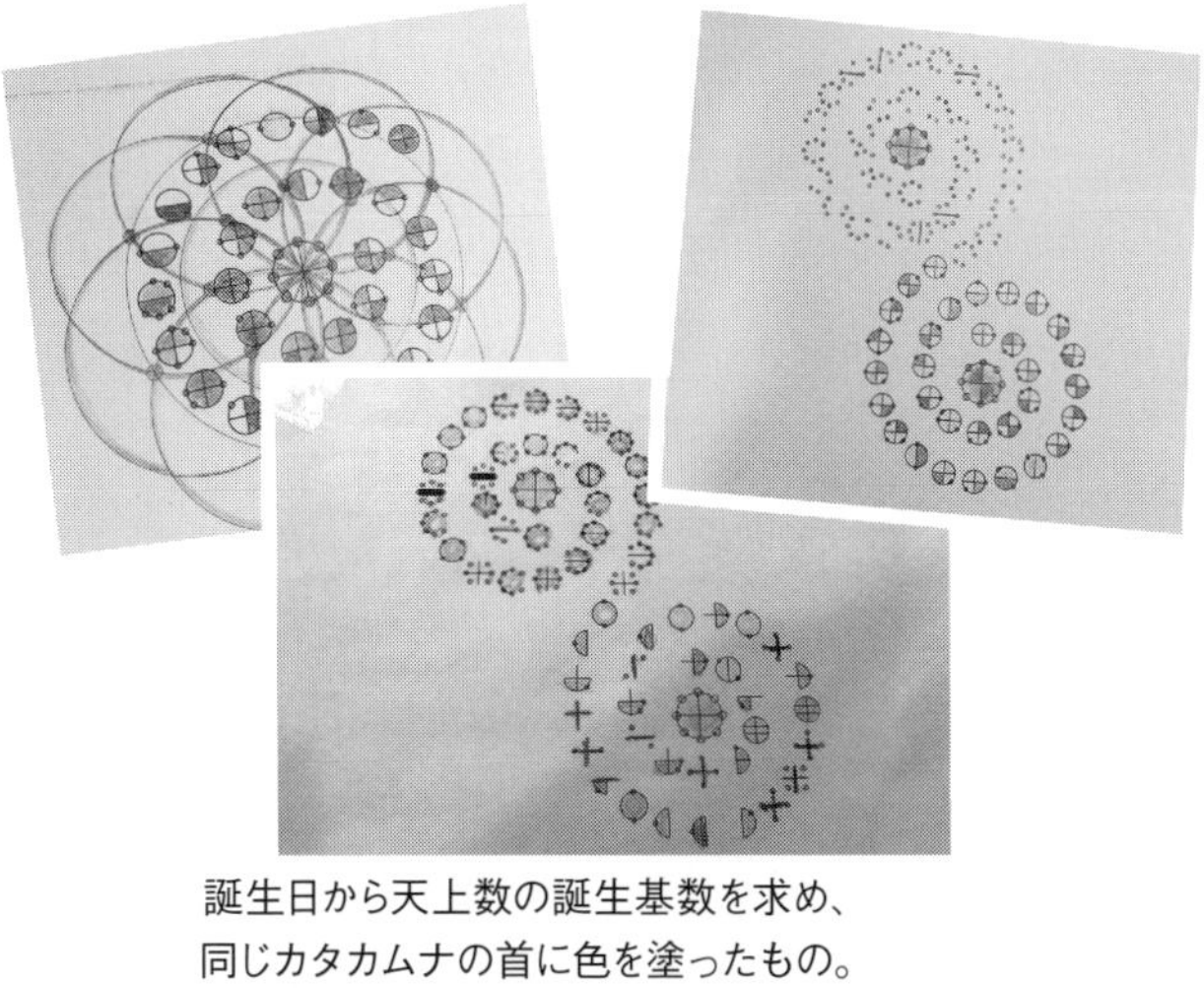

誕生日から天上数の誕生基数を求め、
同じカタカムナの首に色を塗ったもの。
（協力:一般社団法人自律神経免疫療法情報センター）

3 ミスマルノタマの中の現象

カタカムナでできるミスマルノタマの正体は、素粒子の一種、重力子（場）、スカラー波である。重力子以外の素粒子は「開いた紐」で特定の次元空間に強く接着するのに対し、重力子は「閉じた紐」のため、特定の次元空間に強く接着できない。つまり重力子は、どの次元へも自由に移動できる。

ミスマルノタマは、人の潜在意識がカタカムナと反応して生まれるスカラー波（生命スカラー波）ともいうべきものだ。現代科学では存在しないといわれ、縦に伸び縮みする、大きさだけ持つ方向性（ベクトル）のない空間のようなものと考えられる。電気的には中性の真空の中の歪みの波（縦方向の波）から成り立つため、横波しか測定できない現代科学の測定機器では捉えることはできない。

それは意識によって誘導できる空間で、空間の中には三次元と四次元以上のあらゆる高次元空間が同時に存在する。そして、ミスマルノタマの中では、人体に量子レベルで変化が起こる。

このように意識を使って人体に働きかける方法は、未来の医学、量子医学だと思っている。

カタカムナ人は自由にスカラー波を使うことができた。このエネルギーを病気が治るくらいまでに高める方法も考えることは、これからの課題である。今は、ただ現代科学がこのことに気づかないか追いついていないだけだ。

カタカムナ人の能力は、言葉を二次平面でとらえる現代人のような三次元思考ではなく、言葉を三次元立体として考えていたほど次元の高いもの（四次元思考）だった。そのため見えない空間に存在する粒子の渦が、物質やエネルギー創成のキーポイントであると直感的に知っていて、カタカムナウタヒを渦状に描いたのであろうと考えられる。

したがって、生命スカラー波はカタカムナ人にとって究極の医療であったに違いない。おそらく彼らは、まったく薬を使わなかったと推測できる。

人間の脳にはスカラー場（波）を発生させる機能がある。

潜在意識で高次元のエネルギーを呼び込む空間をつくり、その中に重力子を誘導し、病気の原因を消し去る。それと同時に、潜在意識に刻まれた記憶を消すことができる。重力子が人体の素粒子をどんどん返還させていくから体が変わっていくのである。

たとえばある素粒子はがんをつくるデータを持っていたとする。しかし潜在意識とカタカムナによってミスマルノタマができ、その中でがんをつくるデータを持つ素粒子の「がんをつくるデータ」を消すことができる。ミスマルノタマの中に誘導された重力子が悪いデータを消していく。病気の原因になっている素粒子の情報が消えると、本来の素粒子は正常な形を取り戻すため病気は自然と良くなっていく。

病気の本当の原因は、現代医学でもわからない場合が多い。しかし、潜在意識を使った治療法ならば、量子レベルで人に作用するため、原因がわからなくても効果を発揮することができる。

カタカムナもホ・オポノポノも般若心経も、説明の仕方はそれぞれ違うが、潜在意識の力を使った治療法である。素粒子をつくり直したり、記憶を消したりする量子医学である。

これらをうまく活用するには、潜在意識の持つ力が重要なポイントになる。潜在意識とアクセスしなくても、ある程度の効果は出るが、潜在意識にアクセスしながらしたほうが良い結果が出る。

これはこれまでの自分の経験から間違いないと思っている。

図形や数字、カタカムナやクスリ絵も、一見すると何の作用もないほどの弱い力しか持たない。しかしこれに潜在意識の力が加わると大きな力になる。人の身体を動かしたり、ときには痛みや痒みなどの不快症状を一瞬で消してしまうほどである。

図象は人によって意識されることで初めてその場に新たな時空を導くことができる。もし、図象のみがそこにあり、人がいないのならば、または図象の側に人がいても図象が人によって意識されなければ、時空の変化は起きないか起こっても軽微なものになる。それぞれの図象が特定の時空とつながっている。私たちの意識が図象に触れると図象に反応して特定の時空が私たちを包み込む。そしてその時空の中で身体は素粒子レベルで変化する。その変化により現代医学で治らない病気までも消えるのである。

ミスマルノタマの中で起きていること

四次元世界

正五角形や正五角形からなる正十二面体。黄金比が基本となる世界、重力子や素粒子の鋳型がある。

共振したエネルギーを増幅させる力が、四次元世界の黄金比ラセンにはある。

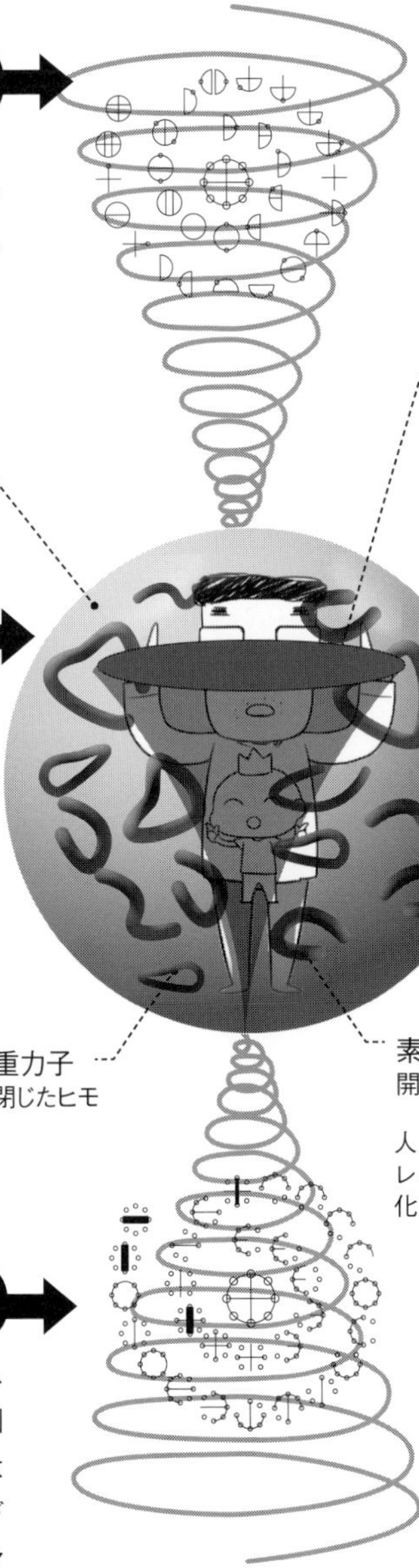

病気が消えてなくなるのは、この中に極小のブラックホールが発生しているからかもしれない。

この中で素粒子に変化が起こる。

次元接点

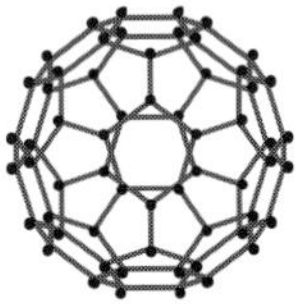

バッキーボール

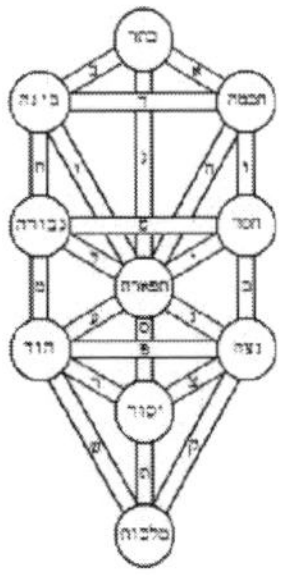

生命の樹(TOL)

人が素粒子レベルで変化していく。

三次元世界

正四面体、正六面体、正八面体。正八面体を透視図にしてみると、周りを正六角形で囲まれた六芒星があらわれる。六角形は三次元空間に存在するエネルギーと共振しやすい。

次元接点から飛び出してくるものは、六角形を基本構造に持つ。

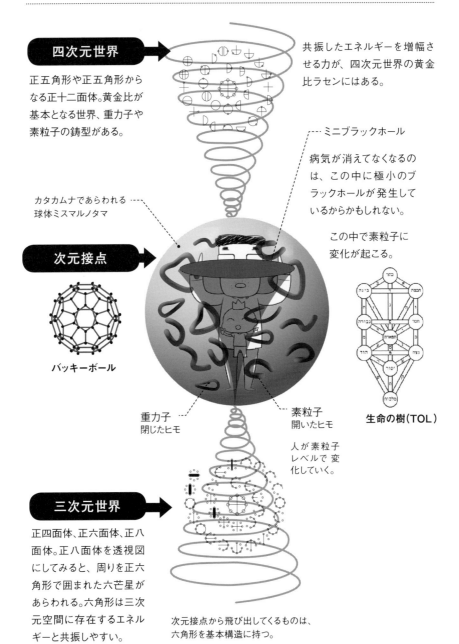

ミスマルノタマをつくる

カタカムナウタヒの第五首、第六首、第七首を潜在意識と一緒に詠むと、自分の周囲に膜状の空間（高次元空間）があらわれる。外から見ている限り膜空間の存在はわからない。しかし、その中にいると、自分の肌に違う質感を持つ見えない膜のようなものが触れ、こそばゆい感じがする。膜空間の中の空気の微細な振動が、身体のより深い部分にまで浸透してくる。両手の人差し指を立てながらすると、その感触を感じやすくなる。膜は身体の内側や意識の深部、外側にも広がっている。肌から２メートルほど離れた空間にも膜空間を感じることができる。

私の場合、膜空間の中では普通よりも視野が広くなり、ものがクリアに見えるようになる。普通の人間以上の力を持った自分になることができる。目の前の人の身体の悪い部分が鮮明にわかる。手も触れないで痛みや痒みを取り除くことができる。場合によってはうつ的な心の状態も瞬時に消せることがある。目の前の人の身体から泥のようなものがドスンと落ちるように、汚い病気の塊が天空に向かってブラックホールみたいに吸い上げられていくように視えると、その人の症状や不調の一部が改善する。さらに奇跡的な変化が人生に訪れることがある。

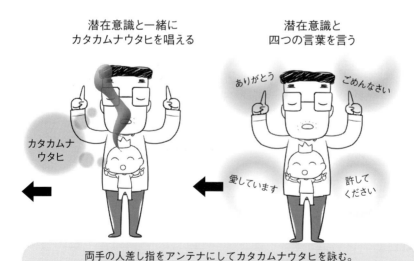

両手の人差し指をアンテナにしてカタカムナウタヒを詠む。
第五首、第六首、第七首と詠むと、第七首の「タカミムスヒ」で天から「カムミムスヒ」で地から光の玉があらわれ、「ミスマルノタマ」で大きな球ができる。

カタカムナウタヒであらわれる高次元の膜空間

第五首

ヒフミヨイ
マワリテメクル
ムナヤコト
アウノスヘシレ
カタチサキ

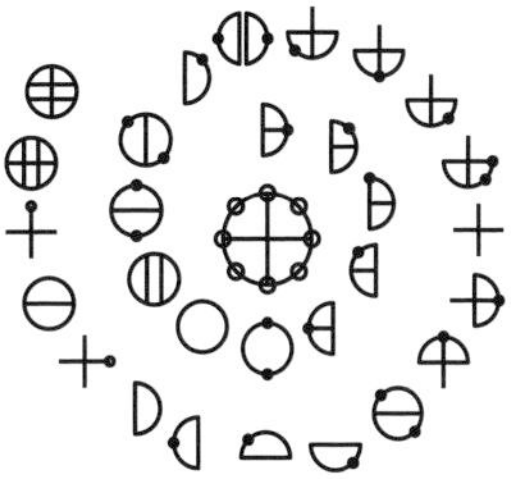

第六首

ソラニモロケセ
ユヱヌオヲ
ハエツヰネホン
カタカムナ

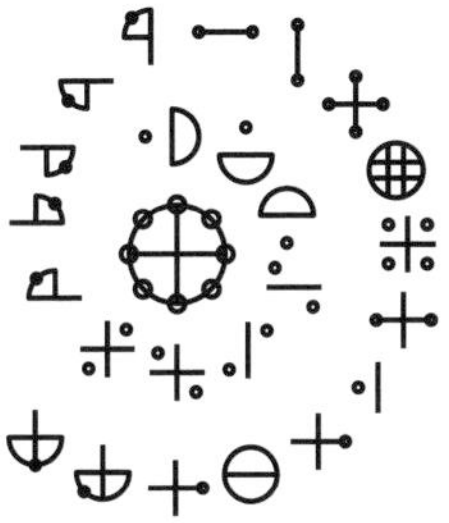

第七首

マカタマノ
アマノミナカヌシ
タカミムスヒ
カムミムスヒ
ミスマルノタマ

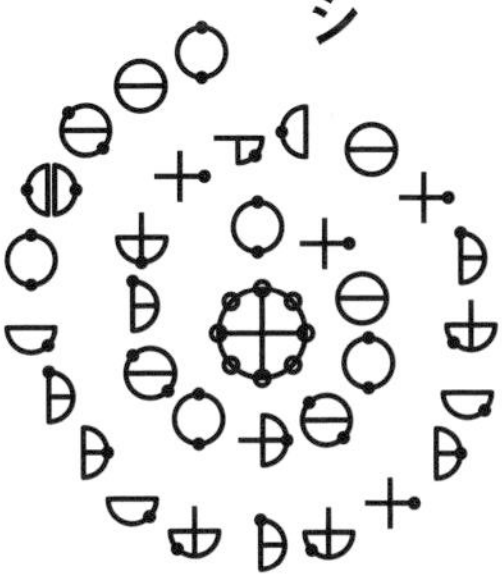

負のエネルギーデータが吸い上げられて、
消えていくように視えることもある。

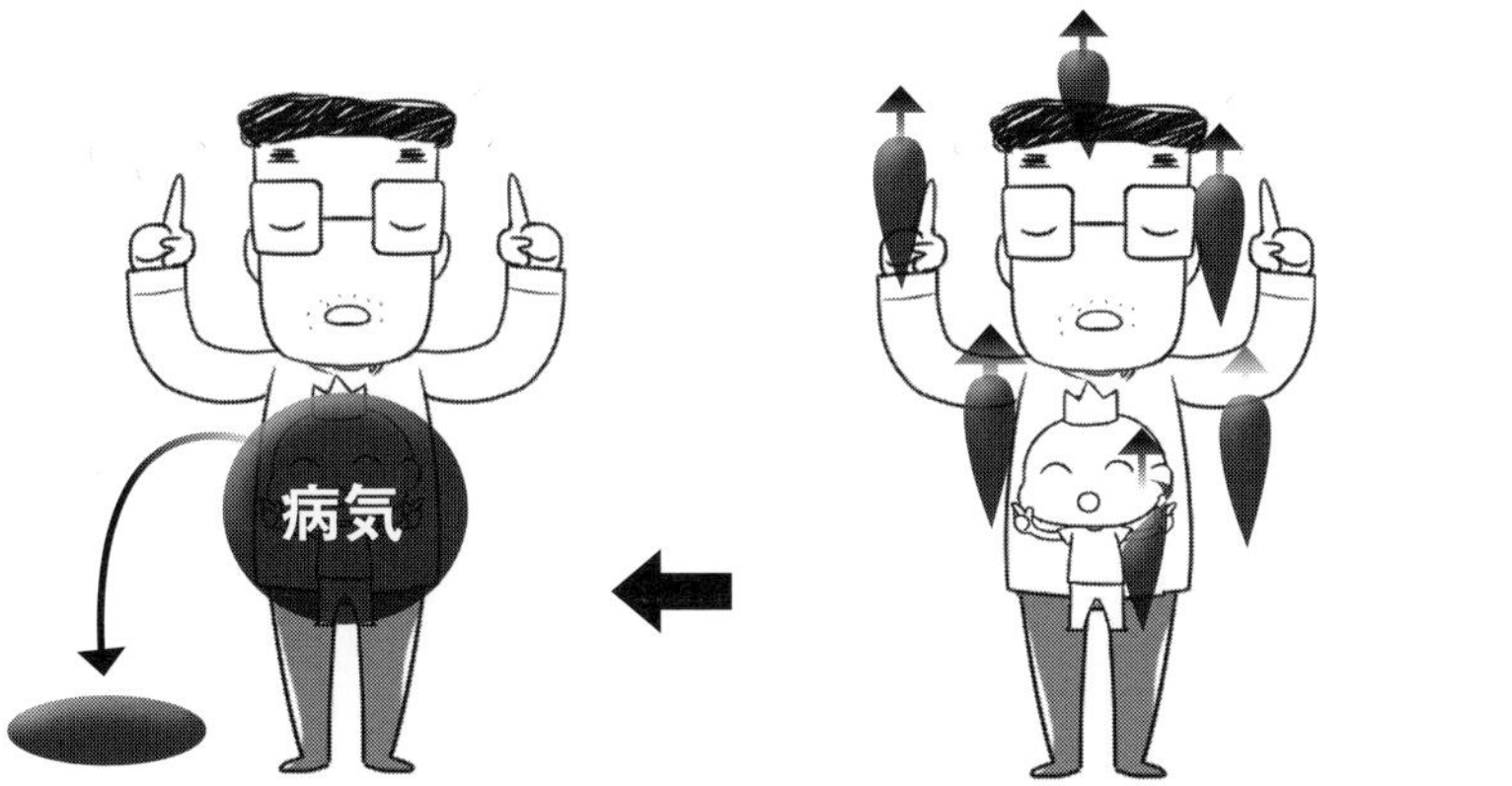

空間に大きな揺らぎが生じ、
大きなスカラー場（波）が発生

病気、症状、不安が
どすんと落ちる

4 脳のすべてを覚醒する

縄文時代よりも古い上古代という時代に、現代の科学でさえ及びもつかないような高度な知識を持つカタカムナ人が築きあげた文明があった。その内容はカタカムナ文献によって現代に伝えられた。なぜ、それほど高度な知識を得ることができたのだろうか。その疑問こそが、カタカムナ文献やカタカムナ文字、カタカムナ図象符、カタカムナウタヒをどのように現代に応用すればいいのかという大問題を解くカギになる。

つい最近、この大問題に対する一つの答えを見いだせた気がする。

現代人は、普段、脳の数パーセントしか使っておらず、残りの脳は眠ったままになっているといわれている。

一方、カタカムナ人は、現代人が使うことができない眠れる脳といわれる部分まで使いこなしていたのではないかと思われる。このような考えは、私に降りたインスピレーションから得られたものだが、間違いないと確信している。

ではどうやってカタカムナ人は、現代人さえ覚醒させるのが難しかった残りの脳の覚醒をなし得たのか。

答えは、80首ものカタカムナウタヒと呼ばれる五七五七調の歌にある。

カタカムナウタヒは、カタカムナ文明のエッセンスを右回りの渦状に書き写したものである。もし、エッセンスだけを伝えるのが目的なら、わざわざ右巻きの渦状にカタカムナ文字を書く必要はない。読みやすくするなら現代のように縦書きに書いたほうがよほど読みやすいからだ。わざわざ右回りの渦状に書くのには特別な理由があるはずだ。その理由を明かす前に、まず渦について考えてみる。

渦には右巻きと左巻きがある。一般的には、右巻きの渦にはインプットの作用が、左巻きの渦にはアウトプットの作用があると考えられている。右巻きの渦状に書かれたカタカムナウタヒには、カタカムナ図象符を脳にインプットする働きがあると思われる。図象符の一つひとつの形は、大きな円と小さな円、線でつくられている。多くのカタカムナ研究者がいうように個々の図象符にはそれぞれの意味があり、それを知ることは重要ではある。

しかし、私は一つひとつの図象符は、働かせるべき脳の位置を示しているのではないかと考えている。図象符は人間の頭上から見た図であり、図象符に示された頭の部分にある脳を活性化させる作用があると考えている。

文字を見て意識で自分の脳を動かすことなどできるはずがないと思われるかもしれないが、カタカムナ文字に示された自分の脳の部分に意識を向けることで、脳は活性化するのである。

もちろん、一回や二回の訓練ではうまくいかないかもしれないが、何回も練習するうちに本当に意識を特定の脳の部分に向けるだけで、本当にそこに該当する脳が働き始める。さらに練習が進めば、カタカムナ文字が指し示す脳の部分に意識を向けなくても、図象符を見るだけでそれに呼応する脳の部分が活性化し、働き始める。これはすごいことだ。カタカムナウタヒ80首を見るだけで脳のほぼ全体を余すことなく働かせることができるようになる。

このように考えれば、カタカムナ人がいかに脳の全体を使っていたかが理解できる。

全脳を自由自在に使いこなしたカタカムナ人は、現代人の多くが見ることや知ることのできない世界や多くの真実・知恵を余すことなく知ることができたであろう。

私の友人の中にもテレパシーを使ったり、宇宙人からの情報を得て治療にあたっている、カタカムナ人のような異能を持つ人が少なからずいることは、全脳覚醒が可能なことを証明するものだ。

カタカムナウタヒの意味を知ってしまうと、いつも使っている脳の働きが優位になり、これまで使ってこなかった残り97パーセントの脳が働かなくなるので、潜在意識や無意識に働きかけて全脳を覚醒させるためには、カタカムナウタヒの意味を知らないほうが効率的かもしれない。いかにカタカムナウタヒの声音符や図象符の形に集中するかどうかが、脳の開発がうまくいくかどうかの決め手になる。こうした万人に通用するカタカムナウタヒの使い方のほうが理に適っているのかもしれない。

カタカムナウタヒの各声音符や図象符は、脳地図の役目をする。実際、脳とカタカムナの声音図や図象符を重ね合わせてみると、脳のどの部分から活性化するかは一目瞭然となる。ただ順番に1〜30まで目で追えば脳が活性化し、潜在意識とのアクセスが容易になる。右巻きのラセン状に書かれたカタカムナウタヒ脳地図を目で追っている間は通常、「自分」という顕在意識の活動は停止する。その代わりに潜在意識が働きはじめる。すると、脳は活動範囲を急速に広げ、通常モードではありえないような脳力を発揮しはじめるのである。脳地図を、ただ番号順に目で追うだけの簡単な作業をするだけで、前頭前野という脳の司令塔の部分の血流が増えることがわかっている。普段、使わない部分の脳が使われるようになると驚くほどの変化が訪れる。脳は奇跡とも思えるほどの可能性を持っている。

脳地図をトイレに貼って用を足している間に眺めるだけでもよい。お風呂で体を浸かりながら見ることでもよい。頭も良くなり、認知症対策や受験対策、音楽や美術、スポーツなど関する能力、すべての人間が行う営みを最高レベルにまで高めることができると思っている。

人類の脳を宇宙レベルまで引き上げる方法であることは間違いない。

私は、カタカムナウタヒを用いて脳を余すことなく使う「フルブレインプロジェクト」で、全人類の覚醒に貢献していきたいと考えている。

カタカムナウタヒ脳地図

それぞれ1～30までただ目で追うだけで、脳の各部分を順番に活性化させていく。脳地図は新たなスーパー人類として生まれ変わるための奇跡の秘宝である。

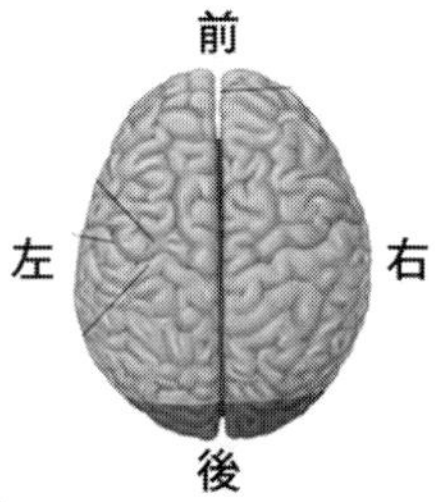

カタカムナウタヒ 第五首おもて

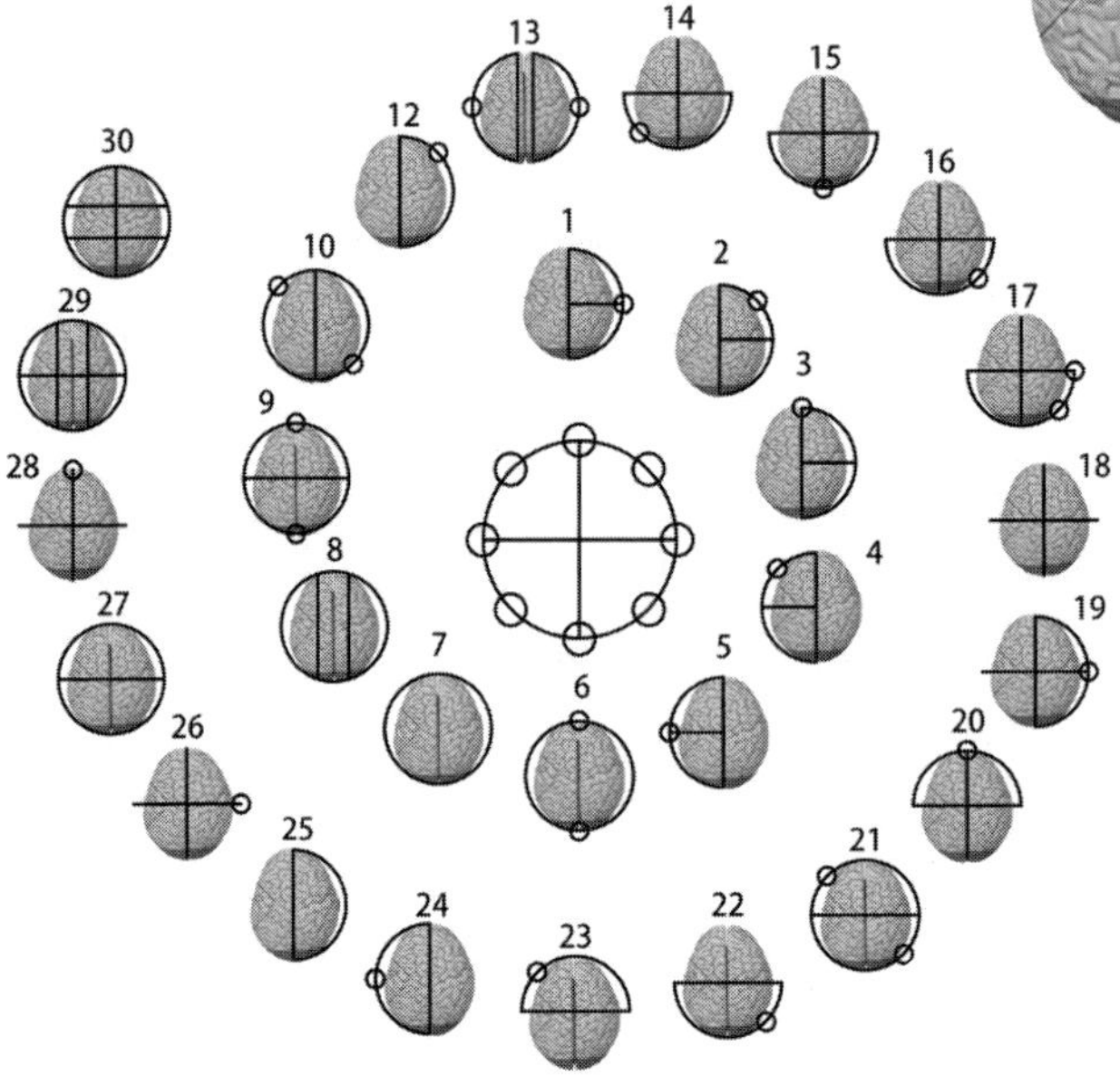

番号1の声音符「ヒ」の場合、脳の上から見た部分の右側と右耳の部分と右耳の部分と脳の中心である百会を結ぶラインを活性化することを示している。

2の声音符「フ」は脳の上から見た部分の右側と右耳の部分と脳の中心である百会を結ぶライン、斜め右前方の脳の領域を活性化することを示している。

脳の上面図

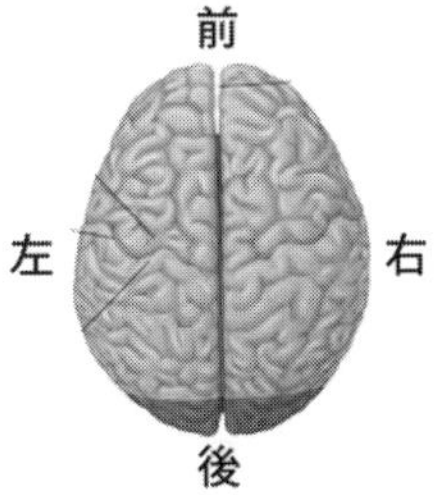

カタカムナウタヒ 第六首おもて

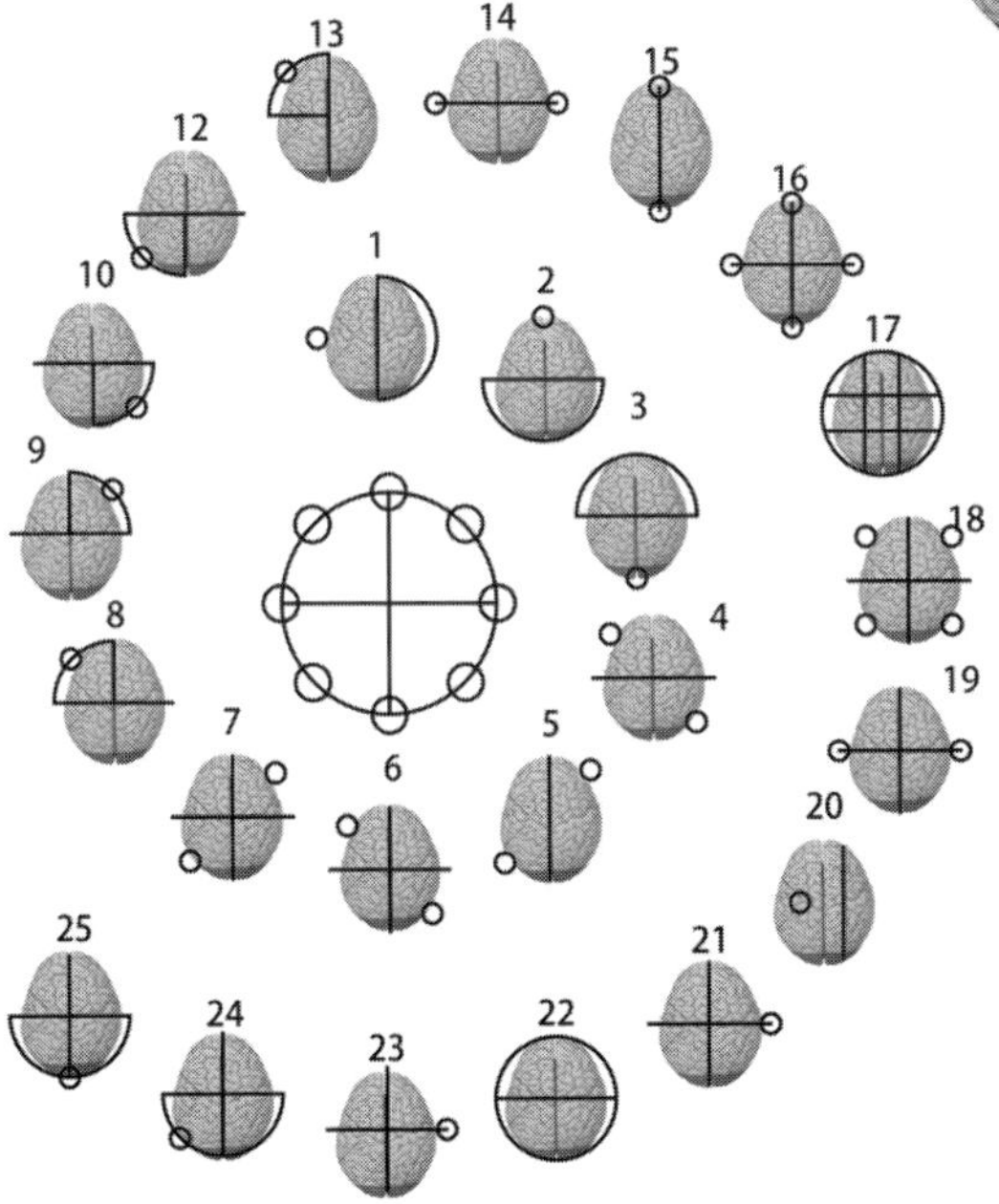

番号1の声音符「ソ」の場合、脳の上から見た部分の右側と左耳の部分を活性化することを示している。

2の声音符「ラ」は後頭部と脳の正中線の部分そして前頭葉のトップに当たる部分を活性化することを示している。

5 カタカムナが効かない人

カタカムナウタヒを見たり詠んだりするだけで、頭痛や腰痛が一瞬で消える人、身体の不調の変化や心の癒しを感じる人がいる一方で、同じことをしても何の変化も感じない人もいる。決してすべての人がカタカムナウタヒで良くなるわけではないようだ。

このような差ができてしまうのはなぜだろうか。二つのことが考えられる。

一つには、感受性が敏感か、鈍感かによる場合がある。実際は、身体や心に良い変化があらわれているのに、本人がそのことに気づかないだけなのだ。

もう一つは、本当にカタカムナウタヒを詠んだり見たりしても身体も心もまったく変化しない場合がある。残念ながらこれは事実だ。その理由は潜在意識にある。

まったく変化を感じない人は、自分という顕在意識が思いっきり優位に働いていて、もう一人の別人格である潜在意識とつながっていない。主に脳、特に大脳を働かせている顕在意識は、3パーセント程度の脳の領域しか使っていない。

顕在意識が優位な人は、カタカムナウタヒを見ても詠んでも、新しい経験とは認識せずに、過去に経験した陳腐なものと判断してしまうのだ。顕在意識は自分の過去の経験から物事を判断し、過去の出来事とそのときの状況を比較し、過去に経験した似通った状況に分類してしまう。

もし、その状況が過去の経験のいずれにも分類できないときにも、これまで分類したいずれかの分類箱に入れてしまう。そのため心に響かなくなる。

そうなれば、身体も心も変化はしない。それで現代人の半数は、カタカムナウタヒを見ても詠んでも、二人に一人の人にしか効果がないのである。

カタカムナウタヒを見たり詠んだりして何らかの変化が起きる人は、潜在意識にアクセスできる人である。潜在意識は顕在意識と違って、新たに知ったことを古い分類に押し込めてしまうようなことはしない。そのため、カタカムナウタヒに触れると響き、身体や心に容易に変化を起こすのだ。

しかし、まったく変化しない人もがっかりする必要はない。

なぜなら、カタカムナウタヒを毎日コツコツと繰り返し詠んでいると、突然潜在意識にアクセスできるようになるからだ。すぐに効果があらわれにくい人は、時間が必要だということだけなのだ。

もともと私たち日本人には、カタカムナ人たちの知恵や知識や能力が備わっている。だから、日本人なら誰もが必ずカタカムナウタヒによって、自分の身体や人生を良い方向に向かわせることができる。

ただこのことを信じてやり続けるか、信じないですぐやめてしまうかの違いだ。

私の場合、カタカムナの研究を約20年間やり続けている。

私たちの中には私たち自身ですら気づいていない深いレベルの意識がある。その意識は私たちが古代より神と見なしていたものと同じものか同じ資質をもっている。それは気づきの意識とも呼ばれているものだ。神なる気づきの意識は私たちの内側にある。

カタカムナウタヒを詠む最初の目的は、潜在意識とアクセスして思い通りの人生を自分の意思で創造することである。しかし、カタカムナウタヒを詠む最終的な目的は、このうちなる気づきの意識に到達することではないかと思われる。

カタカムナによる治療は、究極的にはこの気づきの意識を主体とした治療になる。

この意識こそ、永遠に変わらない自分の本質であり、自己の中の神なる部分である。

私も最近になってようやくカタカムナウタヒを詠むことによって、この気づきの意識がつくる次元の中に入ることができるようになった。この中では心が安らぎ、ただその中にいることが喜びとなる。

このような状態で患者さんを診ると、病気の原因がはっきりとわかってくる。身体の悪い所をより正確に透視できるようになる。さらに透視した瞬間に治癒まで起きてくる。

ミスマルノタマを誘導するのに効果的な素材

テラヘルツ

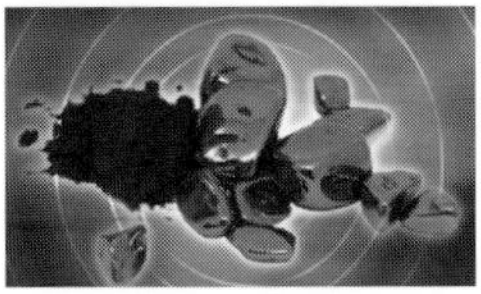

人工鉱石、ケイ素(原子番号14、元素記号 Si)の塊。ケイ素の純度が高いほど、テラヘルツ波の吸収性、放射性がより高く半永久的に使用できる。1秒間に1兆回振動する周波数を放つ。物質を常温に戻そうとする性質がある。本物は上に氷を置くと、まるで熱した鉄板のように驚くほどのスピードで氷が溶けていく。NASA(アメリカ航空宇宙局)での研究の結果、テラヘルツ波は、生体の代謝、成長、育成に不可欠であり、物質を透過する「透過波長」で人間の細胞にまで行き届き活性効果があることが判明した。テラヘルツ波を放射するものを身につけ補うことで、血流が良くなり細胞が若々しく活性し生命力が高まる。活性酸素の抑制、体内酵素やDNAなどの振動の活発化、自然治癒力や免疫力の向上、皮膚や筋肉の損傷や臓器の損傷の治癒や体の機能の短期間の回復が、近代量子物理学の理論でわかってきた。健康維持や病気の改善、抗老化の効果に注目を集めている。

フラーレン(バッキーボール)

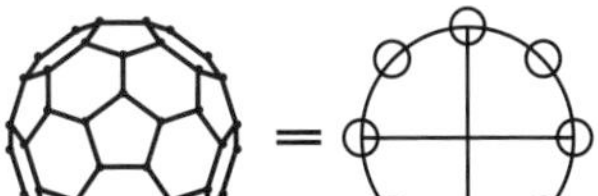

四次元世界の基本構造である正五角形と三次元世界の基本構造である正六角形の性質を併せ持ったものがフラーレン。サッカーボールとよく似た形をしている。これを平面図であらわしたものがヤタノカガミである。リチャード・スモーリー教授(ノーベル化学賞を受賞)が発見。公式名はバックミンスターフラーレン。三十二面体が、エネルギー、宇宙科学、医学、薬品、化粧品などの分野で限りなく応用できる未知のスーパーパワーが世界中から注目を集めている。フラーレンの直径は1ナノメートル、毎秒1億回を超える速度で回転している。抗酸化力はビタミンCの172倍といわれ、活性酸素を吸着して酸化を防ぎ、その効果は11時間続く。フラーレンの持続力と安定性は驚異的である。

ソマチット

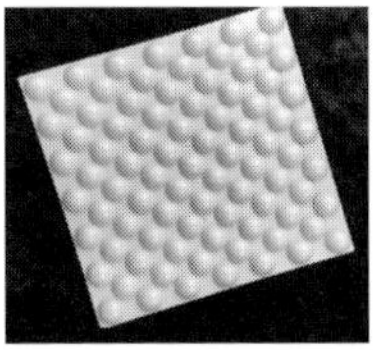

ソマチットがカタカムナのヤタノカガミに反応して活動や量が増えることがわかった。ソマチットとカタカムナは相乗効果が期待できる。
ソマチットは、大きさが赤血球の百分の一以下の微小生命体、地球最古の生命体である。ソマチットは顕微鏡で見て「ゴミのブラウン運動」といわれ、無視されてきた。発見者のガストン・ネサンは、超高倍率の光学顕微鏡を開発し、ミクロ生命体にソマチット(小さな命)と名付けた。ソマチットは細胞内の電子の受け渡しに関与している。動物や植物をはじめとする生物や鉱物の中にも含まれ環境に応じて変化する。ソマチットが活発に動くには周波数(振動)が必要でテラヘルツを加えた。このナノ還元プレートを電子レンジで1分半温めてカタカムナの枕カバーで包んで人体に当てて使っている。カタカムナの力で温かさが深部にまで入り込む。血圧の正常化、体調改善、冷えの解消、関節リウマチの痛みの減少が報告されている。

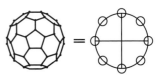

カタカムナ
クスリ絵

カタカムナ＋テラヘルツ

カタカムナは時間と空間（時空）に働きかける。その結果、三次元世界に高次元世界を誘導し、人体に良い作用を及ぼす。また、テラヘルツによる治療も量子医学の一つと考えられる。テラヘルツにもカタカムナと同じような作用があり、この二つを合体することで相乗効果が得られる。

テラヘルツの原料は、鉱物（土壌）由来のものと、植物由来の二種類のテラタイトを使っている。これらを身に着ける、または持ってカタカムナウタヒを謡うと、相乗作用によってミスマルノタマができやすくなり、人が量子の高次元レベルで癒されやすくなる。

「バレル・コア」には、カタカムナウタヒの中でも最も高次元空間、ミスマルノタマをつくる作用の強い第七首を刻印した。「カタカムナ賢者の石」には「ヤタノカガミ」と「カムナ」の図形を一対として刻印した。これにより、生命の根源である波動が無限に広がり、持つ人の人体に最高の癒しをもたらす。これを振ると、潜在意識に願いがしっかりと根付き、やがて大きな実を実らせてくれるだろう。これら二つをともに使うことにより大きなミスマルノタマを長時間つくり出すことができる。使った人からは「毎日振り持ち歩いたらラッキーなことが増えた」「小さなラッキーと閃きがありポケットに入れていると身体が温かくなる」「歯茎にできた腫れ物にほっぺたの上から当てると、痛みが取れてきた」などの声が寄せられている。

賢者の石

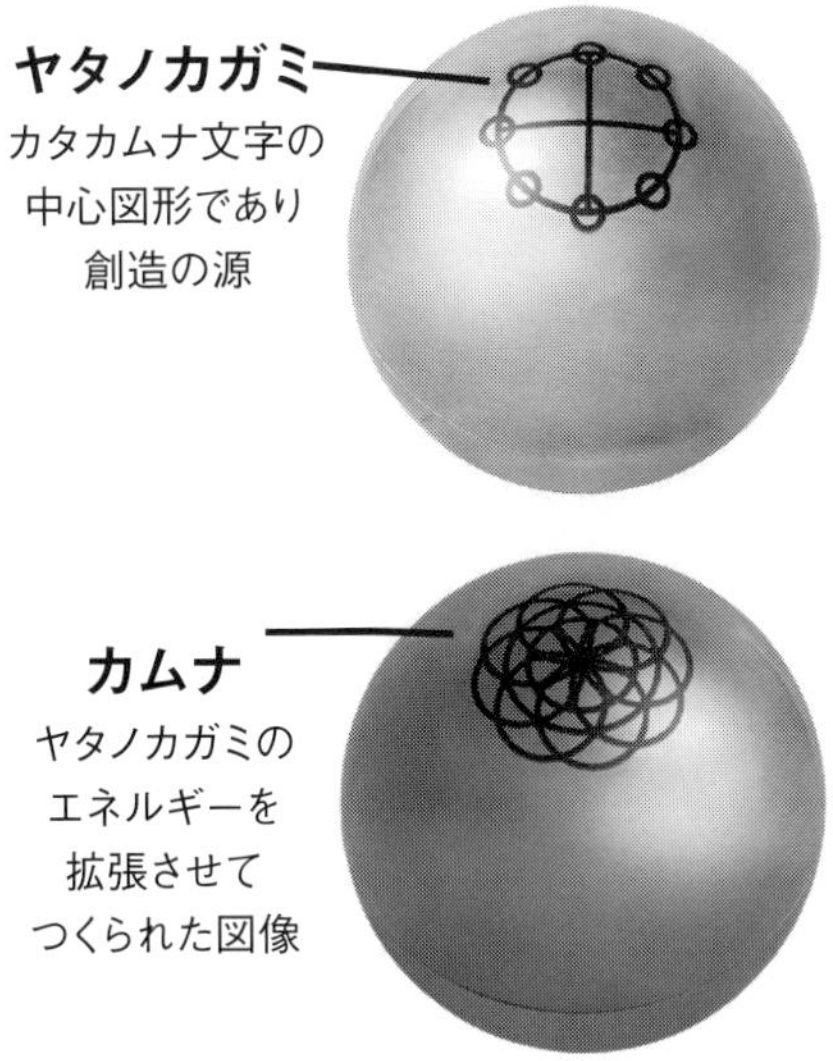

バレル・コア

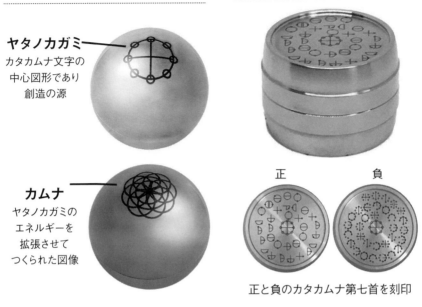

正と負のカタカムナ第七首を刻印

テラヘルツ波＝生命光線

熱伝導率が高く、エネルギーの流れを促進させる。周波数は水や細胞の固有微細振動に近く水分子の活性や細胞膜の活性に効果がある。植物の成長光線である赤外線は透過性と浸透性がないが、超遠赤外線のテラヘルツは、無機質や有機質の物性を改善し、DNAを活性化させる。その結果、物質の性質や病気の改善や治癒への力を持つ。

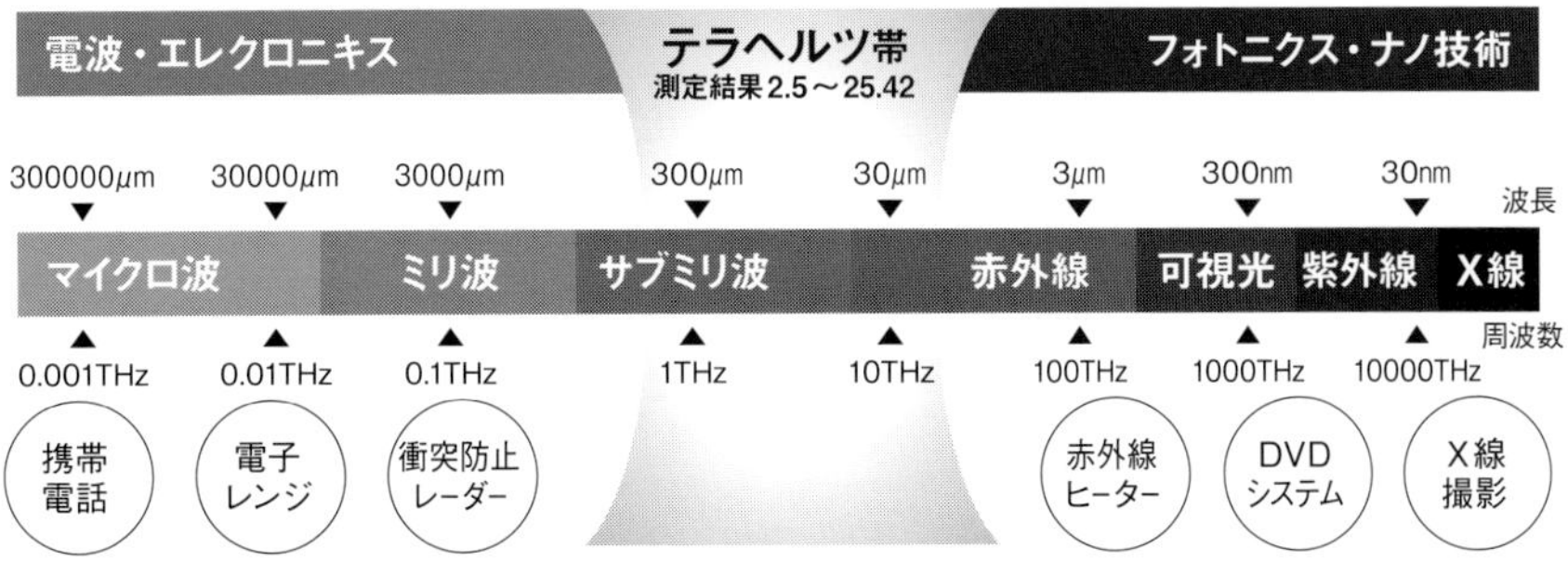

テラヘルツ波は電磁波の一種で長い周波数を放ち、光と電波の両方の性質を併せ持つ中庸の電磁波。縦波のX線やγ線は、細胞を劣化、損傷する副作用が問題であるが、横波のテラヘルツ波を照射すると物質が共振現象を起こし、体温の上昇、動植物の生育の促進、生命力を高める。

カタカムナ＋ナノフラーレン

ゴッドハンドレッドシート

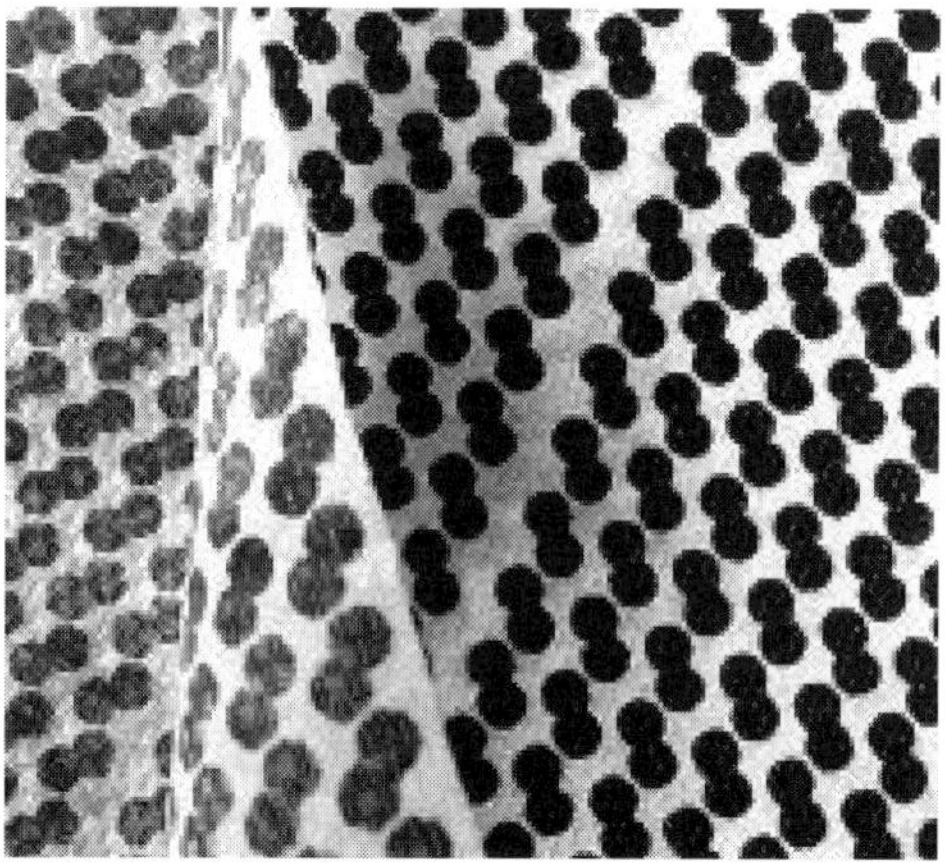

次元接点であるバッキーボール構造を持つ、ナノフラーレンをシート状にしたものを人に作用させると驚くべきことが起こった。アトピー性皮膚炎の赤ちゃんの症状の改善、ダウン症の子どもの攻撃的な行動の改善、飛躍的な記憶力のアップ、腰痛が一瞬で解消、首に巻くと気分の向上。このほか、低血圧の上昇、不眠、風邪、頭痛、目まい、だるさが減少した。私は布団の上に敷いてみたが足先までポカポカになった。

ナノフラーレンシートは過剰な静電気や有害な電磁波をほぼ完全な形で人体に有益な生体電気や生体磁気に変える。周囲の電磁波が強ければ強いほど体を変える。太陽光発電やスマートメーターからの大量の有害電磁波、携帯電話のアンテナなどにも対処でき可能性は無限である。

カタカムナ
クスリ絵

カタカムナ＋EM＋ナノフラーレン

電子レンジプレート

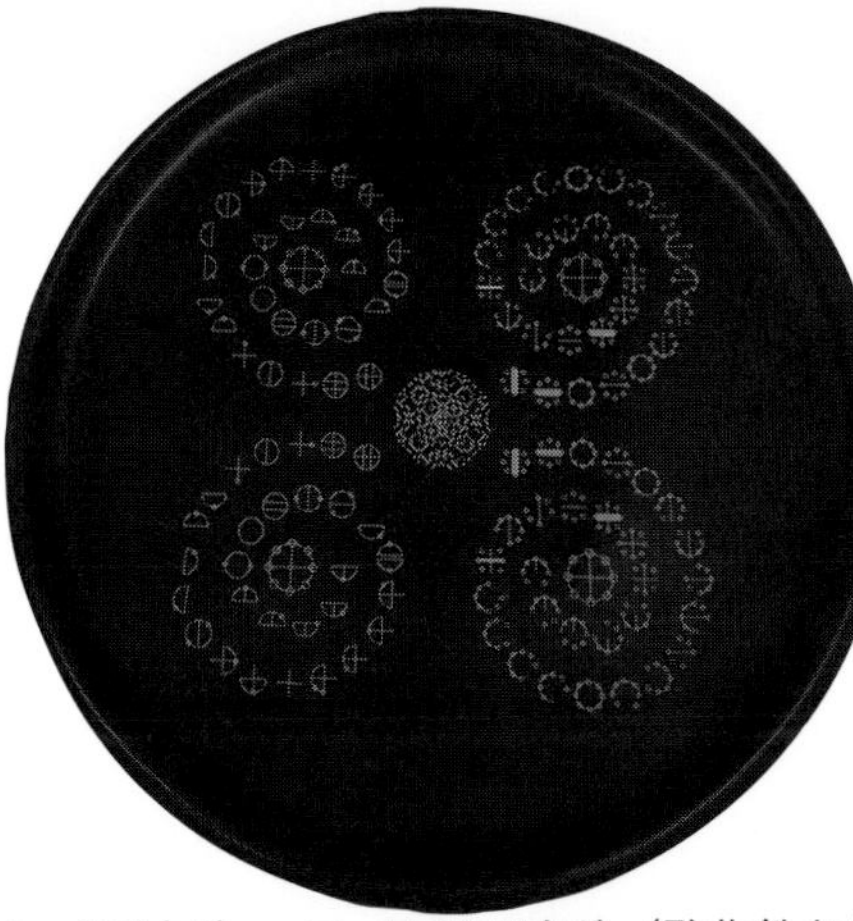

フラーレンセラミックパウダー、フェライトパウダー（酸化鉄を主成分とするセラミックスの磁性体）、EM菌（人間にとって有用な働きをする微生物群）を配合。

有害電磁波や汚染波動から身体を守り、安全でおいしい食生活を送るために開発した高波動セラミック多目的プレート。このプレートを使って電子レンジで出来合いの弁当を温めたら、おいしく感じるようになった。肉や野菜を買い込んでプレートでチンしたら、野菜は甘い、肉はジューシー。プレートを使った料理にハマってしまった。

多くの方から「美味しいものを食べるという感動を久しぶりに感じられた」「水道水を乗せて飲んだら味が違った。電子レンジを使わないときには冷蔵庫の食品置き台など、有効に使う方法を模索中」「野菜が苦手でまったく食べなかった小学5年生の息子が、このプレートを使ったほうれん草でつくったベーコンとの炒め物を初めて完食して驚き、そのすごさに感動した」などの声が寄せられている。

6 初心者向けのハフリとクーム

初めての人が、すぐにミスマルノタマをつくる方法がある。

それは、ハフリとクームという方法である。これほど確実に誰でもミスマルノタマを自分の周囲につくり出せる方法はないかもしれない。これらを使ってミスマルノタマをつくることに慣れてくれば、今度はカタカムナウタヒを使って多種多様なミスマルノタマをつくり出してみるといい。慣れてくると自分の意図によって思い通りの働きをもつミスマルノタマを出現させて、自分が思うような人生を創造することに挑戦してみる。そうなると生きることが、がぜん、面白くなってくる。

ハフリは自分の中の神を外側に開放するための方法、自分の罪・穢れ・まがごとを祓いとるための方法、自らの中にある神以外の神をも自分自身に降ろす方法である。

治りにくい患者さんをどうしたら治せるのかという疑問に、天から「こんなことしてみては」と届いたのがハフリだった。「意味は御幣と同じだ」といわれた。後で「ハフリ」は「祝」と書き「祝」は神道の中にあることがわかった。薬を使わないで治す方法、病気のない世界をつくるための神様からの贈り物だった。今思うとこれはカタカムナへの序章だった。

クームはカタカムナでも必ず使う方法である。これも自分でミスマルノタマという高次元空間（ゼロ磁場）をつくる方法である。これは心の中に中庸をつくる方法でもある。または般若心経の神髄を形にしたものといってもいい。

クームは、両手の人差し指をアンテナのように立て、人指し指に意識を集中させることによって、思考が極端に少ない状態や、思考から心が自由になった状態をつくる。いろいろな思いや考えが浮かんできても、それらに心が奪われなくする。するとそこに新たな創造のスペース（空間）があらわれる。これはカタカムナによってあらわれる高次元空間、ミスマルノタマと同じものである。

クームをしていると、自分がいる世界の向こうや自分が見ている世界の向こうに、この世界を創造し、成り立たせている神なる気づきの意識があるのがわかる。

さらにクームを続けていくと、神なる気づきの意識があらゆるものに浸透していることに気づかされる。人間の意識とは、こんなにもすごいものかと感じるとき、内側の神に目覚める。

クームは心の問題や体の不調もすばやく解決してくれる。クームをしながらカタカムナを詠んでいくと、自分のいる空間の性質が変わる。ミスマルノタマがあらわれ、あらゆるものが完全な秩序を取り戻すのである。それは私がいる空間の透明さが増すことで知ることができる。

ハフリの方法

ハフリには３本の管を開く作用がある。体を垂直に貫く三つのエネルギー管に対して、体の中心で三振り、左、右で三振りずつ動作をする。すべての管が完全に開くと何か聖なる存在とつながりはじめる。それは、全身が神気に包まれるからわかる。

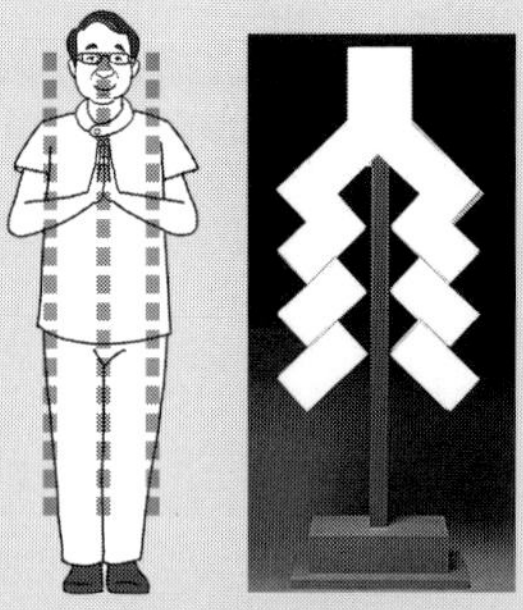

人間は御幣の形と同じ。
エネルギーを取り込む３本の管がある。

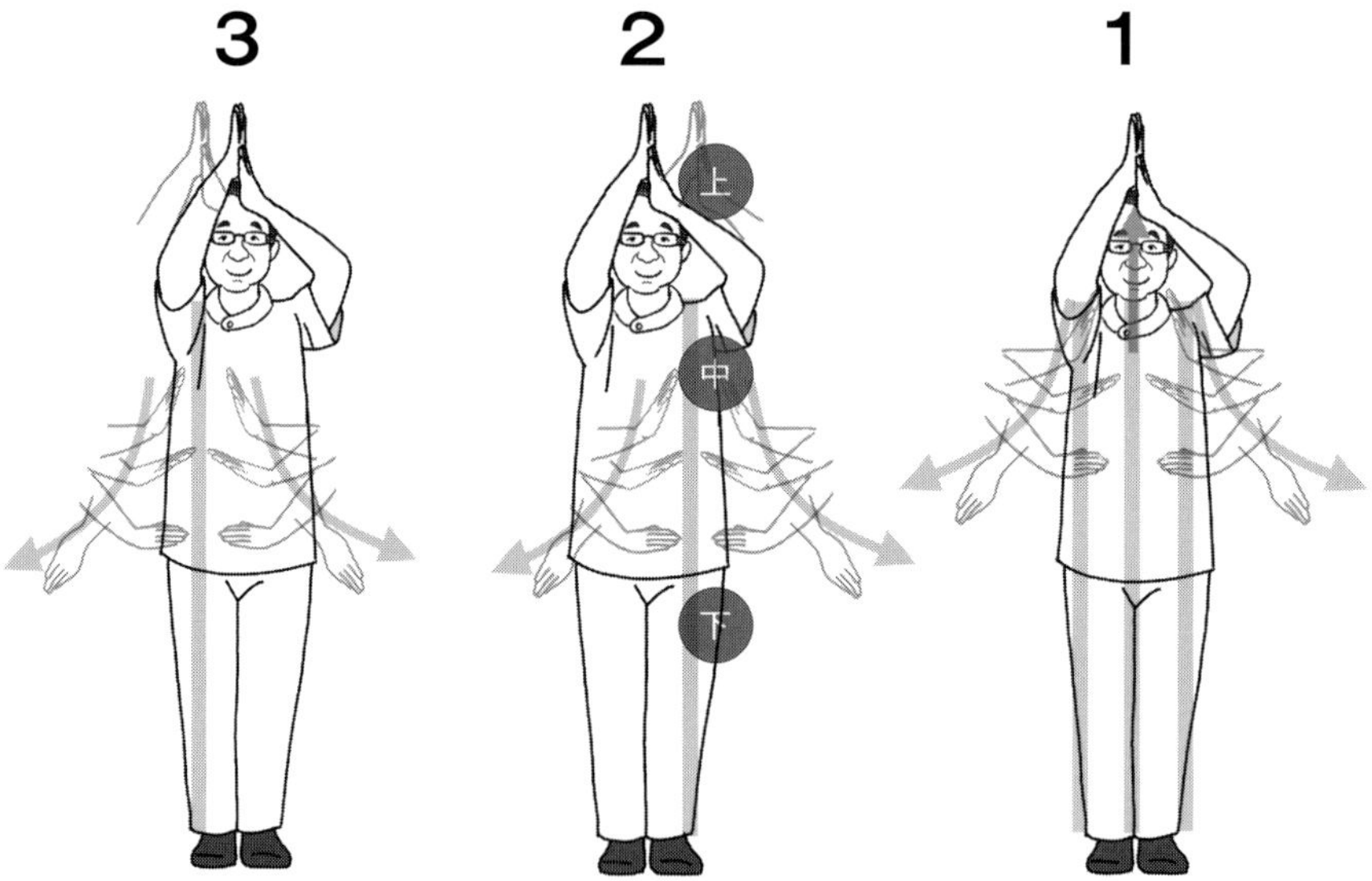

体の右側
右で3回行う。

体の左側
3回振り下ろす。

体の中心部
頭の上から右手を少し上にして重ね合わせ、その後下に向かって手を円弧を描くように開きながら降ろす。体の中心で3回行う。

目は開けていても半開きでも目を閉じていてもいい。
本当に簡単で誰にでもでき、覚えやすい。

『病気は治ったもの勝ち！』（静風社）より引用

クームの方法

1 自分の両手の人差し指を立てる。そして両方の人差し指の先端に意識を向ける。

2 もし、クームをしているときに、何らかの感情や考えが浮かんだり、焦り、イライラが浮かんできたときには、それをただ見過ごすようにする。

指先に「ごめんなさい。ありがとう。許してください。愛しています。」
という意識を入れていく。

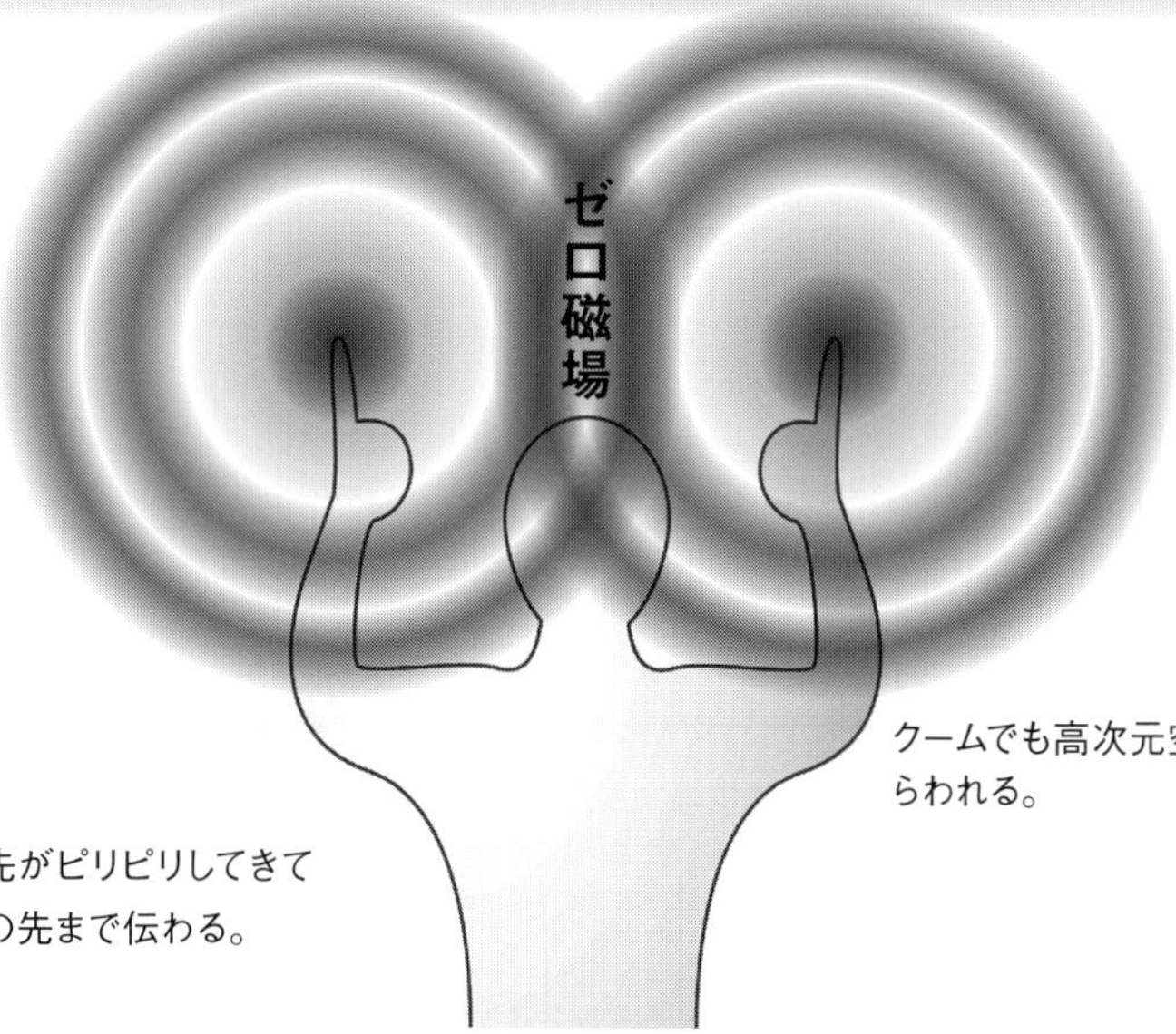
クームでも高次元空間があらわれる。

クームの理論的な根拠は量子物理学の法則と磁場から説明できる。

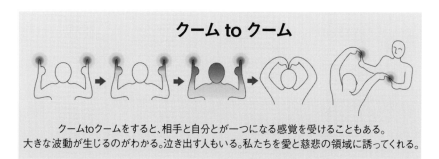

クーム to クーム

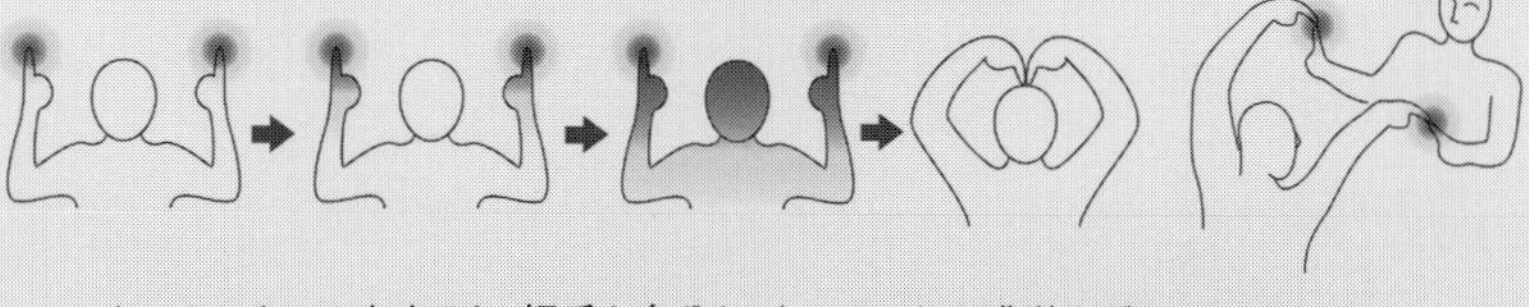

クームtoクームをすると、相手と自分とが一つになる感覚を受けることもある。
大きな波動が生じるのがわかる。泣き出す人もいる。私たちを愛と慈悲の領域に誘ってくれる。

7 膜空間を操る神山三津夫氏

私がはじめて神山三津夫氏に出会ったのは２００８年のことだった。友人の脳外科医から、「奇跡を起こすマッサージ師がいるので会ってみませんか」と言われたことがはじまりだった。

指定された日に、横浜の石川町にある治療院に行ってみると、華奢な風貌をしたとても優しそうな六十代の男性が出迎えてくれた。早速、神山三津夫氏の治療を見学させてもらうことにした。

部屋はワンルームで、片隅に神棚が祀られ、四隅に竹炭、そして治療用マットの下は磁気テープでゼロ磁場をつくり、マットを間に挟むように2台のBSアンテナが置かれている。音楽や光も活用しているようだ。特別な空間をつくり上げている。

まず最初に診察した女性の患者さんの左腕や右腕をぐるぐる回し、肩の動く範囲（可動域）を調べている。簡単にいうと、腕の動かしやすさである。右の腕はこの現実の世界から受けている妬みや嫉み、生き霊といったものの影響、左の腕はあの世などからの影響を受けているかどうかの確認だという。

神山三津夫氏が数字や不思議な言葉を唱えたり、何らかの方法を行うと、動かしにくい腕は瞬時に動かしやすくなる。動かしやすくなると、ほとんどの病気は快方に向かうという。

次に患者さんをマットの上に寝かせて、目を軽く瞑るよう指示した。その後すぐに神山氏は「……スイッチオン、スイッチオン」と、シュメール語のような言葉をつぶやきはじめた。さらに「27、2641、868844」と、宇宙から伝わったという数字を唱え始めた。

私の診察も患者さんから不思議がられるが、神山三津夫氏の治療は、不思議を通り越して神業と感じられた。というのは、彼のいる空間から神社の御神気と同じものを感じられたからだ。数分ほど彼の神業とも思える施術を見ていると、患者さんの身体は、まるで目に見えない何者かに動かされているように動きはじめた。これまで見たこともないポーズや動き、自分ではできない、まるで母親の胎内で泳いでいるかのような動きだった。15分位続いたあと、目を開けた患者さんのすべての症状が消えていた。どうやら身体が勝手に動きはじめて（自動運動）改善していくようである。この自動運動が起こるため、患者さんが落ちないように治療用マットを使っているらしい。

その後の施術では、乳がんが消えた女性や、原因不明の痛みが消えた男性、願い通り本当に美しくなった女性など、さまざまな人が来ていた。かつて神山氏は某ギャグ漫画家の治療をしていた人だという。まさに「シェーッ」って感じだ。その影響もあってか、神山氏は、初対面の私に話すときも治療中も常にダジャレを連発していたのであるが、その理由に納得がいった。神山氏が飛ばすダジャレは全然面白くないのだが、嫌な気持ちがするどころか、不思議と心が温まるものだった。

クリニックに戻った私が、この不思議な体験を患者さんに話すと、体験してみたいという人がいた。神山氏に教わった通り、「……スイッチオン、スイッチオン」「２７２６４１…」とやってみたが、患者さんには何の変化も起こらなかった。ほかに三人試してみたが、彼らの身体はうんともすんとも動かなかった。これはどうも神山氏だけができる特別な方法なのだと思いはじめた。以降、神山三津夫氏と交流を重ね、宇宙の話、治療方法、数字や図形など、いろいろなことを話し合える友人になった。

神山氏の治療法は、数字を使ってクライアントの周囲に12重の膜をつくる方法で「膜宇宙療法」と呼んでいる。その膜は不思議な膜で、外からどんな指示をされても壊れることがない。自分で壊す指示をしない限り壊れることがない。しかも左手の人差し指にスイッチを設け、クライアント自身の指示で体や心の修復が可能である。声に出してスイッチを入れると、宇宙が自動で修正をするのである。なぜ宇宙がするのか。それはまさに人が神であるからに違いない。

私は、神山氏のことを宇宙人というよりも「神」のような存在だと思っている。彼と電話をしているときに、聞きなれない宇宙語が聞こえてきたり、アンドロメダ座や射手座の意識体と話をしていたりすることがある。宇宙から情報やエネルギーを受け取り、数多くの意識体がクライアントの魂や体や心の修正を行っている。不思議な治療法を実践しているのである。

神山三津夫氏は宇宙はもちろん、土地や家の神、いろいろな神社仏閣の神々から、また亡くなっている人とも話ができるのである。

私たちの行っている療法はまったく同じではないが、図形や数字を使うという共通点がある。

神山三津夫氏本人はユニークで、ときに扇ぐだけでエネルギーを送れる団扇をつくったり、手で触れるだけで宇宙の膜ができる図形をつくり出したり、そのアイデアは尽きることがない。交流することで、数字や図形、色や光などを通してたくさんのことを実証することができた。

また、立体カバラのメサイアキューブを頭から10～20センチメートル離れた上で、「育ててくれた産土の神様、土地の神様、家の神様、ありがとうございます」と三回感謝する方法を教えてくれた。これを行うだけで、神々から温かいエネルギーが届き、溢れる愛で守られるようになる。この地球上のあらゆるものを神様からお借りして、魂の向上のために役立てているのである。土地でも家でも何一つ自分のものはない。

神山三津夫氏には心から感謝をしている。

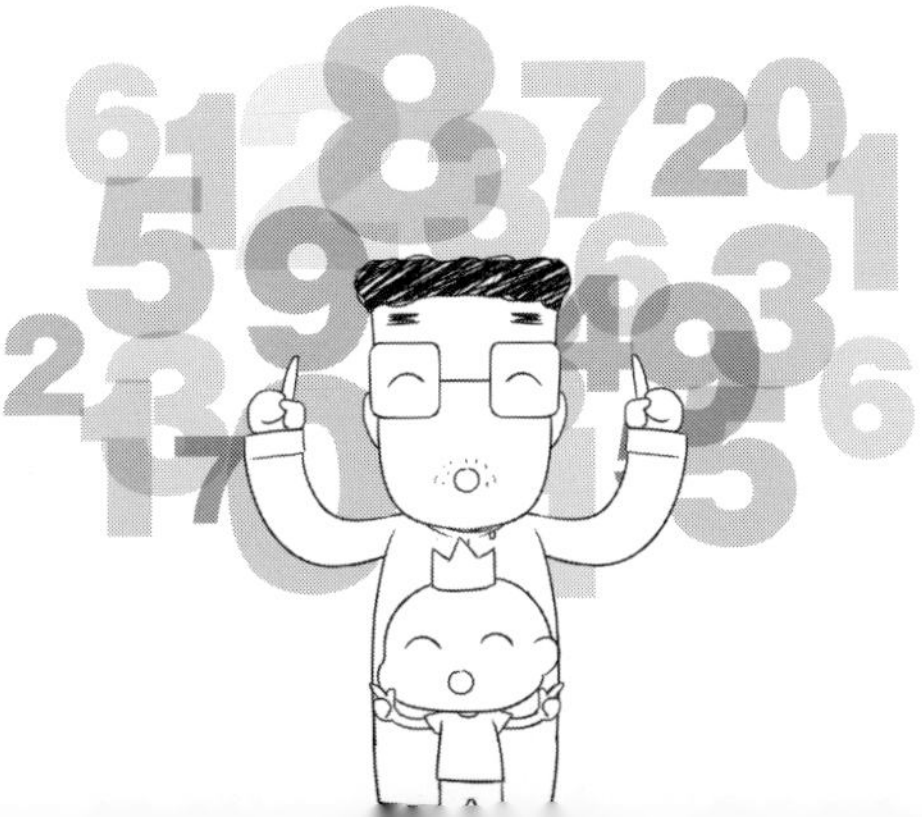

特別対談

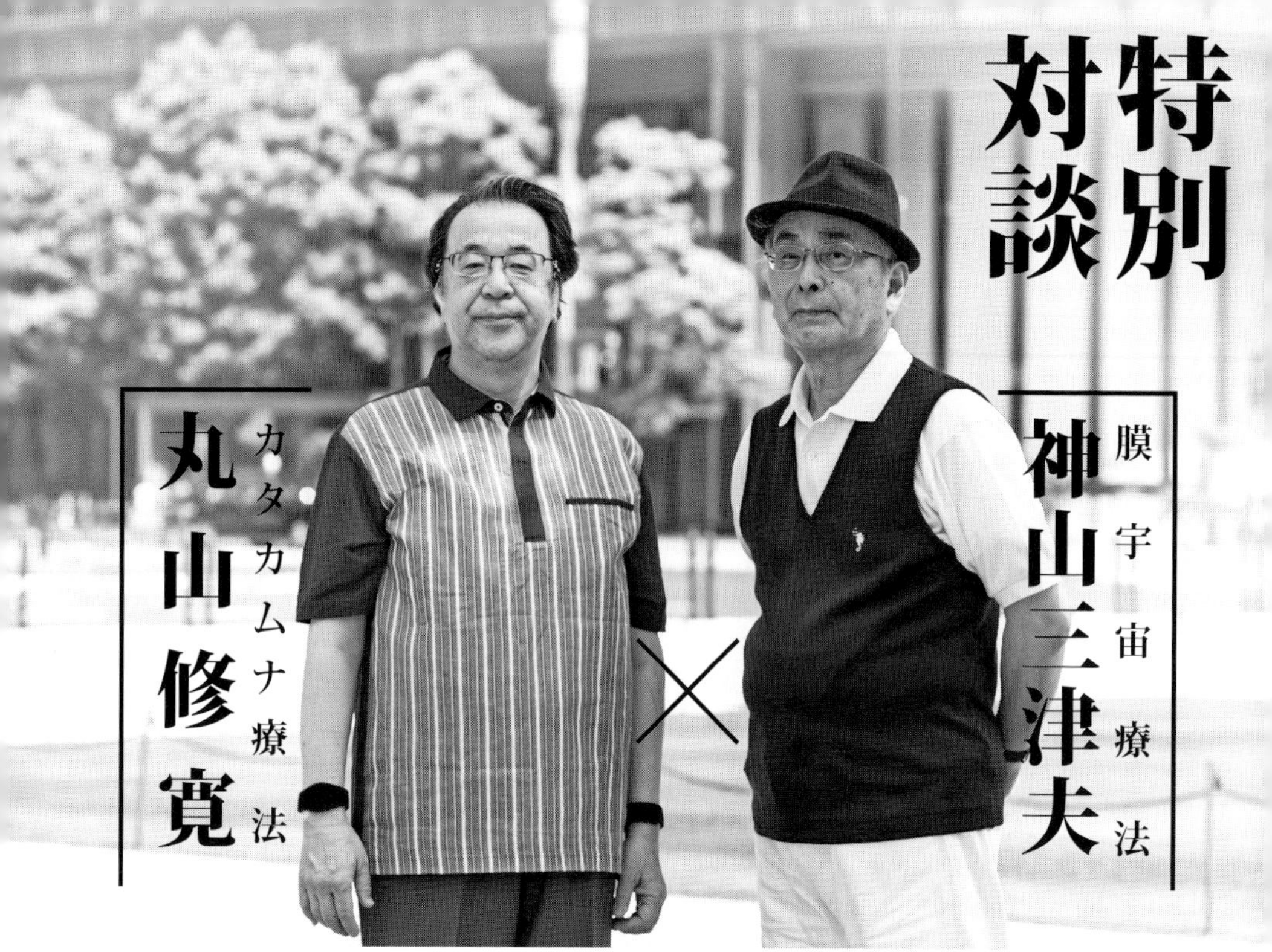

膜宇宙療法

神山三津夫

×

カタカムナ療法

丸山修寛

二人の不思議な療法のはじまり

丸山　僕は医師になっても、患者さんの病気の原因がどこにあるのかわからなくて、辛くてたまりませんでした。午前中35人診たらハアハアと息切れして、自分のチャクラを閉じなきゃいけない状態でした。どこが悪いか、どう治したらいいのか、患者さんの身体の中が視えるといいのになと、いつも願っていました。諦めないで何とか視ようとし続けていたら三年かかりましたが、できるようになりました。神山先生はどうして今の治療法ができるようになったのですか。

神山　私は1982年に開業したんですが、開業の前日に江ノ島から二人の患者さん（女性）が治療にみえて、治療中に患者さんの痛みが僕の身体に伝わってきました。それ以降ほとんどの人の身体の痛みが伝わるようになりました。何とか早く患者さんの痛みを取り除く方法はないものか、自分の身体を酷使しなくてもできる療法がないかとの思いを深くしていたところ、ある日、突然、宇宙からメッセージや数字が降りてきて、２００６年から宇宙膜空間療法を始めました。

丸山　僕には、先生の治療はなかなかできませんでした。先生は「神」で、僕は「トイレットペーパー（紙）」ですね（笑）。

神山　とんでもない、僕がトイレットパーパーですよ（笑）。いつもバカなことばかりです。治療でも患者さんに「タリラリラーン」「パッパラパー」って言ってもらっているんです。インドのサンスクリット語で「タリラリラ」は言うだけで「全部うまくいってしまう」という意味で、「パッパラパー」は脳を軽くする言葉です。

丸山　いつもお互いにギャグを言い合って、僕は「これでいいのだ」をよく使っています。今の自分は「完全な状態だ」と認識するには最高の言葉ですね。

神山　僕は、ある漫画家さんの治療を通じて学ばせていただきました。ギャグはたとえ喧嘩をしている人がいても言うだけで場が変わってしまいます。「コニャニャチハ」「これでいいのだ」本当に人の心も身体もなごませてくれます。

カタカムナ療法と膜宇宙療法

丸山　僕が提唱しているカタカムナ療法は、カタカムナを詠んでスカラー場の空間をつくるのですが、神山先生は宇宙膜をつくりますね。僕も受けたけど本当にすごいですね。

神山　宇宙から許可をもらって12重の膜をその人の周りにつくり上げて、本人自身が「治すように」と言うと自動で自身の身体や心を修復します。膜が勝手に治療をします。外からほかの人が妬みや嫉みの思いからその人の身体を悪くするように祈ったり願っても膜の中にいる人はその影響をまったく受けません。宇宙の膜には意思があるので、自分が膜の中で「関節が柔らかくなって」というと瞬時に関節は柔軟になります。「最高に美しく若返らせて」というと、本当に別人のように美しく若くなってしまいます。

丸山　空間をつくることは同じですが、カタカムナは病気を治そうと思わないで「無私」になること、今完全であると思うことが大切です。潜在意識が重要で一緒にカタカムナをやると効果的ですね。

神山　宇宙膜には意思があるんです。自分で膜を破ろうとしない限り、破れないけれども自分自身の考え方や生き方が大事になります。自分の心次第で膜が勝手に消えてしまうこともあります。

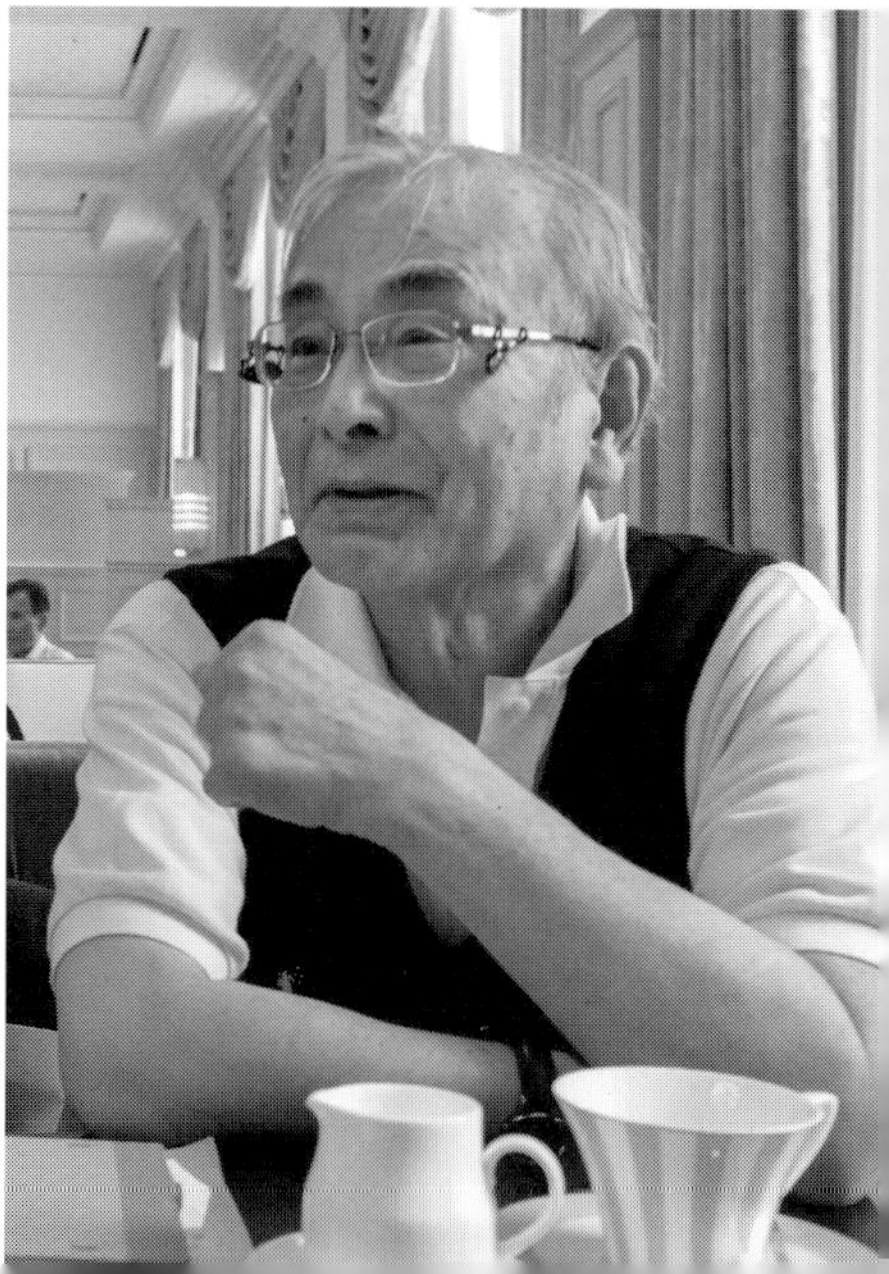

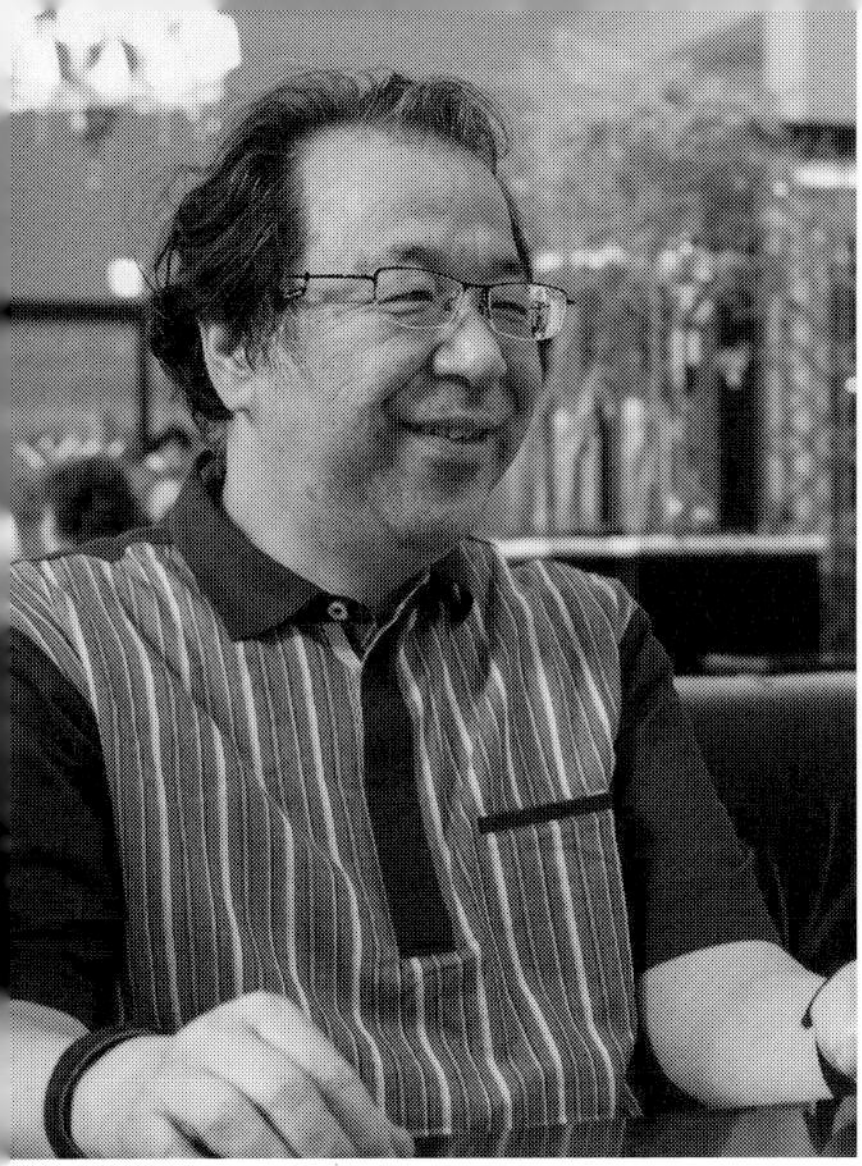

この笑顔に癒されると患者さんに評判
丸山修寛氏

丸山　先生の治療の映像を見ましたが、患者さんが勝手に自動運動をしていますね。

神山　身体が勝手に治そうとして微妙な動きをしまう。この間も乳がんの患者さんは、胸部を捻りながら動きますし、足の悪い人は足がバタバタバタバタバタ勝手に動いてしまう。後でもう一度同じ動きをしてもらおうとしてもできませんね。普通ではできない動きです。

丸山　それは僕のクリニックでも同じです。カタカムナをやって30分も動き続けて、その後は「身体が軽くなった」「楽になった」というすい臓がんの患者さんがいました。神山先生から教わった数字をカタカムナに変換して図形をつくってみましたが、すごい働きがありました。

神山　でも、宇宙との約束があって宇宙からの数字を悪用する人が出たら数字を全部変えることになっています。お金をとったり宇宙の許可なく人に施術したりすると宇宙が嫌がるのです。

丸山　カタカムナは、本を書くと死ぬという風評があり、周りから心配されましたが、カタカムナの一種類の図形だけではなくて裏も鏡面などもつくったから大丈夫でしたね。しかも潜在意識に働きかける意識の力を活用しますから、一人ひとりに任せています。僕が直接やっているわけではなくて人の「神様な部分」を呼び起こされるのです。でもだからといって調子が悪いのに病院に行かないで、「神様な部分」任せにするというのは間違っています。僕も心臓の具合が悪くなって病院でステントを入れる手術をして元気になっています。

神山　まず病院での検査診断は必要ですね。実際、膜でどういう結果が出るかもわかりませんから。

見えないものだからこそ感謝

神山　丸山先生は脳裏で視えたりテレパシーで伝わってくるからすごいですね。僕はまだ視えなくて耳から聞こえてくるので本当に宇宙からのメッセージかどうか受け取ったら確認をしています。宇宙以外から間違っていることが伝わっても困るから宇宙しか知らない合言葉で確認しています。でもいつも疑心暗鬼で、必ず自分のしていることを確認、検証、解析、分析しています。のめり込まないで客観的にもう一人の自分がいつも自分を見ていて、いまだに自分のしていることが絶対だとは思い込めません。

丸山　神山先生のそういうところが素晴らしいですね。

神山　僕はいい加減だから。バカなことばっかりで真面目なことはやっていません。あまり真剣にやっていると自分を追い詰めてしまい、人に対して影響を与えてしまいますから。バカなことばかり言っていると世界が広がります。すべては心に反応してしまうので。見えない世界は怖いです。インドのマハト

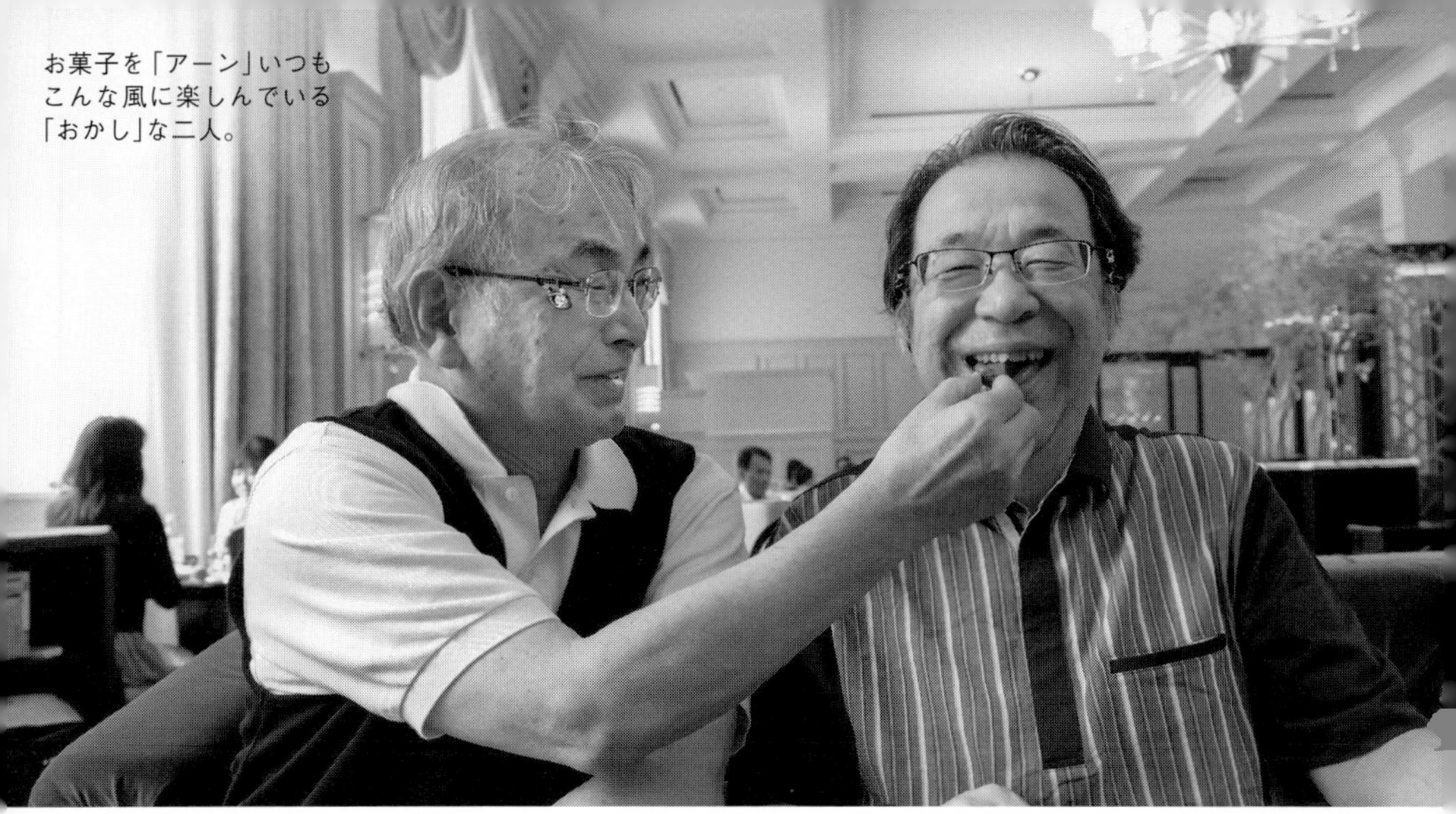
お菓子を「アーン」いつもこんな風に楽しんでいる「おかし」な二人。

マ・ガンジーの「この世の悪魔たちは、我々の心の中にいる。心の中で戦う」という言葉がありますが、心の中で悪魔を育てないためには常に感謝の気持ちを持つことだと思うのです。

丸山　本当に感謝は大事ですね。先生に教えてもらってから光の玉が自由に出てくるようになり「光あれ」というと、瞬時にいろいろな光が人を包み込んで痛みが消えて、患者さんからは「救われました」と言われました。だから「僕は違うよ医者だよ、金魚すくいじゃないから救われないよ」と言い返しました（笑）。

神山　冗談は通じなかったでしょ。宇宙は人が楽しんだり喜んだりするのを見るのが好きで、苦しむために生まれてきたのではないから人生楽しむことが大事ですね。

丸山　僕たち最高に楽しんで、たくさんのクスリ絵をつくりました。お互いこれからも、もっと自分がやりたいことを躊躇しないでやっていきましょう。

神山　本当にそうですね。

おわりに

気づきは未来の医療のために

潜在意識の存在を知ってから、私の治療に対する態度は大きく変わった。

潜在意識の存在に気づく前の自分は、医師として患者さんに「あなたは病気だ」「あなたは弱い」「一人では治せない」「病気は医者が治すものだ」という思いを押し付けてきた。さらに患者さんを助けることができるのは自分しかいないと、患者さんに思わせようとしてきた。強い立場を利用して、患者さんをかえって苦しめてしまっていたのではないかと思うと、心が苦しさでいっぱいになることがある。

潜在意識に気づきはじめカタカムナに出会ってから、すべての人が自分であることに気づいてから、本当に相手のことを思って診療できる自分になれた気がしている。まだ満足できるレベルではないが。

ときに医師である私の中に「がんは不治の病」「この病気は治りにくい」という医学知識があるゆえに、重症ながんの人を診ると、治せないかもという思いが湧いてくることがある。過去の事例から「この人は治せない」「こういう結果になる」という思いがあると、その通りに悪い結果に終わることがある。

この思いが、人の病気や症状を治しにくくさせているのに気づいた。こうした思いをホ・オポノポノの四つの言葉やカタカムナを唱えて潜在意識と一緒に毎日消している。「今」より治せる、良くなるかもしれないという思いが、予想を超えた奇跡を生み、治療の成果を飛躍的に上げるのだと思っている。

がん患者さんのために私ができることは病気を治すことではなく、人にある「神様な部分」を目覚めさせることだ。ハフリやクーム、カタカムナなどを使い、ミスマルノタマという「神様のフロシキ」のような空間に患者さんと一緒に入って一緒に気づいていく。ある乳がんの女性は、ほぼ毎日来院し一緒に何度も「神様のフロシキ」に入っているうちに死の恐怖を克服していった。どんなに耐え難いがんの痛みでも、この中に入ると必ず数十秒で痛みが取れてくる。この体験が増えると痛みは消えてなくなった。抗がん剤を使っていないのに腫瘍マーカーはどんどん下がっていった。「神様のフロシキ」に入るたびに、「体が軽い、気持ちいい、したたり落ちるほどの汗をかきながら熱い」といって喜んでいた。彼女はどんなにがんが進行しても最後まで休まず仕事を続けたいという希望を持ち、口癖は「死ぬのが怖いんじゃないの、病気で床に臥すのだけが嫌なの」というものだった。肝臓に転移し、お腹が大きく膨らんでいても、今もなお仕事を続けている。

人はどんな病気になっても最期まで人らしく生きていきたいものである。私はこうした患者さんのためにも、ときには薬以上の効果を発揮するクスリ絵の開発やカタカムナ療法の探求にかかわり続け、未来の医療を確立する一助になればと思っている。

丸山　修寛

主要参考文献一覧（順不同）

・『魔法みたいな奇跡の言葉　カタカムナ』丸山 修寛（静風社）
・『病気は治ったもの勝ち！』丸山 修寛　永野 剛造（静風社）
・『クスリ絵　心と体の不調を治す神聖幾何学とカタカムナ』丸山 修寛（ビオ・マガジン）
・『500 年の時を経てついに明かされたダ・ヴィンチの秘密』丸山 修寛（幻冬舎ルネッサンス）
・『貼ればすぐ効く！奇跡のマンダラシール―医師発見！色と図形の神秘のパワーでつらい症状を一掃』丸山 修寛（マキノ出版）
・『お守り曼陀羅ペンダント―医師が考案、患者さんに大評判 』丸山 修寛（主婦の友社）
・『 潜在意識とカタカムナ 』丸山 修寛
・『 潜在意識とカタカムナ 1.8 』丸山 修寛
・『電磁波過敏症を治すには』加藤やすこ（緑風出版）
・『電磁波から家族を守る』加藤やすこ（建築ジャーナル）
・『暮らしの中の電磁波測定』電磁波市民研究会編著（緑風出版）
・『瞬間ヒーリングの秘密』フランク・キンズロー著、髙木悠鼓訳、海野未有訳、（ナチュラル・スピリット）
・『6 と 7 の架け橋―22 を超えてゆけ 2』辻麻里子（ナチュラル・スピリット）

協力：一般社団法人自律神経免疫療法情報センター 東京都渋谷区幡ヶ谷2-1-8 TEL03-5304-0840

著者略歴

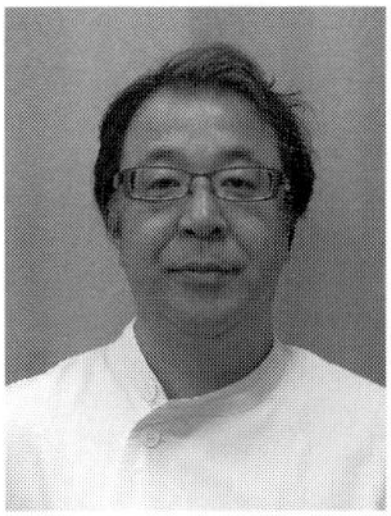

丸山修寛（まるやまのぶひろ）

1958年兵庫県生まれ。医療法人社団丸山アレルギークリニック理事長。医学博士。1984年山形大学医学部卒業。東北大学病院第一内科勤務、1997年仙台徳州会病院を経て、1998年宮城県仙台市に丸山アレルギークリニック（アレルギー科・呼吸器科・循環器科・リウマチ科・糖尿病科・自律神経失調症科）を開院。東洋医学と西洋医学に、波動や音叉療法、ビタミン療法、カラーセラピー、音楽療法、レーザー療法、交流磁気療法、遠赤外線療法などの最先端医療を積極的に取り入れ治療を行う。電磁波を有益なものに変える炭コイル、電磁波除去シート、電気コンセントを使い電子を還元する電気コンセント療法、地磁気を補うチップやシートなど、治療のためのグッズを開発している。著書に『アトピーのルーツを断つ!!』（ホノカ社）『病気は治ったもの勝ち！』（静風社）『魔法みたいな奇跡の言葉 カタカムナ』（静風社）などがある。

丸山アレルギークリニック
宮城県仙台市太白区あすと長町4-2-10 TEL022-304-1191
http://maru-all.com/

特別協力

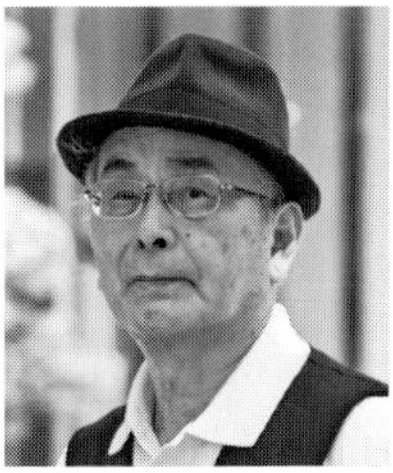

神山三津夫（かみやまみつお）

1947年2月横浜市生まれ。1982年横浜市中区石川町にて神山まっさあじ療院開業。ブレーンワールドセラピー、膜宇宙療法発案者。

連絡先 e-mail:neo-therapy@gol.com

潜《せん》在《ざい》意《い》識《しき》への気《き》づきが人《じん》生《せい》を変《か》える

カタカムナクスリ絵《え》

2018年12月20日　第1刷発行
2023年7月15日　第6刷発行

著　　者　丸山《まるやま》修寛《のぶひろ》
特別協力　神山《かみやま》三《み》津《つ》夫《お》
発 行 者　岡村《おかむら》靜《しず》夫《お》
発 行 所　株式会社《かぶしきがいしゃ》静風社《せいふうしゃ》
〒101-0061 東京都千代田区神田三崎町2丁目20-7-904
電話：03-6261-2661　FAX：03-6261-2660
http://www.seifusha.co.jp/

カバーデザイン　有限会社オカムラ
企画・編集協力　プラス・レイ株式会社
本文・デザイン　岩田智美
撮　　影　圷　邦信
イ ラ ス ト　丸山修寛（原画）　山口ヒロフミ
印刷/製本所　モリモト印刷株式会社

ISBN 978-4-9909091-5-4
Printed in Japan